W0352419

REJOIGNEZ NOTRE COMMUNAUTÉ DE LECTEURS !

Inscrivez-vous à notre newsletter et recevez chaque mois :
- des conseils inédits pour vous sentir bien ;
- des interviews et des vidéos exclusives ;
- des avant-premières, des bonus et des jeux !

Rendez-vous sur la page :
https://tinyurl.com/newsletterleduc

Découvrez aussi notre catalogue complet en ligne sur notre site : **www.editionsleduc.com**

Enfin, retrouvez toute notre actualité sur notre blog et sur les réseaux sociaux.

Maquette : Sébastienne Ocampo
Illustrations : Nina Jules, Yu Xiao, Delétraz et Nicolas Trève

© 2018 Leduc.s Éditions
29, boulevard Raspail
75007 Paris – France
ISBN : 979-10-285-1049-7

SANDRA IFRAH
CRÉATRICE DU SITE MYBUBELLY
&
RAPHAËL GRUMAN
NUTRITIONNISTE

AVOIR UN GARÇON / AVOIR UNE FILLE
LA LIBERTÉ DE CHOISIR !

LE COACHING POUR CHOISIR
LE SEXE DE VOTRE BÉBÉ
ET BOOSTER VOTRE FERTILITÉ

LEDUC.S
PRATIQUE

Sommaire

Première partie. La naissance d'une communauté

Deuxième partie. La méthode MyBuBelly

Merci à Nicole, Laurent, Jérémie, Raphaël et Deborah.

Avant-propos

C'est l'histoire d'une maman...
par Sandra Ifrah, fondatrice de *MyBuBelly*

Bien sûr, j'aurais pu laisser le hasard faire son travail. Fièrement campée sur l'évidence qu'avoir un bébé en bonne santé était le plus important. Bien sûr, si j'avais eu une fille lorsque je désirais un fils, ou un fils lorsque je préférais avoir une fille, j'aurais été une maman heureuse et comblée par la vie. Seulement je fais partie de ces personnes qui pensent que la première des libertés est celle d'avoir le choix. Mais pourquoi donc vouloir choisir le sexe de son bébé ? Et comment le faire d'une façon naturelle ? Car il était bien évident que toute manipulation extérieure était entièrement exclue et contraire à mes convictions.

Ces deux questions, elles se sont posées à moi juste après mon mariage. Mon époux Jérémie et moi-même avions toujours baigné dans un milieu très traditionaliste. Un milieu dans lequel avoir un garçon comme aîné apportait le réconfort d'une dynastie préservée. Ah ! la bonne vieille tradition patriarcale qui consiste à la préservation du nom de famille en le transmettant de père en fils. C'était la tradition dans laquelle nous nous sentions bien. C'était notre liberté. Et nous verrons plus loin dans ce livre que l'envie de choisir le sexe de son bébé peut avoir autant de raisons qu'il existe de femmes et de couples voulant faire ce choix. Chacun sa liberté, chacun son histoire. La nôtre démarrait par l'envie d'avoir un petit garçon.

Restait à savoir comment.

C'est l'objet de ce livre. Partager avec vous la finalité d'une expérience incroyable qui m'a permis d'avoir mon petit garçon. Puis quelques années plus tard ma petite fille. Une expérience qui a permis à mon entourage, à l'entourage de mon entourage, et désormais à de nombreuses femmes, de réaliser leur rêve de désir de petite fille ou de petit garçon.

La première impression lorsque je me suis lancée dans l'aventure fut la solitude. Certes, des méthodes existaient, plus ou moins efficaces. Des études à Londres, à Oxford, à Paris, des livres, des forums de discussions sur le Net, des blogs, des conseils en tous genres. Mais aucun accompagnement sérieux qui vous rassure et vous montre la bonne voie. Il fallait en tracer une. Et grâce à une équipe merveilleuse de professionnels, c'est ce que nous avons fait. Nous n'avons à la fois rien inventé et tout créé. À partir d'un principe bien connu qui consiste à adapter son alimentation pour favoriser la pénétration des spermatozoïdes « filles » ou « garçons », nous avons élaboré un coaching moderne, personnalisé, facile et efficace.

Celui qui s'adapte à chacune d'entre nous.

Alors vous rêvez d'une petite princesse ou d'un petit prince ? Ou tout simplement vous aimeriez être accompagnée dans cette période très importante de préconception ? Afin de mieux connaître votre corps, votre ovulation et de vous préparer à la grande aventure de la vie. Bonne nouvelle, vous n'êtes plus seule !

Première partie

La naissance d'une communauté

COMPRENDRE POURQUOI LA MÉTHODE EXISTE

Lorsque je me suis lancée dans l'aventure qui consistait à concevoir mon petit garçon, j'étais loin d'imaginer ce qu'il allait se passer par la suite. Pour moi, il s'agissait juste d'un désir partagé avec mon mari, celui de respecter les traditions familiales. Bien sûr, quel que soit le sexe de notre premier enfant, nous aurions été les plus heureux du monde. Nous verrons plus loin que ce n'est malheureusement pas ainsi pour toutes les femmes. Mais j'étais tout de même bien décidée à ce que mon premier enfant soit un garçon.

Renforcée par mes convictions et ma certitude que j'allais y arriver, je me suis mise à parcourir un peu tout ce que je pouvais trouver à partir de la recherche « avoir un petit garçon ». Et le moins que l'on puisse dire, c'est que je fus très surprise de mes découvertes ! Non seulement les sites, forums, blogs et autres magazines en ligne qui traitaient du sujet étaient très nombreux, mais en plus, l'envie de choisir le sexe de son bébé ne datait pas d'hier. Moi qui pensais que seuls quelques médecins spécialisés avaient traité du sujet.

Quelques années plus tard, même si une communauté de plus en plus importante se forme autour de la méthode que vous trouverez dans ce livre, le fait de vouloir choisir le sexe de son enfant est toujours soumis aux réactions les plus diverses et aux croyances les plus folles. Voire les plus inquiétantes.

Alors voici un petit état des lieux de la question.

Une idée dans l'air du temps

Un célèbre gynécologue, qui a passé toute sa carrière à aider des couples pour avoir un enfant du sexe qu'ils désiraient, me confiait récemment ceci : « *Lorsque nous avons commencé à suivre la toute première patiente qui voulait avoir une petite fille, le principe était considéré comme surréaliste. Nous étions tous vus comme des savants fous et la patiente comme un cobaye.* » Cette première patiente, dans les années 1970, avait réussi à avoir sa petite fille. Elle avait tenté la démarche pour des raisons de santé et de survie du bébé. Puis plusieurs milliers de femmes ont suivi son exemple, rien que dans notre pays, durant les vingt années qui suivirent.

Malgré cet engouement, les méthodes naturelles aidant à choisir le sexe de son bébé sont encore aujourd'hui peu connues, peu reconnues, voire pointées du doigt par certains. Et pourtant, le principe est d'une modernité absolue et se marie particulièrement bien avec l'époque dans laquelle nous vivons.

L'objectif de cette partie n'est pas de vous dresser un cours magistral sur la démographie et la maternité mondiale, ce serait pompeux, prétentieux et pas franchement intéressant. Mais de répondre le plus directement possible aux questions que l'on me pose fréquemment. Qui sont tout simplement les questions que je me suis moi-même posées lorsque j'ai voulu me lancer dans l'aventure de concevoir mon petit garçon.

LA MÉTHODE *MYBUBELLY*

Il est tout d'abord utile d'expliquer ce qu'est cette fameuse méthode dont je vous parle, et que vous retrouverez en détail dans la 2e partie du livre, puis en pratique dans la 3e partie.

Cette méthode, je l'ai appelée *MyBuBelly*. Un mot qui évoque l'appartenance, le ventre, mais aussi les surnoms que je donne à mes enfants.

La méthode *MyBuBelly* est basée sur l'orientation du pH vaginal par l'alimentation ainsi que sur le suivi du cycle. C'est tout simplement un accompagnement de la nature pour aider les spermatozoïdes X (fille) ou Y (garçon) à atteindre l'ovule en premier. Et donc à avoir une petite fille ou un petit garçon.

Comment ? De la manière la plus naturelle possible.

- *L'alimentation* permet d'orienter son pH (acide pour avoir une fille, alcalin pour avoir un garçon).
- *Le suivi du cycle* permet de définir les dates de conception qui maximisent les chances d'avoir un enfant du sexe désiré.

En effet, les spermatozoïdes X et Y n'ont pas les mêmes caractéristiques et l'on peut jouer ainsi sur leur vitesse ou leur résistance.

> La méthode *MyBuBelly* est la première à combiner ces deux pratiques qui ont fait leurs preuves depuis des lustres. Tout en les modernisant et en les rendant faciles et accessibles.

À l'image de notre époque, qui se nourrit des traditions pour innover tout en cherchant à revenir au naturel. À noter qu'en plus d'aider à choisir le sexe du bébé, la méthode est excellente pour la fertilité. Mais nous détaillerons tout cela un peu plus tard.

Vue ainsi, la méthode *MyBuBelly* ne devrait présenter aucun problème particulier aux consciences éclairées. On veut la suivre, ou on ne veut pas la suivre.

Et pourtant, j'ai vu et lu des critiques à la limite de la névrose nous concernant. Là aussi, c'est symbolique de notre époque. Tout le monde donne son avis, même sans y connaître grand-chose. Un avis renforcé par l'anonymat des réseaux sociaux grâce auxquels on peut crier très fort des contre-vérités trouvées sur des blogs approximatifs.

Donc, si vous le voulez bien, revenons-en aux faits.

ON NE CHANGERA PAS LE MONDE

Oui, je préfère mettre fin aux fantasmes apocalyptiques dès le début de ce livre.

Non, la marche du monde ne sera pas bouleversée par la possibilité de choisir le sexe de son enfant. Et non, ce n'est pas de l'eugénisme. Nous ne parlons pas de manipulations génétiques permettant de choisir la couleur des yeux ou des cheveux. Je vais le rappeler très certainement de nombreuses fois tout au long du livre, mais la méthode *MyBuBelly* est entièrement naturelle. Elle est basée sur l'alimentation et le suivi du cycle. On mange sain, équilibré et on choisit les bonnes dates pour les galipettes. L'objectif est d'aider le spermatozoïde vainqueur dans sa course vers l'ovule. Aider les X (filles) ou aider les Y (garçons), en fonction de son choix. La méthode ne marche pas à 100 %, il s'agit d'un (gros) coup de pouce à la nature. Donc il n'est pas nécessaire de crier à la fin du monde. Vous faites peur à tout le monde pour rien.

L'équilibre amène l'équilibre

Premier constat pour rassurer : depuis le lancement de *MyBuBelly*, nous avons eu très exactement le même nombre de méthodes « fille » que de méthodes « garçon ».

Et il y a une logique à cela. Le sex-ratio au niveau européen indique une quasi-égalité de naissances de filles et de garçons. Pour être plus précise, 106 garçons naissent pour 100 filles. Au niveau de la population mondiale, ce rapport est de 102 garçons pour 100 filles. L'expérience, confirmée par de nombreuses études, montre que la grande majorité des couples souhaitent harmoniser leur famille. C'est-à-dire avoir le choix du roi (une fille et un garçon) ou avoir autant de filles que de garçons pour les familles nombreuses.

Oui, il y a un réel désir d'équilibre. Les motifs d'un tel choix sont aussi nombreux et aussi respectables que le nombre de couples et de familles qui les formulent.

Parmi ces raisons de vouloir choisir, voici les deux plus fréquentes :

- *Le couple qui projette déjà d'avoir deux enfants, un de chaque sexe, et qui souhaite commencer par l'un ou l'autre.* Le futur papa veut son petit gars pour lui transmettre ses valeurs et la future maman souhaite sa petite fille qui sera son prolongement, son mini-elle. Non ce n'est pas une caricature, nous-mêmes, mon mari et moi, l'avions ressenti ainsi.
- *La famille recomposée, qui symbolise tant notre époque.* On y trouve l'envie de concrétiser cette nouvelle histoire d'amour par un enfant en commun. D'ailleurs les futurs demi-frères et demi-sœurs ont souvent leur mot à dire. On veut une petite sœur pour jouer à ci, on veut un petit frère pour jouer à ça.

Vous verrez dans les témoignages un peu plus loin différentes histoires. Chaque désir, chaque choix a ses raisons. Et je suis certaine que dans votre entourage vous aurez des histoires similaires.

Mais le manque d'équilibre amène aussi à l'équilibre

Il existe des pays où l'on peut choisir le sexe de son bébé par assistance médicale. Aux États-Unis, par exemple.

Au départ, l'objectif était d'éviter au futur bébé tout risque dans le cas de maladie génétique chez les parents. Certaines maladies se retrouvent davantage chez les bébés filles ou chez les bébés garçons. Le principe, qui existe depuis les années 1980, consiste donc à trier les embryons. Ceux dont le genre n'est pas touché par la maladie génétique en question sont réimplantés dans l'utérus de la maman sous le procédé de la fécondation *in vitro*.

Ce procédé a été détourné ensuite pour les parents souhaitant choisir le sexe de leur bébé, mais pour des raisons personnelles et non plus médicales. Je vous avoue que même s'il faut comprendre chaque personne, chaque couple, le principe ne me plaît que très moyennement. Je préfère évidemment les méthodes naturelles.

Mais quoi qu'il en soit, et pour revenir au sujet, la demande là aussi a été parfaitement équilibrée ces vingt dernières années : les couples ayant recours à cette méthode ont voulu autant de filles que de garçons.

Je vous entends d'ici me parler aussi des pays asiatiques, qui sont censés privilégier les garçons. Eh bien figurez-vous que dans des pays comme la Chine ou l'Inde, la possibilité de choisir le sexe de son bébé n'est pas une chose légère. Aussi bien économiquement que socialement. En Chine parce que l'on y manque de femmes aujourd'hui après des décennies de politique de l'enfant unique. Et en Inde car la naissance d'un garçon est souvent vitale pour les familles. Qui souhaitent aussi avoir une fille pour aider à la maison. Oui, vous allez trouver cela un peu d'un autre âge, mais chaque société a ses codes. Et pour les respecter, des dizaines de milliers de couples du monde entier utilisent chaque année les méthodes médicales qui leur permettent de choisir le sexe de leur futur enfant.

Avec une mention spéciale pour trois pays du Moyen-Orient. En Israël, la composition familiale a son importance puisqu'il est possible de faire une demande de Fécondation *in vitro* (FIV) à partir du quatrième enfant du même sexe et ainsi retrouver un certain équilibre. Alors qu'en Égypte et en Jordanie la Procréation médicalement assistée (PMA) laisse le libre choix du sexe de l'enfant. Là aussi pour une harmonisation de la famille dans la grande majorité des cas.

Revenons-en à nous. Ce que je peux dire des retours d'expériences de nos abonnées, c'est qu'on ne changera pas le monde mais qu'il est bon de participer à notre modeste niveau au bonheur qu'ont ces couples à avoir la liberté de choisir leur vision de la famille idéale.

La méthode *MyBuBelly* ne risque donc pas de déséquilibrer le ratio filles/garçons. Bien au contraire, il s'agit de rééquilibrer les familles dans un besoin qui est tout à fait naturel et pour lequel il est temps de lever le tabou.

D'ailleurs, des méthodes similaires existent depuis la nuit des temps. Et particulièrement depuis ces dernières décennies dans des hôpitaux ou des cabinets médicaux. Et à ce que je sache, le monde n'en a pas été bouleversé.

UN DÉSIR QUI NE DATE PAS D'HIER

On ne cessera de le dire, vouloir choisir le sexe de son bébé est un désir universel. Et depuis bien longtemps, comme vous pourrez le voir ci-dessous.

Si je dresse ainsi une petite liste non exhaustive des diverses techniques plus ou moins efficaces pour orienter le sexe de son futur bébé, ce n'est pas pour me moquer ou ajouter une touche ludique à ce livre, c'est pour démontrer que cette liberté de choisir est inscrite dans notre histoire et dans nos gènes depuis toujours. Elle est naturelle, aussi naturelle que l'envie même de bébé.

La première question que l'on pose à des nouveaux parents, c'est : « *Alors, garçon ou fille ?* » Autant j'entends l'argument « *l'essentiel est d'avoir un bébé en bonne santé* », autant le fait de dire que le sexe du bébé n'a aucune importance, en tant que maman, je n'y crois pas trop. Depuis toujours, avoir une petite fille ou avoir un petit garçon n'a pas la même conséquence dans l'histoire d'une famille.

Les théories populaires depuis la Grèce Antique

À la fin du XIXe siècle, Laurent Drelincourt (poète et pasteur français) estimait qu'il y avait 256 théories sur l'acquisition du sexe. En voici un petit échantillon :

- Concevoir lorsque le vent souffle du Sud ou du Nord.
- Penser fortement au sexe désiré pendant la grossesse.
- Faire fonctionner l'un ou l'autre des testicules.
- Procréer selon des mois mâles/des mois femelles ou selon des jours pairs/impairs.
- Pincer fort le testicule droit pendant le coït si l'on désire une fille.
- S'allonger (la femme) sur le côté droit pour concevoir un garçon.

- Avoir ou non un orgasme.
- Avoir un rapport par temps sec après une bonne récolte pour concevoir un garçon.
- Manger des testicules de lapin pour avoir un garçon ou un utérus de lapine pour avoir une fille...

Des théories qui sont aussi populaires au-delà de nos frontières. Puisqu'en Papouasie, par exemple, il était coutume pour la future mère de manger des boutons de fleurs dont la forme rappelle celle des testicules pour avoir un garçon.

Les théories scientifiques et philosophiques

Les scientifiques ont eux aussi, de tout temps, essayé de comprendre comment était déterminé le sexe de l'enfant.

- Aristote pensait que le sexe de l'enfant dépendait du moment du cycle où s'opère la conception (il avait du bon sens ce monsieur).
- Hippocrate conseillait de procréer par beau temps pour avoir un garçon car le mauvais temps altérait la semence ce qui donnait lieu à la naissance d'une fille.
- Enfin, Liébault (célèbre médecin français du XVIIe siècle) estimait que les mâles se concevaient entre 1 et 5 jours après les menstruations et les femelles entre 5 et 8 jours.

Les préceptes religieux

Si l'on se penche sur la religion juive, voici quelques instructions évoquées dans la Torah.

- Un passage évoque le fait de prier pour le sexe d'un enfant à venir pendant les 40 premiers jours de la grossesse.
- Il est recommandé à ceux qui souhaitent avoir des garçons de dormir immédiatement après la relation.
- Le lit doit être placé dans la direction nord-sud pour avoir un garçon (et sud-nord pour avoir une fille).

Mais concernant la religion, nous développerons un peu plus loin avec les témoignages des différents responsables religieux qui nous ont fait l'honneur d'intervenir dans ce livre.

Le calculateur chinois Koua

En Chine, toute personne est associée à un nombre Koua dès sa naissance, selon sa date de naissance et son sexe. Le nombre Koua est comparable aux signes astrologiques en Occident. Une méthode de calcul a été élaborée mettant en lien les influences de la lune et le nombre Koua. Cette équation permettrait ainsi de connaître le sexe du bébé à naître.

Et à partir du résultat obtenu, les couples pourraient choisir une période de conception propice pour avoir un enfant du sexe qu'ils désirent.

LE DÉTERMINISME DU SEXE DU BÉBÉ : UN PHÉNOMÈNE ÉTUDIÉ DEPUIS UN SIÈCLE PAR DE GRANDS SCIENTIFIQUES

Lorsque j'ai commencé à m'intéresser au sujet, dans l'optique de concevoir ce que j'espérais être mon petit garçon, j'ai vu que ce souhait existait depuis toujours et constaté qu'il ne risquait pas de déséquilibrer le monde. Mais surtout je voulais savoir si le principe de choisir le sexe de son bébé était sérieux, d'un point de vue scientifique. Si cela allait au-delà de simples méthodes de grands-mères ou de croyances populaires.

Et j'ai découvert alors les histoires de ces nombreuses personnalités du monde des sciences qui ont travaillé sur le sujet. C'était rassurant.

J'ai découvert aussi qu'il existait deux écoles : celle que l'on va appeler « l'école du cycle » et celle que nous appellerons « l'école de la diététique ».

Deux écoles qui ne semblaient pas d'accord entre elles. Mais les deux m'intéressaient beaucoup, puisqu'elles étaient naturelles. Alors j'ai approfondi mes recherches.

« Attrape-moi si tu peux ! »

C'est comme ça que l'on pourrait résumer la première méthode naturelle qui aide à choisir le sexe de son enfant. Parce qu'elle établit un lien entre le sexe du bébé et la différence de caractéristiques entre les spermatozoïdes X et les Y. Les premiers étant plus résistants et les seconds plus rapides. Nous verrons les détails dans la deuxième partie du livre.

L'un des tout premiers à travailler sur le sujet était une femme (eh oui), une scientifique américaine, le docteur Kleegman. C'était dans les années 1940. Elle fit l'expérience suivante sur 100 femmes, réparties en deux groupes : une insémination unique de sperme, d'une façon naturelle ou artificielle, à deux dates différentes entourant l'ovulation (une date par groupe). Le résultat fut incroyable : 73 % des femmes qui ont été inséminées 36 heures **avant** l'ovulation eurent des filles ; 78 % des femmes qui furent inséminées 24 heures **après** l'ovulation ont eu des garçons.

Quelques années plus tard, toujours aux États-Unis, dans les années 1960, le docteur Shettles parvient à démontrer la différence significative entre les spermatozoïdes X et les spermatozoïdes Y. Une différence dans la forme et dans la taille, qui expliquerait la résistance des spermatozoïdes X (« filles ») et la rapidité des spermatozoïdes Y (« garçons »).

Démonstration confirmée quelques années plus tard par l'utilisation d'une substance fluorescente qui permit dans les années 1970 et 1980, lors de plusieurs expériences, de comprendre comment cette différence entre les X et les Y avait toute son importance lors du passage à travers la glaire cervicale. La glaire cervicale ? Si vous avez un vagin, vous devez connaître. C'est la substance un peu blanche que l'on trouve dans votre intimité lors de la période de l'ovulation (là aussi je vous explique tout cela dans la deuxième partie du livre).

Le docteur Shettles publia un livre sur sa méthode, qui démontre scientifiquement les bonnes périodes pour concevoir lorsque l'on veut un garçon ou une fille. Méthode suivie par des milliers de femmes, avec un taux de réussite allant de 75 à 90 %.

En France, dans les années 1970, le docteur Séguy réalise la même étude, obtient les mêmes conclusions, rédige un livre lui aussi et évoque également un taux de réussite avoisinant les 80 %. Aujourd'hui encore, de nombreux gynécologues pratiquent cette technique.

Face à l'école « du cycle », on retrouve donc celle « de la diététique »

Au départ, les premiers soupçons de lien entre l'alimentation et la naissance d'un petit garçon ou d'une petite fille sont plutôt vagues. Ce sont des observations ou des constats à travers l'histoire. Comme l'influence des mauvaises récoltes ou des grandes guerres sur le sexe des bébés (observations faites en Angleterre). Par exemple, les observations montrent d'une façon significative que les conflits favorisent la naissance de garçons. Et de quoi manque-t-on lors d'une guerre ? Et bien de laitages et de produits frais.

Une base de réflexion était là, qui sera approfondie par la suite.

La première étude sérieuse a eu lieu dans les années 1930. Curt Herbst, un biologiste allemand se rend compte que le sexe des vers marins est influencé par la composition minérale de leur milieu aquatique. Lorsqu'il y a beaucoup de potassium, les mâles sont majoritaires. Et lorsque le milieu aquatique est surtout concentré en magnésium, ce sont les vers femelles qui prédominent. Vous allez me dire que vos points communs avec des vers marins sont très limités. C'est ce qu'a pensé le docteur Joseph Stolkowski dans les années 1960. Ce bon docteur parisien a conduit le même genre d'étude, mais avec des bovins de Normandie. Une étude significative puisqu'elle a concerné 25 653 naissances dans 134 fermes.

Les résultats confirment l'étude de Curt Herbst. À savoir qu'une alimentation équilibrée donnait naissance à autant de mâles que de femelles. Mais une alimentation riche en calcium et magnésium favorisait la naissance de femelles, et une alimentation riche en potassium favorisait la naissance de mâles. Une deuxième étude sur un échantillon de bovins plus restreint, mais avec une alimentation plus étudiée, est venue quelque temps plus tard valider ces résultats. C'est à Montréal qu'ont eu lieu les premières études sur notre espèce. Les docteurs Jean Lorrain et Robert Gagnon partent de l'étude de Joseph Stolkowski et réalisent la même expérience sur 150 couples. La conclusion est très exactement la même.

Une alimentation riche en sodium et potassium favorise la naissance de garçons et une alimentation riche en calcium et magnésium donne essentiellement des filles. Match retour à Paris, Joseph Stolkowski étudie à son tour le principe sur des êtres humains. Mais cette fois, sur des mamans n'ayant eu que des garçons ou que des filles, en analysant leur alimentation. Et bingo ! les conclusions sont encore les mêmes.

Nous sommes dans les années 1970 et 1980, l'époque des grandes expériences démarre alors.

Celle de Joseph Stolkowski, encore lui, associé cette fois à son confrère canadien Jean Lorrain : ils réunissent 281 femmes, en deux groupes. Les unes devant suivre un régime « fille » et les autres devant suivre un régime « garçon ». Les résultats montrent alors que 212 femmes eurent le bébé du sexe désiré, soit 80 % de réussite.

> On retrouvera ensuite le même genre d'expérience à l'hôpital Antoine Béclère (Professeur Émile Papiernik : 74 % de réussite), à l'Inserm (en 1986 : 74 % de réussite), à l'hôpital Rothschild de Paris (1988 : 85 % de réussite), à l'hôpital Cochin (années 1970 à 1980, sur 4 000 femmes, à l'hôpital même et en cabinet médical : 85 % de réussite). En 2008, c'est à l'Académie Royale des sciences de Londres qu'une étude est publiée par des chercheurs de l'université d'Oxford : une étude scientifique sur 740 femmes confirme une fois de plus l'importance de l'alimentation dans le déterminisme du sexe du bébé.

Et le plus important de tout, des bébés et des mamans en bonne santé après avoir suivi les divers régimes étudiés.

De l'art de tirer le meilleur des deux

Lorsque je me suis renseignée pour établir quelle méthode était la plus efficace pour concevoir mon petit garçon, j'ai donc découvert deux méthodes qui m'ont paru complémentaires. Les deux semblaient fonctionner. Mais les deux nécessitaient un suivi très poussé au quotidien.

- *La méthode diététique* pour apprendre à bien s'alimenter.
- *La méthode du suivi du cycle* pour apprendre à bien connaître son corps.

L'idée de combiner les deux dans un véritable coaching personnalisé et quotidien m'est venue ainsi. Il s'agissait de bien m'entourer, avec plusieurs spécialistes. Du nutritionniste au gynécologue, en passant par un psychologue pour les moments de doutes (que je n'ai pas eus finalement, mais qui peuvent survenir).

Il n'y avait plus qu'à essayer le concept sur moi.

UNE MÉTHODE EN PHASE AVEC NOTRE ÉPOQUE

On en arrive au fondement même du sujet.

Certes, on vient de voir que la question de choisir le sexe de son bébé ne datait pas d'hier et que de nombreux scientifiques ont déjà travaillé sur les mécanismes qui permettent ce choix, avec un taux de réussite plutôt rassurant.

Seulement dans les années 1930, lorsque les scientifiques commençaient leurs observations, ou dans les années 1960 lorsqu'ils commencèrent les expériences, ou à la fin du XXe siècle avec la multiplication des patientes suivant des méthodes similaires, choisir le sexe de son bébé n'était pas un sujet très populaire. Il existait un sérieux tabou sur la question, comme nous l'ont confirmé certains médecins qui proposaient à l'époque ces méthodes à leurs patientes.

Je ne vais pas dire qu'aujourd'hui, une femme suit la méthode *MyBuBelly* en toute transparence et le crie sur tous les toits, pas encore. Mais l'époque va dans ce sens. Dans le sens de la liberté du choix, de la liberté de l'action et des décisions assumées. Pourquoi ?

C'est la lutte prénatale !

D'abord parce que la parole de la femme se libère enfin. La conception, la grossesse, la maternité sont des thématiques aujourd'hui ultra-médiatisées.

Presse, programmes TV, réseaux sociaux, blogs, forums Internet... la femme qui veut un enfant est partout, la femme enceinte est omniprésente et la femme qui vient tout juste d'être maman bénéficie d'une couverture médiatique digne d'un plan de communication gouvernemental. Ces sujets sont devenus ce que l'on appelle des marronniers, avec l'ultra-classique « envie de bébé » au printemps par exemple, lorsque les slips se réchauffent un peu et que l'on peut enfin enlever ses trois couches superposées de pyjamas.

Quel bonheur ! Enfin un sujet qui nous appartient ! Et cette libération de la parole des femmes, dans des domaines qu'elles seules peuvent revendiquer, est une victoire morale méritée. Car c'est un coup de projecteur permanent sur ce qu'est notre vrai quotidien, sur des aspects de notre vie que l'on préférait cacher avant.

C'est aussi un moyen de communiquer avec nos moitiés. En lisant la presse, les hommes ont la possibilité de se rendre compte des épreuves que peuvent traverser leurs compagnes, qui n'osaient pas forcément leur en parler. Grâce aux témoignages des autres, ils peuvent comprendre davantage les réactions de leurs femmes. Oui Messieurs, nous souffrons aussi avant la grossesse, car concevoir un bébé n'est pas simple. Oui Messieurs, bien connaître son corps n'est pas une chose si évidente que cela. Et oui messieurs, il arrive parfois que le sexe du bébé ait une signification particulière pour nous, comme peut-être pour vous, et que d'en parler ne serait pas inutile. Il semblerait que les hommes soient de plus en plus attentifs à ce genre de messages. Touchés par un article de presse, une contribution dans un blog, un post sur les réseaux sociaux.

Ou un livre. Nous disposons de nos jours d'une quantité de moyens d'expressions qui se sont largement étoffé. Profitons-en !

Aujourd'hui on ne compte plus les clubs, les associations, les mouvements, les réunions, les événements, les forums ou les pépinières d'entreprises tenus par des femmes et pour des femmes. Avec la participation des hommes, d'où cet échange constructif qui amènera un jour à une compréhension mutuelle. Enfin, peut-être...

D'ailleurs Internet regorge de blogs et de pages de papas qui semblent avoir compris la leçon. En devenant eux-mêmes des vecteurs d'informations et de débats sur des sujets qui étaient liés au départ à la maternité et qui se retrouvent de plain-pied dans la paternité moderne (#MoiAussiJeChangeLesCouches).

Un salut amical au passage à Gilles de « l'Atelier du futur papa » qui, comme son nom l'indique, s'est donné comme mission de former les futurs papas. Une façon de leur inculquer l'instinct maternel en quelque sorte. Encore un petit effort et l'on se rapprochera (un petit peu) de l'égalité parfaite entre femmes et hommes (à part les salaires... ou à part les responsabilités aussi... ou à part plein de trucs en fait encore, mais on y croit).

Ça débat sur les ébats

Aujourd'hui, c'est le principe même de la conception qui fait débat. La PMA, la GPA, l'insémination artificielle, la possibilité pour des couples homosexuels d'avoir des enfants... Les débats autour de la bioéthique se multiplient et chaque réponse apporte son lot de nouvelles questions. Pas à pas, les tabous tombent. Même si malheureusement les choses ne vont pas assez vite. Beaucoup trop de femmes sont encore obligées de se rendre chez nos voisins européens pour pratiquer certaines techniques de procréation.

Et pour celles qui suivent des traitements en France, là aussi les tabous tombent et les paroles se libèrent. De nombreuses femmes n'ont plus peur de témoigner de leurs souffrances, physiques, morales, de celles de leur conjoint ou conjointe, dans le chemin parfois rude qui mène à la maternité. Elles comparent les techniques de procréation, passent de l'une à l'autre, s'entraident et ressentent surtout ce terrible besoin d'être accompagnées, écoutées, comprises, de parler.

Ces dernières années le schéma familial a évolué, les femmes deviennent mamans de plus en plus tard, elles ont plus de pression sur leurs épaules car leur temps de procréation est compté. D'autant plus que la vie moderne n'arrange pas la fertilité. C'est d'ailleurs l'une des causes qui poussent des femmes à vouloir choisir le sexe de leur bébé. Un temps plus court pour fabriquer une famille harmonieuse.

Choisir le sexe de son enfant fait donc partie des débats contemporains grâce à la libération de la parole des femmes. Mais le consensus n'est pas encore là.

Dans d'autres pays que le nôtre, on a vu que l'on se posait moins de questions. Comme l'Inde, par exemple. Ou les pays anglo saxons qui ont légalisé la PMA pour le tri des spermatozoïdes X ou Y. Au départ pour des raisons de santé, mais dorénavant pour permettre à celles qui le souhaitent de satisfaire leur vision d'une famille équilibrée.

Une fois encore, je comprends celles qui font appel à cette pratique, mais je n'y aurais jamais eu recours moi-même. C'est pour cela que je défends si fièrement une méthode naturelle qui ne fait qu'accompagner le fonctionnement de la nature. J'ai vu récemment que l'on revenait aux méthodes de grands-mères pour faire du vin et des produits ménagers. Eh bien, je propose de revenir aux méthodes de grands-mères pour choisir le sexe de son bébé.

Tradition et modernité, c'est la tendance d'aujourd'hui.

Le bout du tabou ?

Et si choisir le sexe de son bébé était l'une des dernières barrières à lever de notre époque ? L'un des derniers tabous à briser. Pourquoi ne pas faire en sorte que ce désir naturel, profond et beaucoup plus fréquent qu'on ne le pense, soit considéré comme chose normale, acquise. J'ai ressenti une demande de plus en plus importante ces derniers mois, mais surtout un besoin de se libérer sur ce sujet. Toutes les abonnées m'ont dit des choses semblables : « *Impossible d'en parler autour de nous* », « *Mes proches ne comprendraient pas* », « *Ça ne se dit pas* ». Et pourquoi donc ? Après l'IVG, après la contraception et à l'époque du débat sur la PMA et sur la GPA, le choix du sexe du bébé a toute sa légitimité.

D'ailleurs, ce livre, vous l'avez acheté en assumant ou en utilisant des subterfuges pour éviter de vous faire remarquer par votre libraire préféré ?

Il nous manquerait en fait une Simone Veil de notre époque. Celle qui expliquerait que le désir ou la souffrance d'une femme doit se comprendre et qu'elle a certainement une bonne raison de vouloir une petite fille ou un petit garçon. Un discours clair, loin des jugements hâtifs et faciles qui peuvent apparaître à la faveur d'un anonymat numérique. C'est marrant d'ailleurs de constater que les personnes les plus virulentes contre la méthode *MyBuBelly* sont celles qui ne l'ont pas étudiée, qui ne savent pas de quoi elles parlent. Et qui d'ailleurs ne sont pas concernées car elles revendiquent fièrement avoir déjà une famille complète. Là aussi c'est l'époque qui veut cela. Celles qui « pensent qu'on a moins tort lorsque l'on hurle plus fort » d'un côté, et celles qui nous envoient des messages adorables, mais en privé.

Bref, Simone Veil nous manque. Elle n'aurait peut-être pas aimé le principe, mais elle aurait défendu la liberté du choix et de disposer de son corps. Et vu les nombreuses réactions autour de ce sujet, le débat est loin d'être terminé.

Pourquoi ce choix ?

Nous vivons dans un monde un peu paradoxal. D'un côté cette libération de la parole des femmes dont je parlais. D'un autre côté l'individualisme incontournable dans nos sociétés basées sur la compétition et la concurrence. D'un côté la lutte collective vers un monde plus libre, d'un autre le chacun pour soi. Bref, de quoi devenir schizophrène.

Alors, comme c'est souvent le cas, les femmes reprennent les choses en main.

Elles ont décidé de se faire plaisir et de s'occuper d'elles. On s'inscrit à une salle de gym, on fait de la zumba, on suit des cours de cuisine ou de bricolage. On organise régulièrement avec ses copines des dîners, des sorties au musée. Ou même pour les plus téméraires d'entre nous, on se met à notre compte et on développe notre entreprise. Et on le fait en groupe, en collectif, dans le partage. Les femmes font des choix au quotidien et les assument. Elles acceptent enfin d'accéder à leurs rêves et se dire que le bonheur n'est pas si compliqué à aller chercher. Il suffit de suivre ses envies et d'assouvir ses besoins naturels.

Lorsque l'on se décide à suivre une méthode pour choisir le sexe de son bébé, on prend les choses en main dans notre vie. C'est une méthode individuelle, mais c'est une décision qui est la plupart du temps collective. Un partage en famille. Et qui va permettre aussi de mieux se préparer à être maman, cette autre aventure collective que l'on vit ensuite avec son bébé.

Car répondre à ses propres besoins va nous permettre de mieux répondre aux besoins de notre bébé. D'être en phase totale avec lui. Car il, ou elle, va combler un vide. Le bonheur d'une famille tient parfois à des choses naturelles, à la recherche de l'harmonie. Grâce aux femmes qui s'assument enfin, le monde deviendra sûrement plus cohérent. On parie ?

LA DÉCEPTION, UN SENTIMENT PARADOXAL

Il m'est arrivé de lire des histoires terribles sur ce sujet, à propos de femmes aux profils pourtant très différents. Comme cette Française de 35 ans, assistante de direction en province, qui préfère interrompre sa grossesse plutôt que d'avoir un troisième garçon. Fort heureusement, le médecin avait le droit de refuser. Ou à Paris, une autre femme en consultation dans un prestigieux hôpital. Elle souhaite une IVG par médicaments après avoir appris qu'elle attendait un garçon. Et l'on retrouve le même genre de récit en Inde, où n'avoir que des filles est une catastrophe économique, en Jordanie pour des raisons de traditions. Où même en Angleterre, avec cette Londonienne qui était prête à tout pour avoir une fille après avoir eu 3 garçons. Y compris braver les lois sur la procréation médicalisée, pourtant plus souples chez nos amis d'outre-manche.

Un garçon sinon rien ! Une fille à tout prix !

Les questions que l'on se pose sur le sexe de son bébé arrivent tôt. Dès le moment même de l'envie de le concevoir. « *On l'appellera comment ? Comme mon grand-père ou comme ta grand-mère ?* » Rien que sur cette question, la réflexion sur le sexe du bébé n'est pas anodine. Cette réflexion est souvent le reflet d'une histoire familiale, d'une tradition à perpétuer ou d'une transmission culturelle de génération en génération.

Et beaucoup de couples attendent l'échographie libératrice avec impatience. Parfois avec anxiété. 80 % des couples souhaitent connaître le sexe de leur bébé avant la naissance, preuve que le sujet n'est pas si anecdotique que cela.

Pour certaines, le « une chance sur deux » se transforme surtout en « une malchance sur deux ». Jusqu'à ne plus vouloir de cette grossesse, qui pourtant mettait tant en joie avant le verdict de l'échographie. Mais comment est-ce possible ? Pourquoi des parents ne peuvent se projeter qu'avec l'enfant du sexe désiré ? C'est dans cette projection que l'on trouve un début d'explication. Par exemple, une maman peut se voir plutôt élever une fille parce qu'elle en a déjà tous les codes, qu'elle est passée par là. Ce sera moins difficile pour elle de lui parler sexualité par exemple. Ou de comprendre sa puberté. Ou même tout simplement de lui apprendre à aller aux toilettes. « *Je ne savais pas, moi, comment on tenait un zizi pour faire pipi* » m'avait confié une jeune maman récemment. Avant de préciser que « *fort heureusement, l'instinct maternel permet de franchir tous les obstacles* ».

Mais c'est souvent la peur de ne pas bien faire qui les bloque sur un choix. « *Je m'occuperais tellement mieux d'une petite fille.* » Ou, à l'inverse, certains parents jugeront qu'une petite fille est trop difficile à élever, ils craignent de ne pas savoir s'y prendre et feront tout pour avoir un garçon. On s'aperçoit donc que les causes de déception ne sont pas seulement dues à la recherche d'une famille harmonieuse. Même si cet objectif est le plus fréquent.

Et puis, il y a les traumatismes de la vie. On ne peut rien y faire, si ce n'est les comprendre. « *J'ai eu des problèmes conflictuels très graves avec ma mère, je ne veux pas les reproduire à mon tour. Je préfère avoir un garçon.* » Voilà ce que j'ai pu entendre dernièrement.

Ou encore ce témoignage qui m'a touchée : « *J'ai perdu mon fils, je ne souhaitais pas en avoir un autre, je voulais à tout prix une fille par la suite.* »

Je vous avoue que ce fut un choc de découvrir à quel point vouloir choisir le sexe de son bébé était important pour certaines. Et je vous assure que l'on ne propose pas une méthode comme celle-ci à la légère. On en connaît les causes et les conséquences.

De la complexité de se projeter maman

Mais que se passe-t-il donc dans la tête des femmes qui veulent choisir le sexe de leur bébé ?

La complexité du « désir d'être mère » n'est pas encore assez prise en compte. Mais l'époque permet justement une évolution autour de ce sujet. Dans le secret des cabinets de psychologie, les langues et les esprits se délient. L'histoire est à la fois la même, mais toujours différente. Car le ressenti d'une femme est unique.

Au départ, la future maman ne se sent pas concernée par ce choix, elle pense que le plus important c'est d'avoir un bébé en bonne santé. Elle se dit aussi que de nos jours, un garçon ou une fille, c'est très exactement pareil. Notre époque revendique l'égalité entre les hommes et les femmes. Donc les valeurs que l'on transmet aujourd'hui à une petite fille ou à un petit garçon sont très exactement les mêmes. Et grâce à cette éducation commune, la société acceptera enfin que le rôle d'une femme soit aussi important que celui d'un homme.

Oui, nous visons toutes et tous cette égalité parfaite face au monde du travail, des tâches sociétales et des tâches ménagères. Donc dans la théorie, il n'y a aucune raison de vouloir plutôt une fille ou plutôt un garçon.

Mais dans la réalité du lien qui unit le cerveau d'une future maman avec son ventre qui accueille la vie, les choses ne sont pas si simples. Et la différence entre l'envie d'un petit garçon ou d'une petite fille est bien réelle.

La psychologue Valérie Grumelin explique : « *Il arrive parfois que la future maman se fasse tout un film dans sa tête dès qu'elle sait qu'elle est enceinte. Elle se dit par exemple youpi ! je vais avoir une fille. Elle va me ressembler, je vais l'appeler tel prénom... Puis c'est la douche froide le jour de l'échographie lorsqu'on lui annonce que c'est un garçon.* »

Ne jugeons pas trop vite, la future maman va être heureuse et aimer son fils. Mais la souffrance est bien réelle. Elle a souvent pour origine sa propre enfance. Comme je l'ai dit plus haut, ses relations avec sa propre mère par exemple. Parfois lorsque sa propre maman désirait un garçon et que vous êtes venue au monde en étant une fille, la souffrance se transmet alors et elle se reproduit une fois que c'est à votre tour de devenir maman. Les conséquences sont parfois lourdes, beaucoup de femmes parlent même de dépression. « *Il s'agit de faire le deuil du petit garçon désiré ou de la petite fille désirée. Ce mot est fort et va sembler complètement dingue à la majorité des gens. Mais il faut le vivre pour le comprendre et c'est une souffrance qui mérite d'être reconnue. Et secourue* », précise Valérie Grumelin.

Fort heureusement, l'amour d'une mère prend toujours le dessus.

Mais lorsqu'une maman enchaîne un, deux, trois bébés, en espérant avoir celui du sexe désiré à chaque fois et que celui-ci ne vient pas, la probabilité de subir un nouvel « échec » est difficile (et il en est de même pour le papa, on le verra plus tard).

Pour celles qui ont vraiment besoin de gérer cette déception, je conseille le soutien psychologique. Valérie Grumelin est une grande spécialiste de la question, avec une pratique unique qui permet au futur bébé de digérer complètement la déception de la maman et de ne pas être une fille ou un garçon manqué *(voir explications dans la partie témoignages des spécialistes, p. 43).*

Ce besoin d'y croire

Nous assurons un coaching personnalisé pour les abonnées *MyBuBelly* et à l'occasion des questions/réponses quotidiennes, j'ai constaté cette tension et ce stress chez de nombreuses abonnées. Et ce, dès le début de la méthode : « *J'espère que ça marchera* », « *J'ai tellement envie de ma petite princesse* », « *Mon mari serait trop déçu de ne pas avoir son petit gars* »... Je pourrais en citer des dizaines comme ça.

Puis au cours de la méthode même, nous rencontrons toujours les mêmes doutes, les mêmes craintes, les mêmes interrogations.
Q. : C'est normal que mon pH ne monte pas plus vite ?
R. : Oui, c'est normal sinon ce n'est pas bien pour vous.

Q. : J'ai vu cet aliment dans la liste des « modérés », mais je ne prends pas le risque, un écart c'est trop grave.
R. : Pas autant que ça, si on est sérieuse dans la globalité. Et surtout il ne faut pas se mettre de pression.

Bref, de nombreuses questions qui m'ont montré à quel point certaines pouvaient craindre l'échec dans l'aventure *MyBuBelly*, car elles se refusaient toute idée de ne pas avoir leur bébé du sexe désiré.

Mon rôle a justement été de rassurer nos abonnées qui avaient peur de se louper, de passer à côté de leur objectif, d'être déçue. Ou pire, de décevoir.

Souvent d'ailleurs, les abonnées m'envoient des mails juste pour me donner des nouvelles du jour. Pour savoir si elles font bien les choses avec toujours cette même peur du faux pas qui entraînerait la déception totale. Nous leur rappelons régulièrement qu'une méthode naturelle ne marche pas à 100 %, que le plus important est de se faire plaisir et que la nature acceptera ce gros coup de pouce ou non. En sachant que la plupart du temps, ça marche.

Une maman comblée

Quant à moi, je n'aurais évidemment pas ressenti une déception semblable si j'avais eu ma petite fille en premier au lieu de mon petit garçon.

Mais avec l'inévitable pression familiale, la deuxième période de préconception et mon début de seconde grossesse, avant le verdict de l'échographie, auraient été probablement des périodes de stress et de doutes. L'importance du petit garçon dans les familles traditionnelles, c'est bien. Mais pas forcément quand c'est à vous de le fabriquer.

Boubi (Raphaël) et Boubinette (Deborah) sont les surnoms affectueux que je donne à mes enfants. Et il est vrai que je vis deux histoires d'amour parallèles avec eux.

Bien sûr, avec mon mari nous leur donnons très exactement la même éducation et les mêmes valeurs. Comme je le disais, nous sommes une famille attachée aux traditions. Et dans la nôtre, l'équilibre familial n'est atteint que lorsque vous avez la chance d'avoir un petit garçon et une petite fille. Même si ce que nous transmettons est strictement identique à l'un et à l'autre. Respect, rigueur, partage, générosité, ouverture sur le monde, tradition et religion (oui chez nous c'est important).

La différence entre fille et garçon ne se fait pas au niveau de la transmission des valeurs. Pour moi, vouloir choisir le sexe de son enfant n'implique aucunement que l'éducation de l'un ou de l'autre soit différente. La différence se fait dans les activités et un ressenti un peu complexe à formuler. Le partage d'activités s'est d'ailleurs fait tout à fait naturellement.

Avec Deborah, nous partageons le goût des vêtements, du maquillage (enfin, de la façon dont se maquillent les enfants). Nous jouons ensemble à la princesse, à la maîtresse d'école, à la poupée. Avec Raphaël, on se fait des soirées foot ou jeux vidéo. Je veux bien que l'on rentre dans une nouvelle époque, mais ne demandons pas aux petites filles de ne plus être des petites filles ou aux petits garçons de ne plus être des petits garçons. Et ne me dites pas que chez vous les activités ne sont pas aussi partagées de la sorte.

Mais bien au-delà des activités, c'est dans le ressenti qu'il existe une réelle différence. Je ressens ma fille comme le prolongement de moi-même. Un mini-moi. D'ailleurs Deborah le ressent aussi de la même façon. Elle veut tout faire comme moi, reste souvent à mes côtés, entretient une réelle complicité avec moi et copie au maximum mon caractère (au désespoir de mon mari). Mon fils, en revanche, est plus dans la retenue, plus raisonnable. Il veut être protecteur, aussi bien avec moi qu'avec sa sœur. Et je partage avec lui des choses très différentes.

Les deux se complètent parfaitement et même si cela paraît simpliste de le dire ainsi, c'est tout simplement le cas. Et avoir une fille et un garçon pour moi, c'est comme avoir une jambe gauche et une jambe droite. C'est ma façon de marcher, d'avancer dans la vie.

Et le papa ? Il a très exactement le même point de vue, mais avec des ressentis opposés par rapport à son fils et à sa fille.

Si je vous raconte tout ça, c'est pour vous présenter mon modèle d'équilibre à moi. Mais chaque famille a le sien. Chaque parent a sa vision de l'harmonie, il n'existe évidemment pas un modèle unique. Et heureusement ! Ce qui est important c'est d'atteindre ce que l'on ressent comme étant son harmonie. Et que toute la famille s'y sente bien. Et je peux vous dire que ça vaut la peine de se donner les moyens d'y arriver.

Conseil de famille

Souvent, le choix du sexe du bébé va au-delà d'une conversation de couple. Les futurs frères et sœurs ou les futurs grands-parents estiment parfois qu'ils ont leur mot à dire.

Chez les enfants aussi, les raisons de vouloir en priorité un petit frère ou une petite sœur sont nombreuses. Et les demandes parfois insistantes ! « *Mon fils a toujours voulu son double, mais en fille. Pour être le grand frère, le protecteur, mais aussi apprendre plein de choses de fille* », me disait encore récemment une amie. D'ailleurs, mon fils à moi m'avait aussi surprise le jour où il m'a dit : « *Deborah, je la protégerai toute ma vie, je la surveillerai pour pas qu'elle fasse de bêtises ou de mauvaises rencontres.* » Plus pragmatiques, la plupart des garçons préfèrent un petit frère pour jouer aux mêmes jeux qu'eux. Et parce que, à part le mien, les petits garçons ont encore une vision très abstraite de la gent féminine. Jusqu'à un certain âge, les filles « *c'est beurk* ». On a déjà du mal à assumer celle qui vous colle à l'école parce qu'elle vous trouve mignon, ce n'est pas pour en avoir une à la maison. À l'inverse, autre réaction possible chez les petits gars, ceux qui ont déjà un tempérament de coq. Ceux-là refusent toute concurrence masculine dans leur basse-cour et préfèrent donc avoir une petite sœur.

Du côté des filles, on ne mesure pas trop l'utilité du petit frère et on réclame plutôt une petite sœur pour partager jeux, vêtements, poupées et autres délicatesses féminines. Ou alors on est comme ma fille et on aime jouer à la maman avec son grand frère (pour imiter maman justement). Ou comme la petite Jessica, qui souhaite un petit frère pour occuper le sien, histoire de l'éloigner un maximum de son quotidien.

En revanche, lorsque l'on est déjà deux (ou plus) frères ou deux (ou plus) sœurs, il vient l'envie naturelle que Papa et Maman leur offrent un bébé du sexe opposé. Comme si le désir d'équilibre familial se retrouvait aussi chez les enfants. Et la déception est bien réelle lorsqu'arrive un bébé du sexe qui n'était pas voulu par son grand frère ou sa grande sœur. Ça boude, dans le meilleur des cas.

Mais parfois le petit frère ou la petite sœur déçu va jusqu'à refuser carrément la situation : « *Non, ce n'est pas mon frère ! On peut le rendre ou le remplacer ? J'en veux pas !* » Lorsque c'est dit très sérieusement, cette situation est toujours un peu complexe à régler. Et demande patience, psychologie et talent de négociateur.

Chez les grands-parents, le ressenti est évidemment différent. C'est important pour la famille, les grands-parents. Ils sont le lien avec le passé, la tradition. Un peu trop parfois d'ailleurs.

Parce que la génération de nos parents à nous, donc les grands-parents de nos enfants, est encore dans le vieux schéma familial du garçon tout-puissant. Et cela quelle que soit leur culture. Une grand-mère m'a dit un jour : « *Je me sens surtout proche de mon petit-fils. C'est terrible, je ne le fais pas exprès. Il remplace le fils que je n'ai pas eu.* » Un grand-père a répondu en écho : « *Mon plus grand soulagement, c'est lorsque mon fils a eu son fils. Ouf ! Un garçon pour transmettre le nom de famille.* » Ou un autre qui me disait : « *Je n'ai jamais osé le dire, mais heureusement que le premier petit enfant de ma fille a été un garçon !* »

Voilà. J'ai eu les mêmes de mon côté, niveau belle-famille notamment. Et je pousse très fortement tous les maris modernes à rejoindre le combat de leur femme pour une stricte égalité fille/garçon dans l'éducation donnée par certains grands-parents. Ça, c'est dit.

D'AILLEURS, LE PAPA IL EN PENSE QUOI ?

Nous sommes tous d'accord pour constater qu'il existe à notre époque une « nouvelle maman ». Celle qui assume ses choix, sa carrière, ses convictions et qui montre que l'on peut porter la vie et la diriger en même temps. Même si, comme nous l'avons vu, le chemin est encore long pour atteindre une réelle liberté, une vraie égalité, voir une totale fraternité féminine.

À nouvelle maman, nouveau papa

Les hommes ne pouvaient que s'adapter, encouragés par l'omniprésence médiatique de sujets éditoriaux les incitant à se transformer enfin. Le papa accompagne désormais sa conjointe dès le désir d'enfant. Toutes les décisions se prennent à deux, ça ne se limite plus au choix du prénom. Et lorsque les décisions sont prises, le papa est là pour soutenir la maman.

Nous le voyons au quotidien dans la communauté *MyBuBelly*. De nombreux hommes sont dans les conversations dès le départ, lorsque le couple se renseigne sur la méthode pour avoir un petit garçon ou une petite fille. Évidemment, la décision a été prise avant au niveau du couple, mais le papa se pose presque autant de questions que la maman. Il tient à ce que cela marche car il veut son petit gars ou sa princesse. La famille qu'il construit avec sa femme répond obligatoirement à son passé à lui aussi. Comme pour la maman, le vécu du papa influence le choix d'espérer un garçon ou une petite fille. La seule différence, c'est que monsieur a le désir discret. Il n'en parle pas trop.

Il est vrai qu'en moyenne, les papas n'accordent pas autant d'importance au sexe du bébé que les mamans. Mais pour ceux qui ressentent cette importance, le sentiment est tout aussi fort que chez nous. L'une de mes connaissances, par exemple, qui avait perdu sa maman lorsqu'il était jeune, souhaitait absolument avoir une petite fille. C'était sa façon à lui de guérir du traumatisme. Bien sûr, vous avez aussi le cas du futur papa qui veut son petit gars pour retrouver son prolongement, son mini-lui. Avec lequel il partagera ses valeurs, ses activités, son nom. Tout comme vous trouvez le futur papa qui sait à quel point le rapport père/fille est extraordinaire et qui souhaite avoir sa petite princesse, qui le rendra dingue (dans tous les sens du terme).

Beaucoup de papas tiennent surtout à jouer un rôle dans cette période de préconception. Ils ne souhaitent plus laisser leur compagne se débrouiller toute seule. Pendant la méthode *MyBuBelly*, cela se traduit par des maris qui jouent les « coaches ». Pour que madame n'oublie pas de mesurer son pH, qu'elle note bien son cycle, qu'elle prenne ses compléments alimentaires (pour les abonnées à l'appli). Mais le futur papa est aussi très présent en cuisine : il aide à préparer, voire prépare lui-même. Et il partage les repas avec sa femme pour qu'elle ne se sente pas seule dans ce régime. Qui d'ailleurs a été conçu pour être partagé en famille. Et puis, chose qui va vous sembler logique mais qui n'est pas si simple que cela à mettre en pratique dans nos vies modernes où chacun déborde d'occupations, les papas savent se rendre disponibles durant les bonnes dates de conception. Ce qui est, vous me le concéderez, un peu plus pratique. Mine de rien, c'est une vraie preuve de leur motivation. Car lorsqu'un papa doit voyager pour son travail, ou que madame doit se déplacer pour son activité, ou lorsque l'on rentre tard après une longue journée, il n'est pas toujours évident d'être chaud comme une bouillotte, si vous me passez l'expression. Difficile de faire ça à la commande pour un homme. Et ce n'est pas le sexologue Sylvain Mimoun, qui témoigne dans ce livre, qui me contredira.

Puis plus tard, si tout va bien, ce sera la grossesse. Le papa est présent à l'échographie, il vit les mêmes émotions que la maman à la découverte du sexe de Bébé. Avec un sentiment de fierté lorsque c'est le sexe désiré. Ou de déception dans le cas inverse (déception qui ne dure jamais très longtemps fort heureusement).

Ensuite monsieur est de plus en plus aux petits soins avec madame, au fur et à mesure que le ventre de cette dernière s'arrondit. Lui prodiguant des massages pour la soulager ou lui permettant de se reposer le plus souvent possible.

Le jour J, le papa est en salle de naissance (85 % des papas) tenant la main de sa femme pendant l'accouchement, l'aidant à respirer, coupant le cordon ombilical.

Puis il reste à la maternité près de la nouvelle maman et de Bébé (70 % des pères). C'est pendant cette semaine qu'il prend un congé paternité (74 % des pères).

Puis c'est le partage des tâches quotidiennes. Changer les couches (70 % des papas le font quotidiennement), donner le biberon, chercher les petits à la crèche, à l'école, au sport, leur faire faire leurs devoirs, suivre leurs études.

Selon une enquête de l'UNAF (Union nationale des associations familiales), 86 % des pères pensent que l'éducation qu'ils donnent aujourd'hui à leurs enfants est très différente de celle qu'ils ont reçue de leur propre père. Les hommes de notre époque préfèrent s'inspirer de leur maman ou de leur conjointe pour s'occuper de leur progéniture. Tant mieux !

Les papas sont de plus en plus des mamans comme les autres. Enfin presque... car en ce qui concerne les nuits, monsieur n'est toujours pas équipé. Parce que l'on a toutes vécu ce mystère scientifique des pleurs de bébé qui ne sont pas captés par les oreilles du mari.

Une épaule fragile et solide à la fois

Mais le papa est là aussi dans les moments difficiles : les traitements, les suivis médicaux, les examens, les régimes, les méthodes... On pourrait penser qu'il n'y en a que pour la future maman, quitte à ce que le papa se sente exclu. Pourtant, le rôle du papa est essentiel dans cette magnifique expérience qu'est celle de donner la vie. Nous avons vu des papas héroïques auprès de leur compagne après l'épreuve douloureuse d'une fausse couche. Prêts à repartir dans le bon sens de la marche et aider leur femme à tenir l'objectif. Alors qu'eux-mêmes subissent le traumatisme de ce genre d'épreuve : troubles du sommeil, problèmes de concentration au travail et même sentiment d'exclusion. Car c'est une période durant laquelle on s'occupe bien plus des mamans que d'eux. Et même si, évidemment, les hommes souhaitent que leur femme aille mieux en cas de coup dur, le contexte leur procure un petit sentiment de solitude face à l'épreuve.

L'aventure de la préconception n'est pas toujours simple, mais nous pouvons compter de plus en plus sur nos maris ! Le papa d'aujourd'hui rassure sa femme, l'accompagne, la coache.

Il s'arrange aussi pour préserver ces moments de complicité à deux. Ces moments de liberté si importants. Il joue son rôle dans le ciment du couple.

Il ne lui reste plus qu'à venir témoigner de tout ça et partager son expérience avec ses collègues papas. Afin que l'homme puisse enfin évoluer aussi vite que la femme.

À l'image de ceux qui tiennent des blogs : l'Atelier du papa, le Paternel... ou que l'on retrouve sur des sites comme celui de Pipinpon, dont le rôle est de former les parents aux premiers gestes de secours pour les enfants et les nourrissons. Des ateliers dans lesquels les pères y sont aussi très actifs.

COACHE-MOI, S'IL TE PLAÎT !

Un besoin de plus en plus ressenti

J'ai lu récemment une étude qui reflète bien les retours d'expériences que nous avons eus nous-mêmes de la part de nos abonnées. Cette étude dit que 75 % des jeunes adultes sont inquiets par la maternité. Et l'on parle même de 26 % des femmes qui ont ressenti un mal-être pendant cette période. 66 % des jeunes adultes estiment ne pas être suffisamment informés sur les pratiques d'hygiène de vie à suivre avant de concevoir un enfant.

Et 25 % envisagent même une visite ou un suivi de préconception pour ne pas être seuls.

On peut donc dire que cette période de préconception suscite quelques inquiétudes, et c'est normal. D'ailleurs la Haute Autorité de santé recommande de faire au moins une visite préconceptionnelle. Mais cette recommandation est très peu suivie malgré tout. Pourquoi ? Probablement à cause du manque de repères ou d'informations. Où aller ? Chez qui se rendre ? Dans quel but précis ?

La préconception englobe de nombreux domaines comme la gynécologie, la sexologie, la psychologie, la nutrition, le bien-être. Qui aller voir en premier ? Et encore, toutes ces questions se posent pour les couples qui sont les mieux informés. Car ils sont peu nombreux (32 %) à savoir, par exemple, que l'alimentation de la femme est importante avant de concevoir. Idem pour le bien-être ou les activités physiques. Moins d'une femme sur deux compterait suivre un programme d'hygiène de vie avant de concevoir. Ni même après d'ailleurs ! Alors qu'en parallèle celles qui le souhaiteraient justement s'estiment mal informées sur le sujet et ne savent pas comment faire.

Voilà ce m'a poussée à imaginer un coaching sur une méthode naturelle permettant de choisir le sexe de son bébé. Et plus généralement sur la préconception.

La mauvaise information sur ces deux sujets est aussi surprenante que dangereuse. D'un côté, un manque d'informations sur les démarches à suivre auprès des spécialistes, de l'autre, un surplus d'informations plus ou moins bidons sur le Web. Au milieu : vous, moi, nous, perdues. Seules.

J'ai eu des témoignages assez concordants sur le sujet :

> *« Une fois que vous avez compris que boire 10 litres par jour de jus d'ananas ne servait pas à grand-chose, pas plus que de faire l'amour un soir de pleine lune dans la position de la cuillère et tournés tous les deux vers le nord-est, j'ai arrêté mes recherches Internet. »*

Ou encore :

> *« J'avais vu plusieurs blogs qui prétendaient avec une certitude proche de la démonstration scientifique qu'il fallait se laver le vagin avec du vinaigre. Outre que je ne regarde plus jamais une salade de la même façon depuis, les seuls effets que cela a produit ont été des brûlures et une odeur que je vous laisse imaginer. »*

Mais aussi :

> *« C'est un peu un cercle vicieux. Plus j'essaie des trucs, moins ça marche. Moins ça marche, plus je stresse. Plus je stresse, moins ça marche... »*

Il y a tant de questions que l'on se pose lorsque l'on veut concevoir. Puis lorsque l'on tente de concevoir. Le secret est de savoir s'entourer. C'est comme ça que j'y suis arrivée.

La positive attitude

La question de l'aspect médical s'est posée dès le départ. Je ne suis ni médecin, ni pharmacienne et je savais que pour mettre toutes les chances de mon côté dans une méthode naturelle, il me fallait bien m'entourer.

L'objectif était simple : des spécialistes et du positif. Car je ne voulais pas seulement une méthode personnalisée pour concevoir mon petit garçon, je voulais aussi un soutien psychologique au quotidien. Que chaque problème trouve sa solution.

J'avais vu que, malheureusement, beaucoup de femmes qui venaient chercher des réponses dans des forums n'y trouvaient que des questions supplémentaires posées par de nombreuses femmes, elles aussi en souffrance. Je n'ai vu dans ces forums qu'une multitude de femmes seules n'arrivant pas à trouver celle ou celui qui pouvait vraiment les aider. Sans parler des inévitables juges d'instruction, toujours là pour condamner telle ou telle pratique sans aucune autre forme de procès. Bref, un terrain numérique qui fait encore plus douter. Et lorsque l'on connaît les conséquences du doute dans cette période...

Pour ma recherche de spécialistes, le critère de sélection était tout simple : la passion. La conception est une période fascinante de la vie. Et encore plus lorsque vous vous êtes fixé de concevoir un bébé d'un sexe en particulier. Il faut que la multitude de facteurs qui font que ça va matcher tombent en même temps. Le fameux bon alignement des planètes. Et dans notre cas, cela se traduit par une bonne hygiène de vie, une alimentation étudiée, un corps et un esprit en harmonie, et que l'on comprend mieux. Puis du plaisir. Beaucoup de plaisir.

Alors après que la méthode a marché sur moi, puis sur mon entourage, puis sur l'entourage de mon entourage, j'ai très sérieusement commencé à étudier les possibilités de la partager avec le plus grand nombre. Avec toujours la même philosophie : s'occuper de soi, se faire du bien, éviter les contraintes, mieux se connaître. Ce fut le premier mot d'ordre d'ailleurs : « Éviter les contraintes. »

Lorsque j'en ai parlé avec mon nutritionniste Raphaël Gruman, nous sommes tombés d'accord sur le fait qu'il fallait un programme diététique équilibré et naturel mais qui puisse s'adapter à tout le monde. Et facile à suivre. Puis je suis allée voir Gwen. Créatrice de saveur et fée de la cuisine, capable de transformer ce programme en un régime simple à réaliser et surtout savoureux.

Le plaisir, toujours le plaisir. Avec l'idée de limiter au maximum les interdits ou les manques. Comme pour le chocolat par exemple. Ah ! l'indispensable chocolat. Source de plaisir certes, mais source aussi de nombreuses réflexions pour l'adapter au programme *MyBuBelly*.

Je savais ensuite qu'il ne serait pas simple d'adapter la méthode à tous les fonctionnements au niveau de la fertilité même. En sachant qu'il y avait de nombreux cas possibles : du cycle irrégulier aux divers problèmes de fertilité qu'une femme pouvait rencontrer.

Pour cela, je me suis entourée des meilleurs que je connaissais. Le docteur Alain Aknin, le docteur Véronique Bied Damon, le docteur Richard Sion. Sans oublier la psychologue Valérie Grumelin, car parfois le blocage vient aussi de là.

Et puis il y a ces intervenants qui viennent régulièrement apporter leurs lumières à la méthode. L'endocrinologue Joëlle Tubiana, la naturopathe Isabelle Luquet, le docteur Jean-Jacques Bensaid qui fut mon gynécologue pendant ma méthode à moi. Sans oublier le fameux sexologue Sylvain Mimoun, qui nous rappelle lui aussi que le plaisir est le secret de la réussite.

Il ne me restait plus qu'à partager cette méthode, qui a pris forme et qui ne cesse de s'améliorer depuis. Enrichie par le savoir de spécialistes de plus en plus nombreux à nos côtés. Cette méthode qui se suit en deux phases : l'une pour orienter son pH et l'autre pour concevoir. Tout était logique et je voulais partager cette logique avec le plus grand nombre dans un coaching quotidien. Ce coaching, vous le trouvez dans ce livre en grande partie.

Puis pour celles qui ont besoin d'aller plus loin dans la personnalisation, il y a une appli que nous avons conçue avec une équipe surmotivée et très créative.

Nous allons ensemble partager de l'énergie positive. Avec des objectifs simples : donner un gros coup de pouce à la nature pour avoir sa petite fille ou son petit garçon. Et apprendre à mieux connaître son corps.

Une aventure collective pour un besoin personnel

Voilà donc comment ce coaching est né. D'une aventure collective qui va venir proposer des solutions à votre besoin personnel. Celui de choisir le sexe de votre bébé et de le concevoir. Et votre raison de suivre ce coaching est la meilleure du monde, puisque c'est la vôtre.

Là aussi, j'ai recueilli de nombreux témoignages. Peut-être vous y reconnaîtrez-vous. Peut-être pas. Car chaque besoin est aussi unique que vous l'êtes.

Voici une liste non exhaustive qui représente les besoins que nous avons rencontrés, ressortis des différents témoignages de celles qui ont franchi le cap et se sont lancées dans la méthode :

- J'ai besoin de soutien mais je ne veux pas en parler à mon entourage.
- C'est une période trop importante pour la traverser seule.
- Je n'ai pas envie de faire des erreurs, de prendre des mauvais produits ou mal les prendre. Avec les conséquences physiologiques et psychologiques que cela entraîne.
- Je ne peux pas prendre trop de temps. Être bien accompagnée va me permettre d'être efficace.
- Je n'ai pas droit à l'erreur. À mon âge, c'est la dernière tentative d'avoir un enfant.

- C'est mon premier, je ne sais pas bien comment mon corps réagit. Je ne sais pas très bien suivre mon cycle par exemple.
- Je sais que je me nourris mal. J'ai besoin d'être aidée sur mon alimentation car c'est très important durant cette période de préconception, pour ma fertilité.
- En plus de concevoir, j'ai besoin que mon programme diététique m'aide à maigrir (ou à grossir). Je ne saurais pas le faire seule.
- Un suivi personnalisé va me permettre de prendre le temps qu'il faut, à mon rythme. Ce ne sera ni trop rapide, ni trop long.
- Je viens de faire une fausse couche et ne plus être seule dans la méthode me permettra de mieux rebondir, garder le moral, rester fixée sur l'objectif. Même si mon mari est formidable, un accompagnement à côté me rassurera.
- Je dois faire une stimulation ovarienne, une insémination artificielle ou toute autre pratique compatible avec la méthode. Être suivie me permettra d'adapter la méthode avec mon traitement.
- Je traverse ou j'ai traversé des moments douloureux. J'ai besoin d'être suivie pour avoir un soutien moral qui va m'aider à me remettre tout en étant constructive.
- J'ai besoin d'être suivie car j'abandonne facilement. Là j'irai jusqu'au bout des choses.
- Je suis toujours en déplacement ou au restaurant, un suivi personnalisé va me permettre d'adapter la méthode à mon rythme de vie.
- Je vis dans un pays étranger, il me faut des conseils pour adapter la méthode au pays dans lequel je suis.
- Je suis un peu distraite dans la vie, voire carrément tête en l'air. Un coaching au quotidien pour me rappeler les choses n'est pas du luxe (pour les abonnées à l'appli).
- J'ai des contraintes alimentaires. Je ne digère pas le lactose et je veux suivre une méthode « fille », par exemple. Ou alors je mange cacher, halal, veggie, végan ou sans gluten. Un accompagnement va me permettre d'adapter la méthode au quotidien (pour les abonnées à l'appli).

- Je n'aime pas cuisiner ! D'ailleurs je ne sais pas cuisiner. En fait, je ne mets jamais les pieds dans cette cuisine. Grâce au coaching, aux listes pratiques, à l'essentiel, je vais savoir quoi consommer et comment.
- J'adore cuisiner ! On se transmet dans ma famille des recettes incroyables de génération en génération. Grâce au suivi personnalisé, je vais pouvoir les adapter à ma méthode. Que mes recettes savoureuses le restent tout en m'aidant à choisir le sexe de mon bébé et en boostant ma fertilité. En plus, je vais continuer à en faire profiter toute la famille.
- J'ai besoin régulièrement de nouvelles recettes, de nouveaux conseils culinaires. Le suivi personnalisé m'apporte régulièrement de la nouveauté.
- Je ne souhaite avoir aucun regret. Je vais mettre toutes les chances de mon côté.

Vous trouverez en annexe un petit questionnaire, car votre témoignage est important pour nous. N'hésitez pas à nous dire vous aussi la raison pour laquelle vous vous lancez dans la méthode.

POURQUOI JE ME LANCE ?

Se lancer dans la méthode *MyBuBelly* n'est pas à prendre à la légère. Il faut se poser les bonnes questions et y apporter les bonnes réponses. Est-ce que c'est mal ? Ou est-ce bien raisonnable ? Pourquoi certaines personnes critiquent la méthode ? Est-ce que la méthode est faite pour moi ? Suis-je prête ? Mon compagnon (ou ma compagne) est-il prêt ? Est-ce que ça va marcher sur moi ?

J'ai essayé de répondre à toutes ces questions à travers ce livre. Mais n'hésitez pas à m'en poser d'autres, toujours via le formulaire en annexe *(p. 388)* ou bien par mail (eve@mybubelly.com). Ces questions sont normales, il ne doit pas y avoir de tabou.

La méthode *MyBuBelly* répond à un besoin naturel et d'une façon naturelle : l'alimentation pour changer son pH et le suivi du cycle pour concevoir aux bonnes dates. C'est-à-dire qu'il n'y a aucune intervention extérieure et cette méthode, c'est tout simplement la vôtre.

MyBuBelly n'est ni de la manipulation, ni de la magie. Mais juste l'utilisation de la nature, du fonctionnement de votre corps, dans le but d'atteindre un épanouissement personnel. Celui d'avoir un enfant du sexe désiré. Un ressenti que l'on retrouve dans toutes les cultures, toutes les religions, à toutes les époques. Avec cette précision importante : on ne force personne ! Ceux qui n'aiment pas l'idée ne sont pas obligés de la suivre, ou de l'aimer. Et peuvent juste laisser les autres accomplir leur bonheur en paix. Merci bien.

La première chose que je dis lorsque l'on me demande de parler de la méthode *MyBuBelly*, c'est que la demande a toujours existé et existera toujours. Nous répondons juste à une envie, un désir, en donnant un coup de pouce à la nature.

Se lancer dans la méthode *MyBuBelly*, c'est suivre son intuition. J'ai toujours été persuadée que la femme savait ce qui était bon pour son foyer, même inconsciemment. L'intuition féminine ne s'explique pas toujours, mais donne à la femme une responsabilité particulière envers sa famille. C'est elle qui fait avancer le foyer, qui prend les décisions, même si parfois elle laisse croire à son mari que c'est lui qui décide. La femme prend naturellement la responsabilité du cocon familial.

Les meilleures raisons restent celles de nos abonnées. C'est dans les témoignages des femmes ayant suivi la méthode (ou la suivant encore aujourd'hui) que chacune peut se rendre compte qu'elle n'est plus seule dans le processus de questionnement. *MyBuBelly* est un partage d'expériences, une aventure collective.

Voici les réponses que nous avons récoltées à cette simple question : « Pourquoi je me suis lancée dans une méthode naturelle m'aidant à choisir le sexe de mon bébé ? »

- J'ai vraiment envie d'avoir une famille équilibrée, le choix du roi.
- Je veux connaître le bonheur d'avoir une petite fille après mon petit garçon.
- Mon aîné me réclame une petite sœur pour la protéger.
- Mon aînée me réclame une petite sœur pour jouer avec.
- Dans ma famille, c'est une tradition d'avoir un petit garçon en premier.
- Mon conjoint rêve d'avoir son « mini-lui » pour aller jouer au foot.
- Je veux ma petite princesse pour l'habiller et la coiffer comme moi, elle sera ma projection.
- Je veux un garçon en premier. Il sera le grand mec, le protecteur de tous ses frères et sœurs qui viendront par la suite.
- J'ai deux filles et un garçon, et toute la famille rêve d'un deuxième gars qui viendrait équilibrer notre foyer.
- Je me lance car toute la famille est derrière moi et me soutient.
- Je ne peux avoir qu'un seul enfant, c'est important pour moi que ce soit une fille.
- Je ne peux avoir qu'un seul enfant, c'est important pour mon mari que ce soit un garçon.
- Je n'ai pas peur de ce choix par une méthode naturelle. Je ne prends pas de risque, ça marche ou ça ne marche pas. Mais ma santé est préservée.
- J'ai vu que des milliers de femmes se sont déjà lancées depuis des décennies. Pourquoi pas moi ?

- Pour des raisons religieuses, il me faut un enfant de chaque sexe afin que ma famille soit considérée comme accomplie.
- Un garçon en premier. C'est lui qui portera le nom de son père, il reprendra l'affaire familiale.
- Je me lance parce que ça ne peut pas faire de mal. Le programme diététique est équilibré. Je vais manger sainement, ça ne peut qu'être bon pour moi et mon futur fœtus.
- J'ai un peu de mal à bien cerner le fonctionnement de mon corps, notamment de mon cycle. Être accompagnée va m'aider à mieux me connaître et mieux tomber enceinte.
- Ce principe de coaching personnalisé me va. C'est comme avec mon prof de sport, ça va me permettre de suivre les choses sérieusement et avoir le résultat espéré.
- C'est vraiment un choix de famille, mon mari, mes enfants, nous avons tous ce désir d'un nouveau petit garçon parmi nous.
- Je ne connaissais pas la méthode avant. Je ne savais pas que c'était possible. Maintenant que je le sais, le bonheur d'avoir une petite fille s'est matérialisé dans mon esprit.
- Je n'aurais jamais fait une FIV pour ça, mais une méthode naturelle alors oui !
- Ma grand-mère a eu mon oncle avec ce genre de méthode. Et elle tenait ça de sa mère à elle. Ça a toujours existé en fait comme principe. Sauf que là, c'est une version moderne !
- J'atteins l'âge limite pour concevoir un enfant, je souhaite vraiment que ce soit une fille donc je me lance et j'assume de le faire. C'est ma dernière chance d'en avoir une.
- J'espère que la méthode marchera pour moi, mes deux petits garçons espèrent tellement une petite sœur.
- Ma sœur a suivi la méthode et a réussi à avoir son fils. Ça m'a rassurée et je me lance à mon tour.
- Il n'y a que des filles dans ma famille, besoin d'un coup de pouce pour avoir un petit mec, sinon mon mari va devenir dingue.

Nous avons eu aussi quelques raisons qui nous énormément touchés. Car ce choix est parfois lié à des traumatismes de vie. Et, à titre personnel, ces témoignages m'ont fait prendre conscience de la responsabilité de vouloir partager cette méthode. Et me donnent encore plus d'énergie pour l'améliorer et la personnaliser sans cesse.

- J'ai perdu mon bébé il y a peu, c'était un garçon et je souhaite plus que tout avoir de nouveau un garçon.
- Ma grande sœur nous a quittés dans un accident. Avoir une petite fille, ce serait un peu comme si elle renaissait à mes côtés.
- J'ai eu une relation conflictuelle avec ma maman, je ne veux pas la reproduire et je préfère avoir un fils.
- J'ai d'énormes problèmes de relation avec mon fils. Il est dur, je n'arrive pas à le gérer malgré tous mes efforts et les efforts de mon compagnon. Du coup, j'ai très peur d'avoir un deuxième garçon.

Il existe mille et une façons d'être des parents comblés, vous allez très certainement trouver la vôtre. Elle n'appartiendra qu'à vous et vous en serez fière. Loin des jugements hâtifs de ceux qui pensent que le bonheur n'a qu'un format possible.

LES INFOS EN + SUR VOUS, SUR NOUS, SUR NOTRE ÉVOLUTION

Parce qu'il est toujours bon de savoir où l'on se situe dans son époque, voici quelques infos qui permettront de mieux comprendre notre société. *Sans oublier ce qui est à mes yeux la règle essentielle de la vie : on n'est pas obligés de faire comme tout le monde pour être heureux.*

▶ *La population française s'est accrue de façon exponentielle ces cinquante dernières années.* Le nombre d'habitants est ainsi passé de 50 à 65 millions entre 1970 et 2018. La population mondiale a, quant à elle, atteint le chiffre ébouriffant de 7,5 milliards d'habitants en 2017. Nul

→

ne doute qu'avec votre contribution, elle se rapproche des 11 milliards à la fin du XXIe siècle !

◗ *Notre espérance de vie connaît une ascension significative.* En un demi-siècle, elle est ainsi passée depuis les années 1970, de 71,5 ans à 82,5 ans. Une bonne nouvelle pour la longévité humaine, car si l'espoir fait vivre, nous vivrons visiblement très longtemps !

◗ En dépit des nombreux facteurs faisant inlassablement reculer l'âge de la grossesse, *le nombre de naissances par femme reste invariable depuis 50 ans,* une moyenne stable à environ deux petits Français par habitante de l'Hexagone. Eh bien, il va falloir vous y mettre mesdames !

◗ Contraception, allongement de la durée des études, légalisation de l'IVG et autre accomplissement social et personnel, *l'émancipation de la femme a fortement contribué au report de l'âge de la maternité ces trois dernières décennies.* Avec ou sans excuse, l'âge moyen pour devenir maman est ainsi passé de 24 ans à 30 ans ! Il pourrait prochainement atteindre l'âge de 32 ans, comme c'est déjà le cas en Espagne.

◗ *Les évolutions sociétales ont engendré une augmentation de la proportion de naissances hors mariage,* qui s'est vue multipliée par dix en à peine 60 ans ! Sur 745 000 enfants nés en France en 2016, 435 000 sont issus de parents non mariés, soit près de 60 %. Mais dans les deux cas, le nombre de nuits blanches reste inchangé !

◗ *Depuis 2006, la loi française offre les mêmes droits aux enfants, qu'ils soient nés de couples mariés, ou hors mariage.* Autrefois considérés comme « illégitimes », ces derniers descendants ne bénéficient pas de la filiation automatique, tel que c'est le cas pour les enfants des couples mariés.

◗ Dans ce monde qui bouge et évolue sans cesse, les divorces et familles recomposées entrent progressivement dans l'équation. Dans les années à venir, ces nouvelles mœurs auront très certainement une influence significative sur les taux de natalité, *les recompositions familiales modifiant considérablement le format de la fratrie.*

◗ *Le PACS séduit de plus en plus d'amoureux.* Devant initialement offrir aux couples homosexuels les mêmes droits que ceux dont bénéficient les couples mariés, il attire surtout les couples hétérosexuels boudant le mariage. De là à imaginer qu'un jour le PACS puisse le remplacer...

- Pour l'heure, l'ouverture du mariage aux couples homosexuels ne modifie pas franchement les tendances. Pour autant, en additionnant PACS et mariages, il apparaît que cela est de bon augure, *puisque le nombre de nouvelles unions poursuit inlassablement sa croissance,* et c'est tant mieux. L'amour poursuit son œuvre !
- Si en France, *le taux de naissances semble stabilisé à une moyenne de deux enfants par femme,* il existe toutefois une tendance au ralentissement. Les chiffres baissent imperceptiblement, de l'ordre de quelques centièmes chaque année. On compte sur vous pour redresser la barre !
- Tandis que l'on observe en France une diminution sensible du *taux de fécondité des femmes* jusqu'à l'âge de 36 ans, que l'on se rassure : *celui des femmes de 37 ans est quant à lui en légère augmentation.* Et compte tenu de l'allongement de l'âge de la première grossesse, on s'en réjouit, pas vous ?
- *Environ 90 % des parents saisissent l'opportunité de connaître le sexe de leur futur bébé* à l'occasion de l'échographie du 5e mois de grossesse, afin d'optimiser l'accueil d'un petit garçon, ou au contraire, d'une petite fille.
- *Durant la période anténatale, la conscience parentale du sexe du bébé est omniprésente.* Mais au-delà d'optimiser l'accueil du nouveau-né, de l'humaniser et de le personnifier, connaître son sexe permet surtout aux futurs parents de « se préparer eux-mêmes », voire d'incarner véritablement le rôle de papa ou de maman.
- *Dès lors que les heureux futurs parents découvrent le sexe de bébé, ils enclenchent un processus de séparation des sexes* qui durera tout au long de la grossesse, notamment dans l'organisation de son arrivée : prénoms, vêtements, équipements, aménagements, etc. Mais fille ou garçon, le boulot pour les parents est le même !
- Dans notre imaginaire collectif, le garçon doit apprendre la guerre, la conquête, la science, le sport ou encore le pouvoir, tandis que la fille s'occupe à se pomponner, à cuisiner, à devenir une fée du logis hors pair, et une mère nourricière d'exception, il va de soi ! Dès la plus tendre

→

enfance, de l'entourage le plus proche aux équipements disponibles sur le marché, *tout incite à l'assignation au rôle que doit jouer chaque sexe, dans la famille et au sein de la société.*

▶ *Même lorsqu'ils affichent une préférence pour l'un ou l'autre sexe, la bonne santé de l'enfant à venir est la priorité absolue de tous les parents.* Aussi, lorsqu'ils découvrent à l'échographie du 5e mois, que le sexe du fœtus ne correspond pas à leur désir premier, ils retrouvent rapidement l'enthousiasme en « s'ajustant au genre ». De toutes les façons, ils seront, à l'instar de tous les parents, en extase devant la petite merveille... zizi ou pas !

▶ *Des études révèlent que lorsqu'ils n'obtiennent pas le genre désiré à l'issue d'une ou deux première(s) grossesse(s),* les parents ont tendance à vouloir faire un autre enfant, tandis qu'ils sont moins enclins à agrandir la fratrie une fois leur rêve concrétisé.

▶ *En temps de guerre, le nombre de petits garçons augmente significativement.* C'est ce que révèle une étude surprenante menée sur les naissances intervenues durant les deux guerres du XXe siècle. Deux facteurs entrent en jeu. Les chercheurs mettent en cause la fréquence accrue des ébats durant les courtes périodes de retrouvailles, permettant aux spermatozoïdes Y (les plus rapides) d'atteindre l'ovocyte avant les spermatozoïdes X. Mais aussi l'alimentation beaucoup plus restrictive en période de guerre (moins de produits frais et plus d'aliments qui favorisent la conception de garçons). À la guerre comme à la guerre !

▶ *À l'heure où d'aucuns prônent l'égalité des sexes, qu'en est-il profondément ?* Si l'apparence physique, les gènes, hormones et autres codes sociaux permettent de distinguer un homme d'une femme, eh bien il va falloir se faire une raison, même nos organes sont genrés, jusqu'au plus profond de nos cellules !

▶ Ayant tout pour enflammer la féministe qui sommeille en vous, une récente étude révèle que *le contexte social du couple ne serait pas étranger au choix des parents, quant au sexe de l'enfant.* Il semblerait en effet que le désir d'avoir une petite fille soit proportionnel au niveau de culture général et au nombre d'années d'études au sein du couple.

- *La nouvelle génération de parents semble plus encline à désirer une fille.* Sans offrir d'explication officielle à cette tendance, les experts supposent qu'il s'agit d'une volonté plus ou moins consciente de redonner au sexe féminin, trop longtemps décrié et dominé, une place estimable au sein de la société. L'avenir nous dira si l'évolution démographique aura servi, ou non, la cause féminine.
- *La relation fusionnelle et complice des mères avec leurs filles est un phénomène extraordinaire qui fascine les chercheurs intrigués et dépourvus de réponse scientifique à cette réalité.* Ils se contentent pour l'heure d'émettre l'hypothèse que la propension féminine à la nostalgie, permettrait aux mères de vivre une forme de réminiscence à travers leur fille.

Et l'éthique dans tout ça ?

LA QUESTION QUE TOUT LE MONDE SE POSE

Les problèmes d'éthique ou de moral se comprennent très bien.

Il y a les questions religieuses aussi. Et puis nous sommes dans une société d'images. Sans cesse jugés à coups de « oui ça se fait » ou de « non ça ne se fait pas ». Il faut dire aussi que l'on a une fâcheuse tendance à nous exposer partout, à notre époque du numérique omniprésent. Du coup, il ne faut pas être étonné d'être soumis aux regards des autres.

Mais ce ne sont pas les autres qui sont concernés par vos désirs et ce ne sont pas eux qui les combleront. Surtout encore une fois lorsque ce désir est naturel et a toujours existé.

Qui n'a pas une grand-mère ou une arrière-grand-tante qui disait : « *Si tu veux avoir un garçon, mange ceci ou cela* » ? Comme vous pouvez l'imaginer, j'en discute avec beaucoup de monde, comme n'importe quelle personne ayant un projet qui lui tient à cœur et qui ne peut s'empêcher d'en parler. Cela me permet aussi (et surtout) d'avoir l'avis des gens sur le principe et sur la méthode en elle-même. Et j'ai été très surprise de voir le nombre de personnes qui la connaissaient. « *Mon petit frère a été conçu comme ça, c'est ma grand-mère qui a donné des conseils à ma mère.* » « *Oui, dans mon pays (la Chine) le principe est très connu, vous auriez du succès là-bas !* » « *Ah oui, bien sûr, manger sucré pour les filles et salé pour les garçons, ça marche vraiment ?* ». Ou encore les déjà pros de la chose : « *Mais je consulte déjà pour ça, mon gynécologue me suit pour avoir un garçon. Mais c'est un peu contraignant, je vais plutôt faire votre méthode.* »

Et je vous rassure : les personnes qui connaissent la méthode, et qui en ont une bonne image, sont loin d'être d'horribles partisans de l'eugénisme et de la manipulation génétique.

Oui, c'est comme ça que certains jugent une méthode naturelle aidant à choisir le sexe de son bébé : comme une chose dangereuse et immorale. Je ne résiste pas à l'envie de vous proposer un (petit) aperçu de quelques réactions négatives.

- *« C'est de l'eugénisme, ce que vous faites est illégal. »*
- *« Et pourquoi ne pas choisir aussi la couleur des yeux ou la taille ? »*
- *« C'est dangereux pour l'humanité, imaginez si tout le monde choisissait d'avoir un garçon ? »*
- *« C'est du pipeau, ça n'existe pas votre truc, ce n'est pas possible. »*

Ou celle-ci que j'ai particulièrement aimée (je la résume) :

- *« Ce n'est pas rendre service aux futures filles qui vont être conçues grâce à vous, dans ce monde déséquilibré qui donne le beau rôle et le pouvoir aux hommes. »*

Les réponses à toutes ses remarques sont dans le livre que vous tenez entre vos mains.

Je tiens à préciser deux choses :

- Nous comprenons toutes les remarques, toutes les opinions et nous les respectons. Surtout celles qui sont basées sur des réalités et non pas sur du fantasme ou de l'interprétation.
- Nous n'avons pas eu autant de réactions négatives que cela finalement. Parce que c'est toujours pareil, les gens qui sont « contre » le disent haut et fort. Mais les gens qui sont « pour » ne le disent qu'en message privé. Sans oublier les merveilleux témoignages de notre communauté, dont vous trouverez quelques exemples plus loin.

C'est le manque de connaissance sur la question qui entraîne ce genre de réactions. La question du choix du sexe de son bébé pose problème à certains qui peuvent penser que c'est contre-nature. Ou que c'est la porte ouverte à n'importe quoi.

La première image qui vient à l'esprit des gens est la FIV ou la PMA. C'est-à-dire une manipulation de gènes par un médecin qui force la nature à lui obéir. Comme je l'ai dit précédemment, je soutiens toutes les femmes obligées pour des raisons médicales (ou autres) de passer par la PMA. Mais je n'aime pas trop l'idée, moi non plus, que cette pratique soit utilisée pour choisir le sexe de son bébé.

Pour en revenir à notre méthode et aux gens qui la critiquent ou crient au problème d'éthique, nous savons par expérience que les choses nouvelles bloquent souvent certaines personnes. Je ne vais pas revenir sur la contraception, l'IVG ou d'autres avancées qui ont permis aux femmes de disposer enfin de leur corps. Mais chaque évolution liée au corps de la femme braque dans un premier temps. Jusqu'à ce que tout le monde (du moins la majorité) trouve cela finalement normal.

Petite remarque complémentaire : les critiques sur la méthode *MyBuBelly* proviennent toujours de femmes qui ne sont pas concernées par ce désir ou cette souffrance puisqu'elles ont déjà eu des enfants des deux sexes. Ne pas comprendre une souffrance pour ne pas l'avoir vécue n'aide pas à ouvrir ses chakras. On préfère penser que ça n'existe pas.

Pour revenir à du positif, j'ai adoré cette remarque de Carmen Kervella, fondatrice de l'application d'entraide entre mamans PopMoms qui, lors d'un salon où nous étions toutes deux présentes, disait à une personne sceptique :

« MyBuBelly ne cherche pas à améliorer la "race humaine" mais à accompagner le désir de maternité de jeunes parents en les aidant à préparer le terrain pour concrétiser leur rêve d'avoir un garçon après une fille, ou encore une fille après un garçon. Ce n'est pas de l'eugénisme que d'orienter la nature en douceur, en prodiguant aux mamans de l'accompagnement, de l'écoute, une alimentation saine, de l'expertise médicale et du partage émotionnel ! »

Merci à elle d'avoir aussi bien résumé la philosophie de *MyBuBelly* qui, tout en douceur et tout naturellement, fait coopérer le corps, le cœur et l'esprit !

L'AVIS DES SAGES

J'ai toujours vécu avec l'idée que toutes les opinions étaient à prendre au sérieux, qu'elles comptaient, qu'elles se valaient. Sauf bien sûr celles basées sur la haine de l'autre.

Je vous épargne le discours de « personne ne détient la vérité », qui me semble tellement évident. Mais je tenais à avoir le point de vue de plusieurs personnes, différentes l'une de l'autre, pour me conforter, m'améliorer ou me remettre en question.

Lorsque j'ai suivi la méthode pour avoir mon fils, je n'avais vraiment pas l'impression de faire quelque chose de mal. Malgré l'aspect très traditionnel de mon éducation, et encore plus de l'éducation de mon mari. Puis lorsque j'ai partagé la méthode avec mes proches, ni elles ni moi ne nous posions la question de l'éthique. La chose nous paraissait tellement naturelle.

Puis est venue la modélisation du concept. La création de *MyBuBelly*, la formation de l'équipe de spécialistes autour de moi. Et surtout cette possibilité de partager la méthode avec un grand nombre de femmes. Comme je l'ai dit, c'est une responsabilité, je veux bien faire.

La méthode étant 100 % naturelle, et étant parfaitement entourée par des médecins, je n'avais pas de crainte pour la santé des femmes qui allaient suivre la méthode. Mais lorsque vous recevez quelques messages négatifs, ou articles de blogs virulents, ou encore quelques commentaires vous accusant des pires intentions du monde, vous avez envie de vous rassurer. Et surtout de rassurer les autres, celles qui vous font confiance. Même si, une fois de plus, la plupart des mauvaises critiques viennent de la méconnaissance, de la confusion, d'une mauvaise interprétation de ce que nous faisons.

Mais j'ai voulu tout de même me renseigner auprès de celles et ceux pour lesquels l'éthique fait partie du quotidien, de par leur profession, leurs activités dans ce domaine, leur autorité en la matière. C'est là qu'il a fallu bien séparer les choses. Nous nous focalisons ici uniquement sur la perception de ces personnalités à propos d'une méthode naturelle qui aide à choisir le sexe de son bébé. Un avis d'experts en question d'éthique.

Axel Kahn

« *Je suis médecin généticien, directeur de recherche à l'Inserm, ancien directeur de l'Institut Cochin et ancien président de l'Université Paris-Descartes. J'ai été également membre du comité national d'éthique (CCNE).*

Je rejette évidemment toute manipulation génétique ou sélection d'embryons pour choisir le sexe de son bébé. Mais lorsqu'il s'agit d'une méthode naturelle, pourquoi ne pas essayer ?

Cependant, il faut être vigilant dans ce domaine. Car même si la demande est équilibrée dans les pays occidentaux, il est à craindre que ce ne soit pas le cas sur d'autres continents qui privilégient depuis toujours le désir d'avoir un garçon.

> Mis à part cela, le désir des couples d'avoir une fille ou un garçon, désir vieux comme l'humanité, ne me pose aucun problème lorsque c'est assouvi par des méthodes naturelles.

Hervé Chneiweiss

« *Je suis médecin neurologue à l'hôpital de la Pitié-Salpêtrière. Je suis président du comité d'éthique de l'Inserm depuis 2013 et membre du comité consultatif national d'éthique (CCNE) pour les sciences de la vie et de la santé, depuis 2013 également. Je suis aussi directeur de recherche du laboratoire Neurosciences à l'Institut de biologie Paris-Seine. Et rédacteur en chef de la revue scientifique Médecine/sciences.*

La question de principe est évidemment d'interdire toute discrimination contre les filles comme c'est malheureusement encore le cas dans certains états d'Inde ou pays asiatiques. Mais dans le cas de l'équilibre des familles (comme en Israël à partir de 4 enfants déjà nés et du même sexe) ce n'est pas pareil. C'est un désir d'un enfant de plus.

> On s'interroge donc sur le bien-être de la famille. Et même sur le bien-être de l'enfant à venir qui sera encore plus aimé s'il participe à cet équilibre familial. Donc ce n'est plus le domaine de la discrimination mais le domaine d'une

meilleure santé mentale de la famille qui est en question.
Et donc c'est un débat à envisager.

Je pense d'ailleurs qu'il serait très intéressant d'approfondir les études sur ce désir d'enfants, de choix de sexe de bébé. D'où vient ce désir ? Par quel déséquilibre est-il passé ? Comment grandit l'enfant désiré, ses relations avec la fratrie. Plus nous répondrons à ce genre de questions, plus nous aurons des retours d'expériences, et plus nous aurons un avis circonstancié sur ce sujet.

J'espère en tout cas que votre accompagnement préconceptionnel permettra aux parents de résoudre ces questions afin de vivre pleinement le bonheur d'être parent, quel que soit le sexe de l'enfant.

Nelly Achour-Frydman

“ *Je suis biologiste de la reproduction, responsable du laboratoire de fécondation in vitro à l'hôpital Antoine Béclère et professeure à la Faculté de Médecine du Kremlin-Bicêtre. Je suis également responsable du Cecos, le Centre de conservation du sperme et des gamètes.*

J'ai démarré mon internat lorsque la première loi sur la bioéthique a été votée, le 29 juillet 1994. Cette loi définit notamment les conditions d'accès à la PMA, pour un couple constitué d'un homme et d'une femme vivants en âge de procréer. Les finalités de la PMA sont strictes : répondre à une infertilité médicalement prouvée ou éviter la transmission d'une maladie génétique d'une particulière gravité. Mais la loi évolue régulièrement. Elle a été révisée en 2004, puis en 2011. Et elle est en cours de révision actuellement*.

* NDLA : nous sommes en mars 2018.

J'ai donc compris dès le début de mon internat que j'entrais dans un domaine qui allait être très réglementé. Et que les choses n'allaient pas forcément évoluer rapidement. Le décret de publication de la loi de 1994 n'a été publié qu'en 1999 concernant le DPI (diagnostic génétique préimplantatoire), car il y avait beaucoup de gens qui étaient contre et parlaient d'eugénisme. Alors que l'objectif était vraiment d'éviter des naissances de bébés porteurs de maladies graves. Et même aujourd'hui, cette loi gêne encore certaines personnes.

Notre métier est d'aider les couples infertiles à concevoir. Mais lorsqu'une infertilité est médicalement diagnostiquée, le besoin de ce couple d'être accompagné, entouré, est tel que nous avons du mal à le faire comme il faut. Par manque de moyens et surtout de temps. Nous disposons de toutes les compétences pour cela, la psychologie par exemple. Mais impossible de prendre le temps de bien faire dans notre système actuel. Et c'est pire si la PMA ne marche pas, après plusieurs tentatives. Nous n'avons pas les moyens de bien accompagner la gestion de l'échec.

Une meilleure éthique au niveau de la préconception serait dans un premier temps de mettre en place un système d'accompagnement efficace pour les couples qui veulent concevoir. Ceux pour lesquels des problèmes de fertilité n'ont pas encore été diagnostiqués. Car on sait faire plein de choses pour suivre une femme enceinte. Mais pour celle qui veut le devenir, il n'existe rien. Alors que souvent une femme ne connaît pas son fonctionnement, son cycle, son ovulation. Elle est très mal informée. Notamment sur la baisse de la fertilité avec l'âge. Une femme de 38 ou 40 ans aujourd'hui ne se sent pas vieillir. Elle est encore jeune, fait jeune, a une vie de plus en plus active. Mais malheureusement sa fertilité baisse et elle ne le sait pas. Lorsqu'elle se décide à concevoir, c'est une mauvaise surprise à laquelle elle n'a pas été préparée. Il faut faire un effort important d'information et d'accompagnement.

Le rythme de vie de notre époque n'aide pas. Les couples font des enfants de plus en plus tard mais en plus ils ont une sexualité très faible. Ils n'ont que très peu de rapports sexuels. Difficile dans ces conditions d'être fertile. Et puis il y a aussi les fausses idées à enlever, du style faire le poirier après les rapports. Vraiment, je trouve qu'une méthode accompagnant les couples en période de préconception serait quelque chose d'important de nos jours.

L'éthique en médecine est très encadrée mais évolue aussi en fonction de la société, des cas qui se présentent et des questions qui se posent. Pour la PMA, par exemple, il y a encore des questions sur l'évolution des conditions d'accès. Pour le moment, ce n'est autorisé que pour les couples hétérosexuels. Est-ce que la révision en cours va faire évoluer les choses ? Idem, je parlais de la fertilité qui baisse avec l'âge. Est-ce que nous allons autoriser les femmes à congeler leurs ovocytes pour leur laisser plus de temps pour faire des enfants. Même question sur l'évolution de l'âge limite pour avoir accès à la PMA ? Aujourd'hui c'est 43 ans pour une femme et pas de limite d'âge pour un homme. Mais l'Agence de Biomédecine a établi une recommandation pour fixer l'âge limite pour un homme à 60 ans. Car qu'en est-il du droit de l'enfant dans ce cas-là ?

La question prioritaire est là, le droit et l'intérêt de l'enfant à naître. L'activité est essentiellement encadrée pour cela. Mais il faut encore une fois s'adapter. Par exemple, en juillet 2011, on a levé l'obligation pour les couples de faire vie commune. C'est bien, cela nous évite de faire la police pour vérifier si le couple vit réellement ensemble.

Toutes ces réglementations sont évidemment très importantes. Personnellement, j'y attache un grand intérêt, c'est pourquoi je participe à plusieurs comités.

- Je suis membre d'un comité d'éthique de protection des personnes (CPP). Il s'agit de commissions qui jugent de l'aspect éthique des essais cliniques. Si le patient ne prend pas trop de risques.
- Je fais partie du groupe de travail sur la révision de la loi de bioéthique pour le Conseil d'État.
- Je participe à plusieurs groupes de travail au sein de l'agence de la biomédecine. Une agence sanitaire qui s'assure de la bonne mise en place de la PMA sur notre territoire. Qu'elle respecte tous les aspects réglementaires de la loi. L'agence tient aussi le registre national de l'activité, fait une évaluation des centres, autorise les protocoles sur embryons, donne les autorisations et les agréments...

Pour en venir au sujet du choix du sexe de son bébé

Dans mon activité, je suis surtout confrontée aux problèmes d'infertilité. Donc aux couples souhaitant avoir un enfant. Mais il arrive très souvent que des couples ayant déjà eu 2 enfants du même sexe, et souhaitant faire une nouvelle tentative, expriment le désir d'avoir un enfant du sexe opposé. Même si dans ce cas le tri d'embryons par diagnostic de sexe chromosomique est interdit et moralement inacceptable.

C'est un souhait que je comprends parfaitement, dans un souci d'équilibre et d'harmonie des familles. Et dans certains cas plus dramatiques aussi, comme la perte d'un enfant qui entraîne une souffrance et une volonté que le prochain ne soit pas du même sexe. Bien sûr, il est hors de question de pratiquer le choix du sexe du bébé par la PMA. Mais en cas de méthode naturelle, là, oui. Je comprends parfaitement qu'après avoir eu 3 enfants du même sexe, l'on désire ensuite avoir un enfant du sexe opposé. Si cela contribue au bien-être des parents.

Mais c'est surtout pour le bien-être de l'enfant à venir. Car il est compliqué pour un enfant qui vient au monde de ne pas correspondre à l'enfant désiré par ses parents. Il n'est jamais bon pour un enfant de naître en étant la représentation d'un échec. Il y a un impact sur l'enfant qui naît sans avoir « le bon sexe ».

Les choses peuvent aller loin d'ailleurs. Des parents déçus sont capables d'assigner l'autre sexe à l'enfant, l'encourager à être une fille alors que c'est garçon. Semer un doute chez l'enfant dans son identité. Le plus souvent sans s'en rendre compte. Pour schématiser, cela revient à emmener sa fille voir des matchs de foot, à l'inscrire au rugby ou à l'habiller comme un garçon. Ce genre de cas existe.

L'enfant veut que ses parents le regardent avec fierté, il va donc tout faire pour correspondre à l'image qu'ils attendent de lui.

> En résumé, vu que l'on parle d'une méthode naturelle, étant donné que la demande est équilibrée entre filles et garçons, en prenant compte aussi du risque que peut subir l'enfant à ne pas naître selon les espoirs de ses parents, alors oui, je trouve qu'une méthode comme celle de *MyBuBelly* est une bonne chose. Tout tient sur l'équilibre.

FOCUS SUR LES RELIGIONS : ELLES SONT TOUTES D'ACCORD ENTRE ELLES

Je me suis ensuite lancée à la recherche d'opinions des personnes qui étaient, selon moi, les plus concernées par la question d'éthique. Celles qui dans notre société font référence en termes de morale, que l'on soit croyant ou pas : les personnalités religieuses.

La réponse a été claire : il n'y a pas là 100 % de chances de réussite, ce n'est pas un déterminisme génétique. C'est un déterminisme uniquement en fonction du type d'alimentation et de la date des rapports. C'est donc un choix ancestral qui ne présente aucun problème d'éthique.
Les représentants religieux ont même été surpris que nous venions les voir pour leur demander si une méthode naturelle aidant à choisir le sexe de son bébé était éthique ? Personne ne voyait le problème. Tiens, si nous avions trouvé le point commun entre toutes les religions ?

Ce fut une surprise. Une belle surprise mais une surprise tout de même. Je me suis même posé cette question : « *Pourquoi les religions sont-elles d'accord à ce point sur le principe et sans aucune hésitation ?* » Voici la réponse venue de mes différents échanges avec les responsables religieux : l'envie d'avoir un bébé de tel ou tel sexe est un sujet qui touche au corps, à la vie, à l'esprit. Donc à tout ce que Dieu nous a mis entre les mains pour exister.

Pour les croyants, la nature c'est Dieu. Et aider la nature dans une méthode complètement naturelle, c'est aider Dieu à ce qu'il nous apporte du bonheur et de l'harmonie dans notre famille.

Précision importante : nous ne sommes pas là pour faire du prosélytisme. Le point de vue des religieux n'est pas un appel à le devenir. Mais à se rendre compte que dans les cultures ancestrales, les questions liées à la fertilité, au couple, à l'équilibre dans la famille et au sexe du bébé existent depuis toujours.

Autre chose, nous avons eu la chance de parler avec de grands responsables religieux. Mais je sais qu'au sein d'une même religion il existe plusieurs courants, plusieurs pratiques et plusieurs croyances. Nous les respectons évidemment tous.

Lève-toi et procrée !

> Les religieux ont une légitimité par rapport à l'éthique. D'ailleurs de nombreux responsables religieux, dont ceux qui nous ont fait l'honneur de témoigner pour nous, ont participé au Comité consultatif national d'éthique.

Car un religieux est dans le constat, pas le jugement. Il dispose d'une hauteur d'esprit qui lui permet d'accueillir toutes les confessions en les comprenant. Et en y trouvant des solutions qui respectent ce que l'on ressent comme le bien, la morale.

De plus, nous avons eu la chance de parler avec des représentants religieux qui ont tous eu un passé médical ou lié à la science et à la médecine. Aller à leur rencontre a été passionnant, voir passionnel. Tous maîtrisaient parfaitement le sujet, y compris au niveau médical. Je me suis rendue d'ailleurs à des conférences sur la bioéthique dans la religion. Conférences qui, au-delà du sujet qui nous préoccupe, m'ont montré à quel point les religions vivaient dans leur époque. Se posant les bonnes questions et y répondant très justement à chaque fois. Sur la fertilité, le don d'organes, la transplantation, l'assistance médicale, les « enfants-médicaments ». Et, bien sûr, actualité oblige, la PMA, la FIV, la place du donneur, la GPA (la question de la mère porteuse est un sujet de réflexion profond au niveau des religions aussi).

Les responsables religieux ont aussi des notions de psychologie, ils ressentent les besoins de leurs fidèles. Et tous ont confirmé que le suivi psychologique en période de préconception était indispensable. Ils suivent eux-mêmes de nombreux couples dans le chemin parfois sinueux de la conception, ils sont aptes à répondre à leurs questions. Car même si chaque démarche est une décision personnelle, ou prise en couple, il y a chez les croyants cette volonté de demander l'aide de Dieu par l'intermédiaire de leur représentant religieux.

Pour les religions, tout moyen naturel d'arriver au bonheur du couple est bon. Même si évidemment elles fixent certaines règles. D'ailleurs même si les responsables religieux ont été unanimes sur l'envie de choisir le sexe de son bébé, il existe entre eux quelques différences sur certains sujets. Comme la place du donneur en cas de FIV par exemple.

Il y a de quoi écrire un livre entier sur le thème « religion et bioéthique » tant le sujet est passionnant. On y parlerait de liberté, d'échapper à ses frustrations, d'épanouissement au quotidien mais avec des limites. On évoquerait ses choix dont il ne faut pas avoir honte et du regard des autres. De la nature et de cette puissance incroyable que Dieu nous a confiée en pouvant donner la vie, en ayant la possibilité de reproduire cette étincelle divine, avec l'humilité que cela entraîne.

On y écrirait des pages et des pages sur le respect, la famille, les traditions et la modernité. Sur la transmission et le coaching aussi. La façon dont les femmes accompagnent et guident toutes les actions de leur mari. Oui, de quoi écrire un livre vous disais-je !

LES TÉMOIGNAGES DES RESPONSABLES RELIGIEUX

Monseigneur Denis Jachiet

“*Je suis évêque auxiliaire du Diocèses de Paris. Je suis l'un des collaborateurs directs de l'Archevêque de Paris, chargé à l'aider de veiller sur le Diocèse de Paris, l'Église catholique à Paris.*

L'Église catholique attache beaucoup d'importance à l'accompagnement des couples, à la fois dans la préparation au mariage, mais aussi dans la suite, pour les aider à fonder une famille, à pouvoir accueillir la vie, dans toutes les situations. Même lorsque cela tarde à venir. Il est très important de pouvoir aider les couples à ce moment essentiel qui est de recevoir la vie qui vient de Dieu.

Il est vrai que parmi les couples que l'on accompagne, on se rend compte qu'il y a une grande diversité de situations. Que tout le monde ne se trouve pas dans la même disponibilité ou dans la même situation par rapport à l'accueil de la vie. Il arrive que la vie vienne rapidement et qu'une famille se constitue. Et d'autres fois, cela tarde à venir. Parfois même ils sont confrontés au drame de la stérilité. Tout cela demande vraiment un accompagnement pour aider chacun à trouver son chemin de fécondité.

Et pour cela, des couples nous demandent d'être aidés. Je me souviens de couples qui ont d'abord cherché de façon très assidue à accueillir la vie. Puis au bout d'un moment, ils ont fini par comprendre que ce n'était pas le moment et là, ils se sont consacrés à des œuvres dans lesquelles ils ont eu une attitude qui a porté beaucoup de fruits. Pour certains d'entre eux, ils ont pu avoir des enfants par la suite. Nous aidons les couples à découvrir que le don de la vie se donne de multiples manières et que tout amour authentique est réellement fécond.

L'Église catholique ne donne pas de modèle de famille. Toutes les familles sont des lieux dans lesquels la vie de Dieu se manifeste en Jésus-Christ. On dit traditionnellement que chaque foyer est une petite église, qui vit de la vie de Dieu.

> J'ai en effet entendu des couples ayant eu plusieurs enfants du même sexe et désirant un enfant de l'autre sexe, ce sont des choses que l'on entend. Il est vrai que c'est une attente tout à fait légitime, mais qui ne peut se réaliser qu'à travers des méthodes naturelles. En revanche, elle ne peut pas donner lieu à tout ce qui est FIV, choix du sexe de l'embryon

à travers des méthodes qui ne respectent pas l'union entre la conception et le don de la vie.
Mais si vous me parlez d'une méthode qui consiste à accompagner des couples dans la recherche d'avoir un enfant d'un sexe déterminé à travers des méthodes naturelles comme le régime alimentaire ou l'observation, je n'y vois aucun inconvénient, aucune objection. Ces méthodes respectent vraiment la vérité de la vie du couple et si elles peuvent l'aider à atteindre un certain bonheur, cela ne me pose pas de difficulté.

Lorsque l'on accompagne des parents qui sont dans l'attente d'un enfant, qui sont confrontés à un problème de stérilité, temporaire ou durable, ou dans l'attente spécialement d'un enfant d'un sexe souhaité, c'est quelquefois des sujets délicats voire douloureux. On ne les aborde pas facilement avec sa famille et ses amis parce que ça remue trop de choses. D'où l'importance de pouvoir avoir des conversations intimes avec un conseiller spirituel, que ce soit un prêtre ou un laïc. Qui puisse d'abord bien écouter ce que vit le couple et ensuite l'aider à traverser cette phase délicate.

En rencontrant les couples je me rends compte du besoin qu'ils ont d'être aidés, d'être accompagnés. On apporte souvent un grand effort pour les aider à se préparer au mariage et on les laisse un peu livrés à eux-mêmes pour la suite. Il me semble très important de les accompagner aussi après le mariage. Pourquoi ? Pas simplement pour les aider au moment d'une grave crise ou à ne pas prendre de mauvaises décisions. Mais simplement pour les accompagner positivement dans leur vie de foyer et dans leur vie chrétienne.

Le grand Rabbin de Paris, Michel Gugenheim

“*Je suis aujourd'hui grand Rabbin de Paris. J'ai été précédemment pendant vingt ans directeur de l'école rabbinique de France.*

Et puisque l'on parle d'éthique, j'ajouterais qu'il fut une période où j'ai été membre du Comité Consultatif National d'Éthique, le CCNE, pour représenter la voix du judaïsme sur les problèmes d'éthique liés à la vie et à la santé.

Ce Comité est saisi, soit par l'État soit par des particuliers. Soit il s'auto-saisit sur tous les grands sujets de bioéthique que vous connaissez, lorsqu'ils sont appelés à évoluer. À ce moment-là, on demande son avis au Comité (qui n'a qu'un rôle consultatif). Puis intervient ensuite un comité des Sages qui représente de manière très large la population française à tous les niveaux : au niveau des chercheurs, au niveau des médecins, au niveau des biologistes, au niveau des religions également.

Il y avait toutes sortes de sujets passionnants. Par exemple le « bébé-médicament » : est-ce que l'on peut utiliser un bébé-médicament ? N'est-ce pas faire injure à l'humanité que de prendre un enfant et de l'utiliser ainsi. Même si, en réalité, on parle soit d'un embryon soit d'un enfant sur lequel on prélèverait des cellules pour venir en aide à l'un de ses frères. Nous avons beaucoup travaillé sur des problématiques de ce genre.

En tant que grand Rabbin de Paris, je suis président du tribunal rabbinique. Et qui dit tribunal rabbinique dit à la fois, droit, éthique et morale. Donc, je pense être assez bien placé pour pouvoir dire quel est le point de vue du judaïsme sur ce type de problématique.

Avant de parler du choix du sexe du bébé, je vais vous parler d'abord de la conception en général. De la position du judaïsme par rapport à la stérilité. Avoir des enfants, pour le judaïsme, n'est pas simplement une très grande bénédiction, il s'agit aussi un acte religieux. Ce que l'on appelle une *mitsva* (une bonne action). Le premier ordre qui avait été donné à l'humanité lorsque Dieu créa l'homme et la femme a été : « *Ayez des fruits et multipliez-vous.* »

Donc, aujourd'hui, quand un couple donne naissance à un garçon ou à une fille, il accomplit un acte de piété qui est considéré dans la hiérarchie des 613 commandements comme l'un des plus importants.

> Mais pour accomplir entièrement la *mitsva* de procréation, il faut un garçon et une fille. Ce qui veut dire que même si un couple arrive à mettre au monde dix garçons ou dix filles, il n'est pas encore quitte de son devoir, tant qu'il n'a pas eu les deux sexes. Du coup, la problématique du choix du sexe a encore plus d'importance qu'il pourrait en avoir hors du cadre religieux.

Je précise que chez les juifs la procréation est un travail d'équipe. Il y a le papa, il y a la maman et il y a le Bon Dieu. Qui donne la vie ? Qui donne l'âme ? Pour l'âme, il n'y a que Dieu qui puisse le faire. Donc, il faut toujours se tourner vers le principal associé et c'est de Lui que tout dépendra. C'est pourquoi dans la tradition, demander à Dieu était la manière que l'on avait d'orienter le choix du sexe de son bébé.

> Revenons-en à notre époque. Sur la question du choix du sexe du bébé, les religieux contemporains ont tranché : il n'y a pas d'inconvénient à vouloir choisir le sexe de son bébé si c'est pour équilibrer sa famille.

Par exemple, si l'on n'a que des garçons et pas encore de fille, on peut suivre une méthode qui aide à avoir une fille. Dans le cas du premier enfant, on peut aussi choisir. De toute façon, au final, l'objectif est d'avoir un enfant de chaque sexe. Donc on peut commencer en choisissant. Dans la mesure où la technique est purement naturelle, elle est autorisée par la loi. Voire recommandée, puisque, par elle, on aura accompli la *mitsva*.

> En résumé : par un moyen simple, naturel, c'est-à-dire la diététique, le régime alimentaire, on va arriver à orienter le choix du sexe. Sachant qu'en définitive, c'est quand même le Bon Dieu qui décidera, rien ne peut s'opposer à cela. Il faut féliciter *MyBuBelly* d'avoir eu cette initiative qui permettra à des couples ayant des difficultés de procréation de mettre au monde des enfants. Et en plus de mettre au monde des enfants de chaque sexe, ce qui leur permettra d'accomplir la *mitsva*.

Dalil Boubaker, Recteur de la Grande Mosquée de Paris

« *J'ai exercé de nombreuses années à l'hôpital et dans mon cabinet jusqu'en 1994. Puis j'ai été nommé Recteur de l'Institut musulman de la Mosquée de Paris. C'est un institut dédié à l'islam et à la communauté musulmane en France. Nous pratiquons souvent le dialogue interreligieux. Ce qui nous ouvre à des questions qui se sont posées à toutes les religions depuis un certain temps. Et nous essayons de donner le point de vue qui est celui de la théologie musulmane dans différentes questions, notamment bioéthiques.*

Avant l'islam, il y avait de très mauvaises pratiques tribales qui étaient cruelles envers les petites filles et favorisaient la naissance des garçons. C'était des pratiques tribales détestables, mais les religions et en particulier l'islam les ont strictement interdites.

Les religions sont arrivées et ont régulé la vie des familles, les éloignant fort heureusement de certaines coutumes. Ce qui a permis par exemple de donner un rôle très important à la fille et non plus seulement au garçon. Des règles basées sur la préservation de la vie ont été instaurées. C'est d'ailleurs un principe fondamental de la bioéthique musulmane : il faut tout faire pour préserver la vie, ou garder les nouveau-nés en vie.

Nous savons que dans la religion, c'est Dieu qui donne la vie et qui donne la mort.

Par ailleurs, les traditions voulaient que le sexe de l'enfant soit la question numéro 1 lors d'une grossesse. Chaque famille voulait savoir si le bébé à venir était un garçon ou une fille.

> Dieu ne serait donc pas opposé à ce qu'un couple se dise : « J'ai envie d'un petit garçon, j'ai envie d'une petite fille, pour telle ou telle raison. Donc, je vais consommer plus de ceci, je vais manger moins de cela ». Il n'y a pas de loi contre cela. Non, parce que c'est une manière naturelle.

Que la mère choisisse telle ou telle alimentation, c'est sa liberté totale, c'est sa volonté. Elle ne va pas transgresser une règle ou une loi ou même un interdit alimentaire. Je me suis posé cette question : « *Est-ce qu'il y a des aliments interdits dans l'islam parce qu'ils sont riches en calcium ou parce qu'ils contiennent du sel ou du potassium ?* » Évidemment non. Tous ces éléments sont nécessaires pour accéder à la grossesse et sont autorisés. Et il est important aussi que la femme soit bien suivie lors de cette période.

En résumé, ces principes ne sont pas interdits dans l'Islam :
- que des femmes soient alimentées davantage avec certaines substances (calcium, magnésium...) ;
- que certains aliments favorisent la différenciation sexuelle de l'enfant ; c'est le principe et il n'est pas interdit dans la religion ;
- que l'on cible de manière intelligente la période de la fécondation, sachant que c'est à ce moment-là que l'on peut apporter

un élément de plus entre les mains de la mère pour orienter le sexe de l'enfant.

Nous savons que certains sels minéraux peuvent influencer la conception d'un bébé fille ou d'un bébé garçon. Si la femme suit une méthode basée sur ce principe, avec tout un complexe de vitamines, de sels minéraux, d'aliments, de protéines, elle peut effectivement favoriser la venue d'un garçon ou d'une fille.

> Et cela dans l'absolue liberté de la femme et l'absolue rigueur religieuse. Dans le respect des règles. Dans la mesure où il n'y a ni interdit, ni recommandations dérogatoires.

L'envie de choisir est quelque chose de naturel. Si une personne n'a que des filles, à un moment, elle peut dire : « *Mon Dieu, permettez-moi d'avoir un garçon.* » Parce qu'il faut un équilibre dans la famille.

Chez les musulmans, comme partout, il y a les traditions et les volontés personnelles. Il y a des pères qui souhaitent un garçon, tout comme il existe des familles qui souhaitent une fille. Personnellement, mon premier enfant a été une fille. Alors que ma tradition favorise surtout le garçon en tant que premier enfant. Mais la joie que j'ai eue d'avoir une fille a été si extraordinaire. Il faut être un père pour comprendre la joie que l'on a d'avoir une fille. C'est le bonheur complet ! Il existe une tradition qui veut que la fille soit toujours près de vous, à l'inverse du garçon. J'ai aussi eu un garçon. J'ai le choix du roi, qui m'a apporté beaucoup de bonheur. Et le bonheur d'avoir un garçon est différent de celui d'avoir une fille.

C'est un moment que l'on ne peut jamais oublier dans la vie. Quand vous attendez à la dernière seconde pour savoir le sexe du bébé, le jour de la naissance. Et que l'on vient vous annoncer que c'est une fille ! L'amour de sa fille, pour un père, c'est si important.

C'est difficile d'imaginer l'amour que l'on peut avoir pour ce petit être plein d'affection. Il existe quelque chose qui est tellement inattendu et en même temps qui vous attache terriblement à votre fille. Quand on va vieillir, on compte sur sa fille. Elle est la meilleure compagne de son papa toute sa vie. J'ai vu nombre de femmes avec ce dévouement naturel envers leur papa, qui dépasse tout intérêt. Elles sont là. La présence de sa fille est d'une très grande importance pour tout homme qui a cette chance.

Le fils est plus proche de sa mère selon moi. Elle en est folle. Quant au père, il voit en son fils son prolongement et celui qu'il va mettre sur la bonne voie. Et qui va lui attirer aussi énormément de problèmes.

Voici enfin un extrait d'une conférence que j'avais donnée à la Grande Mosquée de Paris, sur la bioéthique médicale et l'Islam.

> Toutefois il n'y a aucun mal, lorsque l'homme désire avoir un enfant, garçon ou fille, puisque le Noble Coran a fait allusion à la supplique adressée à Allah par quelques-uns des compagnons du Prophète, à implorer Allah de le gratifier d'un enfant de sexe masculin.
> À la lumière de cela, voici ce qui a été décrété :
> Premièrement : Il est licite de procéder à la sélection du sexe de l'embryon, par les moyens naturels, tel que le régime alimentaire, la lotion chimique ou la conception en un moment bien précis, qui coïncide avec le moment de l'ovulation. Car ce sont des procédés tolérés, qui ne renferment aucun mal.
> Deuxièmement : Aucune intervention d'ordre médical pour sélectionner le sexe de l'embryon, n'est permise,

sauf en cas de nécessité thérapeutique concernant les maladies héréditaires, qui affectent les hommes uniquement ou les femmes uniquement. Dans ce cas, une intervention médicale est possible tant qu'elle respecte les conditions prescrites par la charia à ce sujet. Toutefois on n'accède à l'opération que par un ordre délivré par commission médicale spécialisée, formée au moins de trois médecins loyaux. Signé collégialement, le rapport rendu par cette commission doit affirmer que l'état de la malade exige une intervention chirurgicale, pour sauver le fœtus de la maladie héréditaire supposée. On soumettra ensuite ce rapport au corps compétent de la fatwa, pour prendre la décision convenable.

Luc Olekhnovitch, Pasteur de l'Union des Églises Évangéliques Libres

“Je suis pasteur de l'Union des Églises Évangéliques Libres depuis 25 ans, membre de la commission Éthique et Société de la Fédération protestante de France.

Ma femme et moi avons perdu un enfant mort-né, ce qui nous a rendus sensibles au deuil périnatal. Nous n'avons finalement pas pu avoir d'enfant, bien que nous ne soyons stériles ni l'un ni l'autre. Ce qui nous a amenés à faire le deuil d'enfant et à accueillir d'autres fécondités dans notre vie personnelle et de couple.

J'ai beaucoup travaillé sur les questions éthiques posées par le début et la fin de vie. J'ai écrit de nombreux articles sur ces sujets. Et même dirigé un ouvrage collectif « *Vivre en chrétien aujourd'hui, repères éthiques pour tous* », paru en 2016 (édité par la Maison de la Bible). Je participe aussi à plusieurs commissions d'éthique dont une que je préside : la commission protestante évangélique.

Avec mon épouse, nous avons souvent l'occasion d'accompagner des couples, des familles, dans les différents moments de la vie. Moments ordinaires ou joyeux comme des naissances. Ou aussi plus douloureux comme les deuils, difficultés diverses...

Il est normal pour un couple de vouloir concevoir un enfant, mais quelle est sa conception de l'enfant ? Attention à ce que l'enfant ne soit pas un remède pour couple en difficulté par exemple. Ou ne pas confondre l'enfant idéal avec l'enfant réel aussi. La foi aide beaucoup à considérer que l'enfant n'est pas un dû mais un don de Dieu. Ce qui ne veut pas dire qu'elle exclut l'intervention de la médecine (planning familial dont des protestants furent pionniers en France, assistance à la procréation, soins de l'enfant...). Même avec la PMA, une naissance est toujours un miracle. On attend un enfant mais ce qu'il est et ce qu'il devient est toujours inattendu !

La foi protestante aide aussi à dépasser les sentiments de culpabilité ou d'infériorité qui peuvent assaillir un couple qui a du mal à concevoir.

Aujourd'hui on fait trop souvent reposer la famille sur l'enfant. Mais c'est lui imposer une charge bien trop lourde, qu'il n'a pas à porter. L'enfant doit pouvoir au contraire s'appuyer sur une base solide, sur un couple fortement enraciné prêt à affronter ensemble les tempêtes de la vie. Face aux difficultés à concevoir, le couple doit travailler sur lui-même, sur sa relation, sur ce qu'il souhaite construire. Ensuite, il peut faire appel à une réponse technique.

Existe-t-il un schéma de famille idéale ? Il y a surtout dans la Bible beaucoup d'histoires de familles épouvantables ! Jésus lui-même a été très critique sur une pesanteur familiale qui empêche l'individu de suivre son propre chemin. En même temps il met en scène dans l'Évangile une magnifique réconciliation entre un père et son fils. La parabole du fils prodigue qu'on devrait plutôt appeler la parabole du père miséricordieux.

Dieu est un Dieu qui pardonne, le pardon est l'une des clés de la vie de couple et de la vie de famille. C'est justement parce qu'il n'y a pas de famille idéale que le pardon est nécessaire.

S'il n'y a pas de famille idéale dans la Bible, elle donne quand même des repères qui créent des conditions meilleures que d'autres pour affronter la vie. Une alliance conjugale forte : « *Ils seront une seule chair* », « *Que l'homme ne sépare pas ce que Dieu a uni* ». Un respect des parents : « *Honore ton père et ta mère.* » Et des enfants : « *Pères, n'irritez pas vos enfants* », dira l'apôtre Paul dans une époque pourtant patriarcale où le pater familias romain avait droit de vie et de mort sur ses enfants !

> Que devrais-je penser alors de la possibilité de choisir le sexe de son enfant grâce à une méthode naturelle basée sur l'alimentation ? Je dirais : pourquoi pas ? « *C'est pour la liberté que le Christ vous a affranchis* » dit Paul. Tout ce qui n'est pas contraire au commandement d'amour du prochain est permis. Il est évident que cette méthode n'a rien à voir avec une pratique eugéniste, qui élimine les petites filles, par exemple.

UNE AVENTURE COLLECTIVE FORMIDABLE : LES SPÉCIALISTES *MYBUBELLY*

C'est l'histoire d'une bande de passionnés se retrouvant un jour à participer à une aventure qui regroupe toutes les spécialités qui font la vie : la diététique, la gynécologie, la sexualité, la psychologie, l'endocrinologie, la naturopathie et la pédiatrie. Et même l'échographie.

Oui, tout ce beau monde m'a accordé toute sa confiance dans l'objectif de partager du bonheur et de l'harmonie avec le plus grand nombre de familles.

Ce furent des échanges constructifs, passionnants. Je vous les livre tels que je les ai vécus, sur le ton de la conversation. Leurs expériences et leur savoir-faire ont tellement été enrichissants que je tenais à vous les exposer ainsi. Exactement comme si vous les aviez en face de vous.

Voici leur témoignage et leurs conseils.

Raphaël Gruman, nutritionniste

« J'exerce depuis 10 ans et je consulte à Paris et en Normandie. J'accompagne aussi bien les hommes que les femmes dans leur recherche de perte de poids ou d'optimisation de leur santé. Mais également les enfants ou les adolescents.

Ma collaboration avec MyBuBelly

MyBuBelly est un projet qui m'a été proposé par Sandra Ifrah et qui m'a tout de suite séduit. Dès l'origine du projet elle m'a proposé de l'accompagner dans la création de menus spécifiques dans le but de concevoir un petit garçon ou une petite fille. J'avais déjà entendu parler de cette méthode, mais c'était pour moi une démarche nouvelle que celle de créer ce type de menus. Ce fut passionnant de développer ce concept innovant d'alimentation qui optimise les chances de choisir le sexe de son enfant.

Comment ça marche ? En choisissant un certain type d'aliments, nous allons augmenter le pH (celui que l'on mesure avec l'urine). Grâce à cette hausse du pH, nous allons permettre aux spermatozoïdes mâles d'accéder plus

facilement à l'ovule (*voir la deuxième partie, p. 205*).
Et, à l'inverse, en choisissant un autre type d'aliment, nous allons acidifier le pH. Ce qui favorisera les spermatozoïdes femelles dans la course vers l'ovule.

Nous sommes partis des études traitant de cette question et avons sélectionné certains types d'aliments qui augmentaient le pH, d'autres qui le réduisaient. En fonction de ces listes d'aliments, nous avons élaboré des recettes soit très simples pour une préparation rapide, soit un peu plus élaborées pour des repas plus conviviaux.

Nous avons également travaillé sur la fertilité. La fertilité est déterminée par certains types d'aliments qui vont augmenter les chances de tomber enceinte. Nous avons donc sélectionné dans nos recettes des aliments qui boostaient la fertilité : les antioxydants, qui vont lutter contre les radicaux libres, les substances polluantes que l'on retrouve dans l'organisme et qui sont apportées par la pollution, la consommation de tabac ou d'alcool et qui vont diminuer les chances de fertilité. En consommant les aliments qui contiennent des antioxydants, on va lutter contre ces radicaux libres et donc augmenter les chances de concevoir un enfant.

Le programme diététique dure 2 mois ½ minimum. Avant ce délai, on ne va pas avoir une augmentation, une diminution ou une stabilisation du pH suffisante pour vraiment augmenter ses chances. Le programme peut être renouvelé trois mois supplémentaires, jusqu'à tomber enceinte.
Cette méthode se suit évidemment avant la conception. Après la conception, il n'est plus nécessaire de suivre le programme puisque le sexe du bébé est déjà déterminé. Nous allons faire en sorte de donner toutes les chances pour que ce soit un spermatozoïde mâle ou un spermatozoïde femelle qui entre le premier dans l'ovule.

Comment suivre le programme au quotidien ?

Nous avons élaboré des menus journaliers avec un petit-déjeuner, un déjeuner, une collation, un dîner et plusieurs exemples de recettes. En suivant la méthode vous allez être guidée et accompagnée tout au long du programme et bénéficier de différentes astuces, des consignes les plus importantes et de recettes. Si vous souhaitez aller plus loin, vous pourrez passer par l'application, pour être coachée d'une façon plus personnalisée.

Le programme diététique a été conçu de la façon la plus détaillée possible. L'idée est que chaque femme puisse s'y retrouver et s'adapter en fonction de ses goûts, de son rythme de vie, de ses croyances culturelles ou religieuses. C'est donc un programme alimentaire accessible à toutes les femmes.

Mais avant de vous lancer dans un programme alimentaire spécifique, il faut bien vous assurer au préalable de ne pas avoir de problèmes de santé : hypertension artérielle, alimentation spécifique en fonction d'une pathologie... Si ces causes sont écartées, il n'y a aucun problème pour suivre un programme de variation du pH dans le but de concevoir un bébé du sexe désiré.

Concernant le principe même de la méthode, j'ai été très attentif aux différents retours que nous avons pu avoir, comme ceux liés à l'éthique. Les problèmes d'éthique et de morale s'entendent très bien. Mais dans notre cas, il n'y a pas d'influence directe et il n'y a pas 100 % de chances de choisir. Ce n'est pas un déterminisme génétique comme on pourrait le faire, c'est un déterminisme en fonction du type d'alimentation. Il faut savoir qu'on l'a toujours pratiqué à travers les âges. Il a toujours existé des techniques disant : « *Il faut consommer tel type d'aliments* » ou « *Il faut avoir tel type de conduite d'hygiène de vie pour avoir une fille ou un garçon* ». Ce déterminisme existe depuis la nuit des temps, nous l'avons juste professionnalisé. C'est davantage scientifique comme méthode.

On ne peut pas parler de problème d'éthique dans ce cadre d'alimentation spécifique combiné au suivi du cycle.

D'ailleurs moi-même, je suivrais la méthode... ou c'est plutôt ma femme qui la suivrait. Oui, je conseillerai à ma femme de suivre la méthode pour notre deuxième enfant. Parce que j'aimerais effectivement avoir un petit garçon et une petite fille.

> Non seulement je ne vois pas de problème d'éthique à cette méthode, mais je trouve même *MyBuBelly* assez emblématique de notre époque.

Mon travail, mes méthodes

L'ultra-connexion, les smartphones qui nous accompagnent partout (même aux toilettes) sont de formidables outils pour relayer les informations et se sentir épaulé à tout moment. Mais encore faut-il avoir les bonnes informations et le bon accompagnement. C'est un peu le principe de ce que nous avons développé et le principe que je me suis toujours fixé dans mon cabinet.

> Savoir coacher une patiente est devenu indispensable. Je pense que chacun a sa méthode pour cela. Il est nécessaire de vivre avec son temps.

Beaucoup de patients se sont d'abord documentés sur le Web avant de venir me consulter en cabinet. Les patients sont maintenant très informés sur leurs questions de santé et c'est à nous, thérapeutes, de nous tenir informés régulièrement en pratiquant une formation continue. Les connaissances médicales et nutritionnelles avancent très vite et cela fait partie de notre activité de nous adapter aux connaissances actuelles.

Il faut également rester vigilant par rapport à ce que l'on peut trouver sur le Web. Je pense notamment à des régimes totalement farfelus suivis par des stars américaines et qui peuvent être dangereux pour la santé. Là aussi, c'est à nous, thérapeutes, de faire de la pédagogie, d'expliquer aux patientes ce qui est bon pour elles, en les orientant éventuellement vers un autre programme.

Outre cet aspect sociétal, accompagner une patiente dans un régime, ou encore plus dans une méthode comme *MyBuBelly*, nécessite certaines qualités. L'empathie est pour moi la principale des qualités d'un bon thérapeute. Il faut être en mesure de se mettre à la place de la patiente et de comprendre ses ressentis. Sera-t-elle capable de mettre en place le protocole prescrit ? Est-ce compatible avec sa vie actuelle ? Les objectifs fixés sont-ils les bons ? Autant de questions indispensables à se poser pour que le programme soit bien appliqué. Le coaching est plus qu'important lorsque l'on demande à une patiente de modifier ses habitudes alimentaires et ses habitudes de vie.

Une relation de confiance doit s'établir entre la patiente et le thérapeute afin qu'il n'y ait pas de non-dits. La fréquence du suivi, qu'il soit physique ou à distance, doit être adapté mais soutenu pour conseiller au mieux la patiente sur son protocole. L'optimisme et les encouragements sont de rigueur pour la motiver. Je n'adhère pas à la mode du « Boot Camp », dans laquelle on crie sur ses patients comme le ferait un soldat sur ses troupes. Je suis en revanche dans l'encouragement perpétuel. Je mets systématiquement en avant ce qui a été bien fait et trouve des solutions pour ce qui ne l'a pas encore été. C'est de cette façon que l'on atteint ses objectifs avec moi.

> Je m'adapte systématiquement à mes patientes.
> La personnalisation du programme est primordiale
> pour faciliter son observance. Les traditions religieuses

sont notamment importantes à prendre en considération pour faciliter le choix des aliments. De même que les traditions familiales. Le repas de famille du dimanche midi pour certaines ou du samedi soir pour d'autres.

Je constate aussi que les conjoints sont très impliqués, aussi bien dans la méthode *MyBuBelly* que dans les programmes que je prescris en cabinet. Ils accompagnent souvent leur femme aux consultations afin de mieux comprendre la méthode et les choix alimentaires à suivre pour respecter les protocoles. Pour *MyBuBelly*, nous voyons souvent des futurs papas faire les courses en achetant uniquement les produits autorisés et ensuite préparer les repas.

Il est important que les conjoints s'impliquent pleinement dans la démarche pour accompagner leur femme, les soutenir et les motiver lorsque cela se révèle nécessaire. À deux c'est toujours plus facile !

De nos jours, se lancer dans un programme diététique, c'est une façon de prendre à bras-le-corps ses envies, ses besoins, ses objectifs.

De nos jours il existe un besoin de se démarquer des autres. De trouver SA solution.

C'est pour moi une forme de liberté de pouvoir adopter le régime ou le programme de son choix. Pour avoir le bébé de ses rêves par exemple. La forme de suivi est également choisie dans une optique de liberté : rendez-vous physique en cabinet, consultation à distance par téléphone ou Internet, ou encore les méthodes totalement guidées comme *MyBuBelly*. À travers tous ces choix la patiente ressent un besoin de liberté et d'indépendance.

Indépendance oui, mais besoin d'être accompagnée en même temps. En règle générale, l'accompagnement « rassure » mes patientes. Se sentir accompagnée, guidée tout au long du programme permet de ne pas se sentir seule, de pouvoir poser toutes les questions à un professionnel de santé sans craindre d'être jugée.

Être bien accompagnée évite aussi les erreurs. On trouve maintenant tellement d'informations sur Internet, mais plus ou moins fiables d'un point de vue médical. Il est important de pouvoir s'adresser à un professionnel de santé qui validera telle ou telle information.

Il est nécessaire que ces nouvelles méthodes soient sûres, établies par des professionnels de santé et soient surtout bien expliquées.

> C'est l'ensemble de ces critères, de ces constats, de ces besoins liés à notre mode de vie moderne, que nous avons pris en compte dans l'élaboration de la méthode *MyBuBelly*.

Gwen Rassemusse, cofondatrice de l'agence culinaire S'cuiz in

Mon travail, mes méthodes

« *Avec mon associé, nous avons fondé S'cuiz in, une agence de création culinaire. Nous y pratiquons toute sorte d'activités autour du culinaire : créations de recettes, photos, vidéos animations. Que des activités gourmandes !*

Je suis également auteure de cuisine. J'ai l'habitude d'aborder des thématiques variées. Je viens de finir des projets sur la cuisine détox, sur des techniques de fumaison et de salaison et des associations de saveurs simplissimes. Ma méthode de travail est bien rodée. Je commence par des recherches puis par des tests en cuisine afin de bien comprendre les aliments, leurs saveurs, leurs réactions et interactions.

Je suis aussi docteur en mathématiques et cela me sert dans ma manière d'appréhender la cuisine de façon cartésienne et esthétique. La cuisine, ce sont des réactions chimiques objectives, des goûts subjectifs, du feeling et de la passion.

L'une des satisfactions dans mon travail est d'arriver à faire le lien entre le bon, au sens gourmand et sain, l'utile et le beau. Que ce soit pour la dégustation, la photo ou la vidéo, le but est de créer de jolis plats savoureux, bons pour la santé et le moral. C'est une alchimie interne. Un peu comme la fameuse phrase : « *Ce qui se conçoit bien (bon), s'énonce clairement (beau).* » En tout cas, j'espère toujours donner envie par le visuel et confirmer par le goût. Et les plats dont les produits et les goûts me parlent le plus, sont bien souvent ceux que je mets en scène le plus vite et le mieux car ils sont « inspirants » !

L'aventure MyBuBelly

L'aventure *MyBuBelly* a commencé par un coup de fil, un samedi soir à 20 heures. Et là, quelqu'un de super-sympa se présente en me disant : « *Je ne peux pas en parler, mais j'ai un super-projet...* » Un coup de cœur ! Et tout a commencé...

J'avais entendu parler de régimes permettant de choisir le sexe de son bébé, et de gynécologues reconnus comme aidant dans ce choix par des conseils en alimentation. Je connais d'ailleurs des femmes ayant eu recours à ces gynécologues et dont les régimes ont abouti. Et j'avoue que, curieuse et mère uniquement de garçons, j'avais creusé le sujet avant de connaître Sandra et son projet.

Sur quoi repose la méthode MyBuBelly et pourquoi est-elle efficace ?

Les naissances dans les milieux aquatiques ont révélé être plus riches en filles ou en garçons selon leur teneur en certains ions et minéraux. Les études montrent que ce sont les sels minéraux comme le calcium, magnésium, potassium et sodium qui entrent en jeu.

Et les méthodes historiques pour choisir le sexe de son enfant, basées sur des rapports entre les teneurs en ces 4 minéraux, se révèlent concluantes pour plus de 80 % des femmes qui les ont suivies.

À partir de là, j'ai commencé par établir un tableau listant de nombreux aliments. Et pour chaque aliment, j'ai considéré ses taux en calcium, en magnésium, en sodium et en potassium. Puis le rapport de charges et le rapport de masses entre l'association calcium et magnésium et l'association sodium et potassium, ainsi que le type de famille auquel il appartient (légumes, viande, fruits...). Grâce à lui, il est possible de dire si un aliment serait plutôt destiné à une femme qui veut une petite fille ou un petit garçon.

Outre le fait d'augmenter les chances d'avoir un garçon ou une fille, la méthode favorise aussi la fertilité !

Par exemple, nous préconisons des framboises dans le régime fille. Parce que c'est bon pour avoir une fille, mais aussi parce que les framboises sont des fruits antioxydants, donc bons pour stimuler la fertilité. De même que nous recommandons l'avocat pour concevoir un garçon car il est bon pour obtenir un garçon, mais aussi parce qu'il est riche en oméga 3, donc bon pour la fertilité.

J'ai donc ajouté une colonne « booster de fertilité » à mon tableau. Et quand je crée des recettes pour le régime *MyBuBelly* je puise au maximum dans les meilleurs aliments « spécial filles » ou « spécial garçon », en sélectionnant en priorité ceux qui sont bons pour la fertilité.

Pour moi la méthode MyBuBelly se distingue des anciens régimes car elle est moderne et interactive

J'ai poussé mes recherches dans mon tableau, en y ajoutant d'autres valeurs « tendance » permettant de mieux apprécier l'effet des aliments : IG (indice glycémique), indice PRAL (mesure du caractère acidifiant ou alcalinisant d'un aliment).

Et nous avons convenu de ne pas rester sur la classification trop restrictive « aliments autorisés/aliments interdits ». Nous avons souhaité y ajouter la catégorie des « aliments à modérer ». Le régime doit rester simple, pas trop sectaire et source de plaisir pour les femmes qui le suivent. Rien de pire que la répression pour avoir envie de sortir du cadre et de mettre en péril toutes les premières actions positives !

> La méthode *MyBuBelly* a donc 3 catégories d'aliments – « autorisés », « à modérer », « interdits » – voire 4 si l'on considère la notion de booster de fertilité.

Pour simplifier le régime et être en phase avec les attentes de toutes les femmes, nous avons tenu compte de leur mode de vie, aussi varié soit-il. Le challenge a été de créer des recettes savoureuses à partir des éléments les plus favorables aux régimes et pro-fertilité, sans se déconnecter du quotidien.

Et pour les femmes qui n'ont pas le temps de cuisiner, qui ne peuvent pas (sorties chez des amis ou au restaurant...) ou qui n'aiment pas ça, nous avons établi des recettes qui sont presque des conseils : tel aliment seul ou tels aliments à assembler d'une façon simple. Bref, un guide pratique pour réussir à suivre facilement le régime en toute occasion.

La méthode est d'ailleurs globe-trotter : les femmes peuvent toujours avoir dans leur poche les informations sur ce qui leur est conseillé ou déconseillé.

Enfin, en discutant régulièrement avec l'équipe qui est en contact avec les abonnées, je suis au fait de leurs demandes et de leurs envies. Je travaille aussi en étroite collaboration avec Raphaël Gruman, qui veille à l'équilibre, à l'intérêt nutritionnel mais aussi à l'impact social des repas.

Nous avons donc fait évoluer les menus initiaux. Nous avons conçu des astuces de collation pour celles qui ont faim, des astuces de remplacement d'éléments pour celles qui souhaitent maigrir ou n'aiment pas un aliment. Nous avons ajouté des plats très simples, comme des omelettes ou des pâtes, ou des recettes plus traditionnelles à partager en famille, ou des plats à la mode comme les Bouddha bowls, avec, à chaque fois, le petit plus *MyBuBelly*.

Il y a toujours une solution (ou presque) pour pouvoir l'adapter à chacune d'entre nous.

Il faut imaginer ce régime comme une balance entre consommation d'ingrédients favorables et interdits

Par exemple, nous préconisons une grande consommation de lait animal pour les femmes suivant le régime pour avoir une fille. Mais il est possible de contourner cette recommandation en buvant des eaux riches en calcium (trop souvent négligées) et en choisissant des ingrédients très riches en calcium. En outre, l'abus d'un aliment interdit peut être gommé par la consommation pertinente d'aliments particulièrement favorables (et de compléments alimentaires dédiés pour les abonnées à l'appli).

Je suis investie dans la méthode *MyBuBelly*. Dès que l'on me parle de projet pour avoir un enfant, je cite *MyBuBelly* et la possibilité d'être assistée et conseillée pour choisir le sexe si telle en est l'envie.

Quant à moi qui ai 4 garçons, je suis très tentée par le régime pour avoir une fille. Mais le papa, plus raisonnable, n'est pas tout à fait d'accord !

Véronique Bied Damon, gynécologue

Mon travail, mes méthodes

« *Je suis médecin gynécologue, endocrinologue et spécialisée en médecine de la reproduction en centre d'AMP (Assistance médicale à la procréation).*

Je m'intéresse principalement aux facteurs environnementaux et leur impact sur la santé et la fertilité. Tout ce qui est perturbateurs endocriniens, pollution, facteurs environnementaux aussi bien physiques que psychiques peut avoir des conséquences sur la fertilité mais aussi sur la descendance et les générations à venir (effet transgénérationnel). Les maladies de demain se « programment » dès notre vie fœtale.

Suivre une patiente dépasse l'aspect « technique » médical strict. Il y a aussi un aspect relationnel et la façon dont on présente les choses afin de rassurer le mieux possible, ceci est particulièrement important dans le cadre de l'infertilité. C'est primordial que la patiente se sente écoutée, en confiance et accepte la prise la prise en charge que je lui propose. Son adhésion est primordiale. Parfois la patiente arrive avec des idées reçues qu'elle a piochées sur Internet. Le praticien doit rester « maître » : nous ne sommes pas un magasin dans lequel on vient choisir son produit ou son traitement. Il faut que la patiente lâche prise et se sente guidée par un médecin à l'écoute et compétent lui inspirant confiance.

C'est la base de notre métier très standardisé que d'établir une prise en charge adaptée à chaque profil de patientes : certaines « perfectionnistes » veulent tout contrôler, tout savoir et d'autres préfèrent, au contraire, être totalement coachées. À nous de le percevoir afin de créer une relation de confiance adaptée. J'essaie d'être claire, expliquer les avantages et les inconvénients d'un choix de prise en charge et savoir les préparer à un éventuel échec sans les décourager, car en matière d'infertilité les résultats ne dépassent guère 30 % par cycle de traitement. Je gère donc une majorité d'échecs. À nous de les encourager, de rassurer et d'insister sur le fait que la persévérance est une source de succès en matière de prise en charge de l'infertilité. Je leur explique qu'à chaque fois elle renouvelle les chances de succès.

Certaines, devant l'échec, sont en colère contre elles-mêmes ou le médecin. Elles deviennent moins conciliantes, l'échange est plus tendu, le doute s'installe et l'aide d'un psychologue facilite la prise en charge. Elles cherchent désespérément des infos en parcourant le Web. Je les préviens du risque d'erreur d'interprétation, que beaucoup d'informations sont erronées et que chaque cas est spécifique. Tout ne marche pas pareil pour tout le monde, car il s'agit d'un contexte global du couple. Le médecin est là pour faire le tri et donner l'information juste en toute connaissance de cause. J'essaie de donner des réponses réalistes afin d'éviter cette dispersion d'informations et de proposer un consentement « éclairé » à leur prise en charge.

Le besoin le plus important est donc celui d'informer clairement en se rendant accessible par un langage compréhensible et d'expliquer le choix de telle ou telle démarche. Et il ne faut surtout pas forcer les gens. Leur accord est capital dans l'observance des traitements et un délai de réflexion de 1 mois est demandé par la loi de bioéthique avant toute prise en charge en AMP. C'est ensemble que nous pouvons avancer. Par exemple si une patiente ne veut pas de FIV, il ne faut évidemment pas la forcer mais lui faire comprendre que la FIV est pourtant la méthode qui lui donnerait le plus de chances de grossesse. À l'inverse si une patiente me dit « Je veux une FIV » alors qu'elle n'est pas indiquée, je lui explique qu'une autre solution est mieux adaptée à son cas et que c'est son intérêt de la suivre.

En résumé, pour qu'elles adhèrent à l'accompagnement que je leur propose, il y a trois mots-clés : information claire, empathie et donner confiance. Savoir écouter et parfois aller au-devant de questions qu'elles n'osent pas poser !

Mes patientes sont très demandeuses d'un coaching et elles ont souvent du mal à assumer elles-mêmes les traitements qui sont lourds. Elles culpabilisent de mal faire leur traitement ou de faire des erreurs : elles tiennent des tableaux, des registres où elles notent tout, avec parfois un certain stress. Elles se sentent parfois seules face à leur désarroi. C'est pour cela que je travaille, comme tous les centres AMP, dans une équipe multidisciplinaire avec une coordinatrice, des infirmières et des psychologues qui sont complémentaires dans la prise en charge. La coordinatrice est chargée de reprendre le traitement sous l'angle pratique et organiser le parcours entre les différents intervenants : clinicien, biologiste, anesthésiste et psychologue.

Le psychologue occupe une place très importante pour répondre à leurs interrogations sur le vécu de leur infertilité, les déculpabiliser et rechercher des blocages psychologiques qui créent ou renforcent l'infertilité. Par exemple, l'expérience du binôme gynéco-psy mis en place avec Valérie Grumelin permet de bien cerner la problématique du couple. Ainsi elles se sentent entourées, accompagnées, elles ne se sentent plus seules face à la complexité des traitements et l'énigme de leur infertilité.

Les patientes « connectées » se soutiennent entre elles, via les forums de discussion. Ces forums sont bien pour partager la même difficulté à tomber enceinte, mais d'un autre côté beaucoup d'informations sont inadaptées, voire fausses avec des conseils qui ne sont pas toujours validés par les médecins et peuvent conduire à de graves erreurs, en particulier sur les doses à injecter. Attention aux dérives et évitez toute comparaison ! Car, encore une fois, chaque cas est particulier...

Notre but est de responsabiliser les patientes au maximum, en leur réexpliquant que leur difficulté à concevoir est l'occasion pour elles d'apprendre à mieux connaître le fonctionnement de leur corps et qu'elles ne sont pas seules mais entourées par une équipe à leur écoute.

> C'est l'ensemble de ces principes, qui sont fidèles à ma façon de travailler, que j'ai retrouvés dans la méthode *MyBuBelly*.

Je leur conseille également de ne pas hésiter à se faire plaisir par des moments de détente propres à chacune : méditation, massage, yoga, acupuncture, ostéopathie et soins énergétiques...

J'ai failli oublier de parler des messieurs ! Une première consultation de fertilité se fait souvent en couple. Généralement l'homme fait son bilan et puis, hélas, sa présence se fait de plus en plus rare auprès de sa femme, ce qui est peu souhaitable. Surtout lorsque les attentions se focalisent sur Madame, pour parler des stimulations, inséminations, ou fécondation *in vitro*, nous voyons trop souvent les femmes seules en consultation. Monsieur ne venant que le jour J de l'insémination ou de la fécondation *in vitro*.

Certains hommes qui ont déjà eu des enfants d'une précédente union, refusent carrément le spermogramme. Parce qu'ils estiment que « tout marche bien » et qu'ils n'ont pas de problème, ce qui limite ou suspend la prise en charge. D'autres hommes ressentent une sorte de culpabilité au cas où le sperme serait défectueux et n'acceptent pas l'idée d'être « responsables ». Les hommes ont trop tendance à s'identifier à leurs spermatozoïdes. Or la virilité et la production de spermatozoïdes sont deux choses bien distinctes. Le réflexe du conjoint est alors de fuir et se réfugier dans le travail. Il est important de les rassurer et de proposer aussi un soutien si nécessaire. Mais, à l'inverse, j'ai vu des hommes extrêmement protecteurs qui devancent les attentes de leurs femmes en les accompagnant à chaque étape de la prise en charge et se montrent extrêmement compréhensifs et participatifs...

Évidemment, c'est mieux que le futur papa soit là. La femme a besoin de son conjoint, de son soutien et de son partage dans ces moments difficiles, en particulier pour les transferts d'embryon ou pour l'insémination. C'est lourd à porter pour des épaules 100 % féminines. C'est mieux de partager : un bébé c'est avant tout une histoire de couple et je vois à quel point la femme est plus détendue quand son conjoint l'accompagne.

Psychologiquement, les traitements sont moins bien vécus quand Monsieur est absent. La présence de l'homme rassure. C'est apprécié. C'est bénéfique pour la femme, et à long terme pour le couple. Alors Messieurs, un effort s'il vous plaît ! Votre femme compte sur vous !

Un petit mot sur ce moment durant lequel le papa doit aussi participer : la conception et le rapport sexuel médicalement programmé. Les hommes éprouvent souvent des difficultés à avoir des rapports sexuels programmés pile au moment de l'ovulation. Ou pour la période ciblée dans le but d'avoir une petite fille ou un petit garçon. Donc je conseille à Madame de ne pas dire à Monsieur qu'elle est dans sa période ovulatoire « au bon moment » et d'avoir tout simplement des rapports assez régulièrement afin de faire « comme d'habitude ».

J'en reviens à la méthode MyBuBelly et ma collaboration dans cette incroyable aventure

C'est vrai que l'on voit apparaître de plus en plus de demandes de fille ou de garçon au sein de nos consultations d'infertilité. Pour des questions religieuses parfois, ou de traditions familiales. Il y a des demandes qui sont diverses selon l'historique du couple. Après 2 ou 3 garçons il est légitime d'espérer une fille ! Sur le plan éthique, est-ce que nous pouvons juger ? Jusqu'où aller ? C'est surtout sur la méthode que nous pouvons donner un avis.

C'est difficile. Je dirais qu'en tant que médecin, notre position, c'est de répondre à une souffrance, à une demande. Lorsqu'une patiente demande une fille ou un garçon, c'est vécu pour certaines comme une vraie souffrance de ne pas avoir le sexe de l'enfant qu'on désire. En tant que médecin, j'essaye d'aider, de comprendre la motivation, d'orienter, de conseiller, mais aussi de relativiser et de dédramatiser. Un avis auprès d'un psychologue peut être proposé. J'insiste beaucoup sur le fonctionnement en binôme du gynécologue et du psychologue dans le domaine de la fertilité. Je leur dis que pour l'instant, il n'y a rien d'absolu (en dehors de l'AMP). Seul le recours aux méthodes « naturelles » est autorisé en France, comme celle de *MyBuBelly*. Nous, médecins, pouvons conseiller une patiente dans cette démarche pour éviter le recours à toutes les formules ou recettes extravagantes que l'on peut trouver sur Internet.

> Je constate souvent, lors des consultations, que lorsqu'une patiente a vraiment un désir profond d'avoir une fille ou un garçon, elle va sur Internet, elle cherche partout des recettes un petit peu miracles, elle fait son petit cocktail toute seule et, souvent, ce n'est pas très efficace, voire dangereux. L'intérêt de la méthode *MyBuBelly*, c'est qu'elle combine les deux seules notions reposant sur une logique scientifique : le régime alimentaire (pH) et le « timing » par rapport à l'ovulation. Et surtout, la patiente est coachée, elle ne se retrouve pas toute seule dans cette démarche. Elle est accompagnée et du coup, elle est moins stressée. L'avantage, c'est qu'elle est guidée, et évite donc de faire des erreurs lorsqu'elle est toute seule à piocher des informations à droite et à gauche.

J'ai toujours eu connaissance de ce type de régime dans les années 1980. Je connaissais celui que l'on donnait à l'hôpital Cochin à une certaine époque. Et je l'avais moi-même suivi, puisque j'étais issue d'une famille de filles (ma sœur n'a eu que des filles par exemple) et que je souhaitais un petit garçon. Et j'ai eu le premier garçon de la famille ! C'était vraiment un souhait important. J'ai trois enfants, une fille et deux garçons. J'étais donc à l'époque dans un service de gynécologie où je suis tombée sur ce régime. Je l'ai suivi, il n'était pas aussi bien que celui que vous préconisez dans votre méthode, plus complexe à suivre, mais ça a marché... Donc, je suis bien placée pour savoir que lorsque l'on peut booster ses chances pour avoir une fille ou un garçon, il faut le faire pour s'en rendre compte, on n'a rien à perdre d'essayer.

Dans mon quotidien de gynécologue, je dirais que dans le cas de l'infertilité la première demande, c'est d'avoir une grossesse, peu importe le sexe. Et c'est notre première mission. Mais il existe parfois des demandes de « *Je veux absolument une fille* » ou « *Je veux absolument un garçon* » de plus en plus fréquentes. Le cas extrême que j'ai eu, c'est une patiente qui est partie aux

États-Unis faire une fécondation *in vitro* avec le sexage de son embryon. Elle a même fait un emprunt pour pouvoir se payer cet embryon sexé. Et puis j'ai eu d'autres patientes qui venaient pour chercher des petits conseils. Avant la méthode *MyBuBelly*, on conseillait parfois des régimes dont on avait entendu parler en restant dans le flou. Maintenant, on a une méthode pratique, bien conçue et opérationnelle à proposer.

L'équipe *MyBuBelly* a vraiment bien optimisé les connaissances en ce domaine en les rendant accessibles grâce à un suivi extrêmement à l'écoute, personnalisé et une application bien conçue contenant tout ce qu'il faut pour le suivi (pour les abonnées).

J'ai constaté qu'il existait des tas de raisons qui poussaient des parents à vouloir choisir le sexe de leur enfant. J'ai été marquée particulièrement par certaines d'entre elles. J'ai eu des cas dans lesquels des femmes avaient perdu un enfant *in utero* et qui avaient besoin de concevoir de nouveau un enfant du même sexe. On appelle cela l'enfant réparateur.

C'est un suivi qui demande beaucoup de psychologie pour s'assurer que la demande est recevable et d'expliquer qu'il s'agit d'une optimisation des chances par la méthode *MyBuBelly*, mais que ce n'est pas du 100 %. L'avis d'un psy est souvent proposé. Il est important de s'assurer que la patiente est prête à démarrer une nouvelle grossesse et de pallier un potentiel échec, car rien n'est absolu...

Scientifiquement, parlant, pourquoi ça peut marcher ?

Les spermatozoïdes dans l'éjaculat sont dans un milieu alcalin (pH entre 7 et 8,5). Les spermatozoïdes sont porteurs soit du chromosome X soit du chromosome Y et ce sont eux qui détermineront le sexe du futur bébé s'associant au chromosome X de l'ovocyte pour donner soit XX (fille) soit XY (garçon).

Le principe de la méthode *MyBuBelly* s'appuie sur deux caractéristiques qui différencient les spermatozoïdes X et les spermatozoïdes Y : la vitesse (pour le Y) et la résistance (pour le X). Les spermatozoïdes Y sont les plus rapides mais aussi les plus fragiles (survie plus courte). Les spermatozoïdes X sont moins rapides mais plus résistants surtout en cas de baisse du pH (milieu acide). Ils survivent plus longtemps. Pour agir sur ces deux paramètres (vitesse et pH), la méthode *MyBuBelly* propose d'agir à deux niveaux : le pH par un régime alimentaire et le ciblage ou « timing » du rapport fécondant par rapport à l'ovulation.

1. Tout d'abord le pH peut être légèrement modulé selon le régime alimentaire suivi sur 2 mois ½ environ minimum.

- Si le pH vaginal et cervical devient plus acide, les spermatozoïdes Y vont mourir plus vite car moins résistants. La concentration en spermatozoïdes X sera favorisée.
- Si le pH du vagin reste alcalin : les Y ne mourront pas, et comme ils vont se déplacer plus rapidement que les X, les Y arriveront donc les premiers.

> Un milieu acide va favoriser la survie des spermatozoïdes X ; donc aider à avoir une fille.
> Un milieu alcalin permet la survie des X et surtout des Y plus rapides, qui arriveront en premier, et va donc aider à avoir un garçon.

2. Le « timing » avec l'ovulation : c'est de cibler le bon moment de conception, c'est-à-dire le moment optimal pour avoir un rapport fécondant par rapport à l'ovulation.

En toute logique si le rapport a lieu :

- le jour de l'ovulation : les spermatozoïdes Y sont favorisés car les plus rapides, ils arriveront donc en premier vers l'ovocyte ;
- en revanche, en étant un peu décalé de l'ovulation, puisque le spermatozoïde Y est moins résistant il va « s'épuiser » avant les spermatozoïdes X. Les X vont donc mieux survivre et la concentration des spermatozoïdes arrivant auprès de l'ovocyte sera en faveur des X.

Donc, là aussi c'est logique : plus le délai est court entre l'ovulation et le rapport plus on favorise la rapidité des spermatozoïdes Y.

Mais rappelons qu'il s'agit là d'une tendance à l'augmentation de la concentration soit plutôt en faveur des spermatozoïdes X, soit plutôt en faveur des spermatozoïdes Y, sans pour autant que cela soit du 100 % ou absolu.

Le plus de la méthode *MyBuBelly* est de combiner le régime (pH) et le « timing » par rapport à l'ovulation pour potentialiser la sélection des spermatozoïdes X ou Y soit par la vitesse favorable aux Y, soit par la résistance favorable X.

> Du coup, favoriser un pH acide ou alcalin et cibler plus ou moins l'ovulation va favoriser un petit tri des X ou des Y et permet de mettre toutes les chances de son côté pour avoir une petite fille ou un petit garçon.

On peut modifier le pH par les substances et les minéraux, grâce aux anions et aux cations qui sont contenus dans l'aliment. Par exemple, on sait que le magnésium et le calcium vont aller plutôt en faveur d'une fille. Alors que le potassium et le chlore plutôt pour avoir un garçon. Certains aliments sont plus riches en potassium et d'autres plus riches en calcium, ce qui va orienter le régime.

Si on boit beaucoup de lait, on apporte du calcium et donc, on sera plutôt pour un pH plus acide. Donc on se donne les chances d'avoir une fille.

Pourquoi je trouve cette méthode intéressante ?

Je dirais que cette méthode naturelle repose sur des bases physiologiques logiques et donne un bon coup de pouce pour favoriser la survenue d'une fille ou d'un garçon (proche de 80 %). De plus elle a l'avantage d'apprendre aux femmes à mieux se connaître. Beaucoup ne savent pas vraiment comment fonctionnent leur ovulation et la reproduction. Avec la méthode *MyBuBelly*, elles vont apprendre à s'occuper d'elles, à mieux se connaître et à essayer de repérer le moment de leur ovulation. Elles apprennent aussi à être un peu plus en pleine conscience lorsqu'elles vont concevoir leur enfant et adhèrent mieux à la prise en charge. Apprendre à bien se connaître, c'est savoir à quel moment on ovule, ce qui aide à ne pas rater le « bon moment ». Ça va évidemment booster la fertilité, en plus de l'alimentation qui apporte tous les compléments alimentaires nécessaires à une grossesse, dont l'acide folique.

Vous n'avez donc rien à perdre d'essayer, mais qu'à regretter de ne pas avoir mis toutes les chances de votre côté.

> *MyBuBelly* est un programme qui s'adapte à toutes les femmes, car sans danger pour la santé. Il n'y a pas de risque à suivre un régime sur 3 à 6 mois ni à surveiller son ovulation. Et donc pas de précautions particulières à prendre sauf cas spécifiques comme le diabète ou l'hypertension artérielle *(voir deuxième partie, p. 219)*.

Valérie Grumelin, psychologue et psychothérapeute*

Mon travail, mes méthodes

« *Je suis psychologue psychothérapeute et mon travail consiste à évacuer les traumatismes qui impactent dans la vie de l'individu, depuis sa genèse jusqu'à sa rencontre avec moi.*

Je trouve que cette idée de pouvoir avoir la chance d'arriver à trouver son idéal dans l'enfant que l'on recherche, c'est-à-dire de mettre au monde soit une petite fille soit un petit garçon, est un luxe dans ce monde qui est très déstructuré et difficile. Et je pense que c'est très bien de commencer sa vie amoureuse en allant jusqu'au bout de ses rêves.

Je rencontre des patientes qui ont des blocages à pouvoir donner la vie, parce qu'elles-mêmes ont eu souvent des difficultés. Par exemple, lorsqu'elles étaient bébés, elles n'arrivaient pas à se sentir dignes d'être là pour autre chose que d'être des enfants réparateurs ou des femmes qui ont été désirées comme étant des garçons ou des garçons qui ont été désirés comme étant des filles.

J'ai aussi des patientes qui sont très contentes quand elles tombent enceintes, très contentes quand elles acceptent d'avoir un enfant. Et la possibilité d'avoir pu choisir le sexe de leur enfant renforce pour certaines cette perspective de bonheur.

Une méthode comme MyBuBelly colle parfaitement à l'époque

Aujourd'hui, les femmes se libèrent et beaucoup de tabous tombent enfin. Sur la libido et sur la sexualité notamment. Les femmes en parlent plus et mieux qu'avant. Leur heure est venue, elles osent ce qu'elles n'osaient pas avant. Elles sentent qu'elles

* Auteure de *Mon corps me dit* et *Je suis timide et je m'en sers* aux Éditions Guy Trédaniel.

peuvent changer les choses, qu'elles ont des actions à mener. La résignation, si toutefois il y a eu résignation, s'est envolée.

C'est le mouvement de la société qui a provoqué cela. La technologie, Internet, les réseaux sociaux, les forums, ça libère les paroles. Au départ d'une façon anonyme, mais ensuite avec le courant, les femmes n'ont plus peur d'afficher ce qu'elles sont.

On est à l'époque de la libération de la femme. Elle assume toujours ses devoirs mais elle réclame désormais ses droits. Et elle équilibre parfaitement les deux ! Avant, c'était juste les devoirs (s'occuper du mari, des enfants...). Aujourd'hui, Madame a le droit de faire des choses seules : jouir, partir en vacances, travailler, voter, prendre la pilule, avorter. Dans ces nouveaux droits qui n'ont que quelques décennies, il y a une suite, une volonté d'aller toujours plus loin. De profiter tout simplement des possibilités qu'on lui offre. Et d'un autre côté, il y a toujours les femmes timides, discrètes, craintives. Celles qui ont peur d'avoir les répercussions de ce qu'elles vont dire, faire, penser. Elles gardent les choses tout enfouies en elles, pour garder une sensation que tout roule normalement. Elles ont peur de savoir, d'entendre. Elles craignent le vide, le changement, l'inconnu.

Parfois une patiente me dit : « *Je dois tout reprendre à zéro, comment je vais faire ?* » Conditionnée par sa famille, elle a peur de se défaire de certains principes.

Ces deux profils diamétralement opposés ont un point commun : ce besoin d'être accompagnée face au changement, à la nouveauté. Que ce changement soit assumé ou craint.

La technologie permet de libérer la parole, de ne plus se sentir seule. La parole se libère sur le Web, mais aussi chez moi en consultation. Et je dois aider chacune à affronter ses peurs.

Derrière une chose anodine peuvent parfois se cacher de grosses résistances. Il faut y aller étape par étape, en douceur, séance après séance. Je suis confrontée alors à des traumatismes terribles. Mais aujourd'hui les femmes reprennent les choses en main et assument leur choix, leurs désirs.

Ma technique pour aborder la patiente, c'est d'être comme un livre ouvert face à elle. Quand elle vient me voir, elle est prête. Elle a trouvé plein d'informations sur mon site, j'ai déjà créé un pont entre elle et moi. Les gens se retrouvent bien dans cette communication. La patiente est là parce qu'elle trouve que je suis la bonne personne pour elle.

La technologie a permis cela, c'est mieux que du « bouche-à-oreille ». Du coup, chacun sait où il va, tout a été étudié avant. Grâce à la communication active, le patient choisit vraiment son psychologue en toute confiance.

En revanche, paradoxalement, je dois aussi lui parler des risques de ce qu'elle trouve sur le Web. Souvent, les patientes me parlent de telle ou telle méthode qu'elles estiment bonnes pour elles car vues sur le Web. À moi de leur apprendre à faire la part des choses.

La thérapie ou la méthode commencée, il faut être efficace et bref. Vite trouver le nœud de l'âme, les morsures du corps. Puis écouter, soigner, guérir, efficacement le plus vite possible pour que la personne soit autonome et libre. Mais en respectant son rythme. Le mot d'ordre, c'est « efficacité ». Il faut que ça marche, il faut qu'elle soit contente d'être venue. Il ne faut pas qu'elle ait l'impression d'avoir perdu son temps. Chaque séance est un grand pas en avant. On suit une thérapie pour arrêter de souffrir.

La patiente vient voir son thérapeute, son coach de vie, parce qu'elle a une écoute objective. Il faut être une personne neutre.

Digne de confiance, qui ne va pas lui dire les choses qu'elle a envie d'entendre. Mais lui dire ce qu'il est utile pour elle d'entendre.

Les gens subjectifs (les médias par exemple) vont lui parler par rapport à eux, car leur démarche n'est pas dénuée d'intérêt. La psychologue sait rester à sa place et permet à la patiente d'avoir un transfert avec elle. La psychologue qui joue bien son rôle de coach peut prendre diverses fonctions : amie, mère, grande sœur.

Le bon moment pour se lancer dans l'aventure maternelle est important à définir. Le bon moment, c'est quand on est prête à donner un fruit à notre amour. Et donner à ce fruit toute la place dont il a besoin pour être aimé, choisi et accueilli. Avoir un enfant est un sacerdoce, il faut être prêt à lui donner toute la place. Ce n'est pas forcément l'heure biologique qui doit décider du bon moment, c'est son cœur.

Le plus difficile est de faire avec le poids du conditionnement parental, sociétal et communautaire. Ou plutôt faire sans. Les patientes veulent s'en sortir mais parfois elles ne s'aperçoivent pas qu'elles sont autant impactées. À partir du moment où une patiente a davantage d'estime sur elle-même, elle n'a plus besoin de ce poids, elle s'en libère. On passe de « *Ma mère me tanne pour que je me marie* » à « *Je me marie parce que j'en ai envie, et surtout avec celui que j'ai choisi* ». Ou on passe de « *Mon père me fait la vie pour avoir un petit-fils* » à « *Moi je veux avoir une fille, c'est mon choix d'avoir un mini-moi, et je partage cette envie avec mon mari* ». De plus en plus de femmes se sont affranchies des attentes parentales, sociétales, communautaires. Il faut se sentir bien dans sa peau, c'est tout.

Faut-il se sentir coupable d'avoir envie de choisir le sexe de son enfant ?

Pourquoi se sentir coupable ? Par exemple prenons mon cas, c'est simple. J'ai eu la chance d'avoir trois enfants et ce que l'on appelle le choix du roi. C'est-à-dire une fille, un garçon et encore un garçon. Mais je me souviens que lorsque j'étais enceinte de mon deuxième enfant, j'avais très envie d'avoir un garçon. D'autant plus que dans ma famille, on n'avait pas de garçon. Je me disais même que si ma sœur avait un garçon et pas moi, j'en ferais vraiment « une crise de jalousie ». Donc, si la méthode avait existé, je pense que je l'aurais faite.

> Je ne pense pas qu'il y ait de culpabilité à vouloir se dire qu'on a envie de tout essayer pour avoir des enfants de chaque sexe. Pourquoi ne pas avoir ce fameux choix du roi quand on peut le tenter ?

D'autant plus qu'il n'y a absolument aucun danger à faire une méthode comme celle-ci. On n'absorbe pas de médicaments, ce ne sont que des produits naturels. Sandra (la fondatrice de *MyBuBelly*) a fait très attention à tout ce qu'elle faisait et je trouve qu'elle fait les choses avec une belle qualité. La seule petite question qu'on pourrait se poser c'est celle de la déception. Mais je suis là pour aider les gens à ce sujet et leur permettre de rebondir comme sur un trampoline pour aller encore plus haut.

Le ressenti d'une maman et de son bébé sont des émotions incroyables

J'ai toujours été très impressionnée par Françoise Dolto qui avait découvert que le bébé était une personne. Moi, à l'époque où j'étais enceinte, les hommes ne s'intéressaient même pas aux bébés. Pour eux, le bébé était un tube digestif et ils commençaient à s'intéresser à leur enfant une fois que celui-ci commençait à parler. Moi, je me suis toujours intéressée au bébé, avant même qu'il naisse. Je me disais « *Il entend la musique que j'écoute* », « *Quand je suis contente il est content* ». Je me disais surtout « *Je ne dois pas être triste sinon il va ressentir ma tristesse* ». J'avais cette sensation, depuis Dolto justement, de faire très attention à ce qu'il se passait dans mon ventre.

Et puis, un jour, je me suis aperçue que moi-même j'avais été désirée comme étant un garçon (je devais m'appeler Bruno) et que ma mère était extrêmement déçue d'avoir une fille. Et même pendant des années et des années, elle espérait que je sois un garçon jusqu'à ce que je devienne une femme. Quand j'ai entamé mes études de psychologie, je me suis dit qu'il fallait absolument que je trouve le moyen de travailler sur l'intra-utérin. Comment faire pour enlever du cerveau limbique (celui qui est responsable de nos réflexes) ce que l'on appelle l'amygdale, pour pouvoir débloquer le conditionnement (c'est-à-dire la fausse croyance) que je suis un garçon désiré et donc une fille loupée ?

Comment faire pour passer de garçon manqué à fille réussie ?

Aujourd'hui, ma technique Orius (*Original Regression Intra-Uterus Stimulation*) permet de remettre la personne qui a été désirée dans un sexe opposé à son sexe. Cela se passe au quatrième mois. C'est le mois où le garçon devient garçon, puisque pendant les trois premiers mois nous sommes tous androgynes avec les deux sexes et que c'est seulement au quatrième mois que le garçon devient garçon. Je parle évidemment d'un point de vue apparence. Au quatrième mois, donc, sous hypnose ou sous EMDR (c'est à peu près la même méthode), j'émets dans le cerveau le fait que vous êtes un petit garçon (vous allez vous appeler Franck), ou que vous êtes une petite fille (vous allez vous appeler Valérie). Et à ce moment-là,

> la future personne (le futur bébé) dispose de cinq mois pour faire le deuil du garçon ou de la fille qu'il/elle croyait être. Et lorsque le bébé naît, il renaît en fait de ses cendres. Authentique, libéré et heureux d'être dans son identité sexuelle. C'est merveilleux.

J'ai fait l'expérience sur moi-même lorsque j'ai fabriqué ma méthode. Et c'est vrai que devenir tout à coup la femme que l'on avait envie d'être, accueillante, généreuse, douce, complice, pas une femme castratrice ni dominatrice avec son compagnon, c'est plutôt bien. Ou quand un homme me dit : « *Enfin, je retrouve ma virilité, je ne suis plus un homme qui n'ose pas s'affirmer alors qu'avant j'avais toujours besoin d'être avec une femme forte et dominatrice* », j'ai vraiment l'impression de lui avoir changé sa vie.

> *MyBuBelly*, c'est le principe du bébé fille (ou garçon) qui a vraiment été voulu comme fille (ou garçon) et qui évite donc plus tard ce problème par rapport à son identité. C'est pour les parents un sentiment que l'on pourrait appeler « si mon rêve pouvait devenir ma réalité ». **Avec *MyBuBelly*, le bébé n'a pas besoin de renaître, il est directement celui désiré par sa maman**.

Quand on est une jeune femme, un jeune homme, quand on a 25 ou 30 ans, on ne se pose pas trop de questions. On vit, on est heureux, tomber enceinte nous semble tout à fait normal. On ne connaît pas grand-chose aux difficultés de ne pas avoir d'enfant tout de suite. Même si nous sommes le mammifère le moins fertile et qu'à chaque cycle, nous n'avons que 20 % de chances de tomber enceintes, on ne se pose pas toutes ces petites questions, lorsqu'on est jeunes amoureux et que l'on veut un enfant. C'est seulement après qu'on se rend compte qu'effectivement, c'est une vraie chance de tomber enceinte rapidement. C'est là que la méthode *MyBuBelly* peut aider.

MyBuBelly, c'est se rendre compte que d'avoir un enfant du sexe désiré est un rêve, et que ce rêve peut se réaliser : « *Ah oui, j'ai envie d'avoir une fille, j'ai envie d'avoir un garçon, je fais ce régime, je fais ci, je fais ça et j'aurai l'enfant rêvé.* » C'est tellement bien de croire à ses rêves.

Il existe deux grandes catégories de femmes. Celle qui a envie de faire plaisir à l'homme qu'elle aime. Et pour lui faire plaisir, elle veut lui donner un fils car elle sait que c'est le meilleur cadeau qu'elle peut lui faire. C'est lui permettre de transmettre son nom, d'avoir une descendance, d'avoir un petit garçon qui fera pipi comme lui. Souvent, c'est ce que disent les femmes : « *Il aura un petit zizi comme son papa et ça lui fait plaisir.* » Et l'autre type de femmes, c'est celle qui va se dire : « *J'ai besoin d'avoir un petit bout de moi dans cet espace et j'ai d'abord envie de mettre au monde une petite fille parce que c'est un moi miniature. Et ensuite, je voudrais un garçon pour faire plaisir à mon mari.* »

Mais en général, toutes les femmes veulent aussi avoir une fille. Parce que n'avoir qu'un garçon, même si c'est pour faire plaisir à son mari, ça ne suffit pas. Parce que la petite fille, c'est le petit bout de soi avec lequel on va pouvoir jouer, avec lequel on va pouvoir véritablement se sentir bien en conformité puisque l'on n'a pas peur. Pour nous, le monde féminin est un monde connu. Contrairement au monde masculin. Toutes les femmes que je connais ont eu cette réaction : « *La première fois que l'on va langer un petit garçon, c'est l'inconnu dans la couche. On ne sait pas du tout comment faire. Alors qu'une fille, quelque part, c'est facile. Ça nous ressemble.* »

Donc, psychologiquement, aujourd'hui, beaucoup de femmes ont envie d'avoir une fille parce que ça leur fait moins peur. Et peut-être que les femmes d'aujourd'hui sont plus égoïstes que les femmes d'hier.

> Après, si ça ne marche pas, ce n'est pas très grave non plus. En temps normal, on a une chance sur deux d'avoir l'enfant désiré. Là, on se retrouve avec une probabilité de 9 chances sur 10. Mais c'est toujours mieux d'accepter tout de suite que le risque que ça ne marche pas existe. Au pire, on aura tenté les possibilités avec une méthode ludique, qui est bonne pour la santé et qui met du baume au cœur et au mental.

Lorsque l'on entame dans sa vie un nouveau process, que ce soit le mariage, avoir un enfant, la fin d'un diplôme, emménager, déménager, faire des travaux dans un appartement, tout cela amène un comportement stressant parce que l'on a peur du vide, de l'inconnu. Avoir un enfant, c'est un gros inconnu. Pendant neuf mois, on va être habitée par un être qui va nous être familier, mais qui au départ est étranger. Cet inconnu peut nous envahir et nous faire peur.

Par conséquent, se faire accompagner dans cette méthode *MyBuBelly* est intéressant parce que *MyBuBelly* va répondre à tous les petits problèmes que toutes les femmes peuvent ressentir lorsqu'elles se préparent à être envahies d'un petit être qui sera leur futur enfant.

Qui a besoin de se sentir accompagné ?

C'est vraiment la question-clé. J'ai envie de dire tout le monde. Les plus angoissées, celles qui ont le moins confiance en elles. Mais aussi les perfectionnistes, celles qui ont envie de tout faire extrêmement bien. Les contrôleuses, celles qui veulent tout contrôler, qui ne lâchent pas dans le mental et qui ont l'impression que si elles font quelque chose de travers, il va se passer une catastrophe.

Donc, celles qui ont peur, celles qui sont angoissées, qui sont stressées, qui sont perfectionnistes, à toutes celles-là, je pense qu'un accompagnement leur fera du bien et elles se sentiront moins seules. Et puis, elles auront peut-être envie de rigoler, elles auront envie un peu de s'aérer avec cet accompagnement. Ça leur permet un peu de légèreté, de dé-stress.

D'ailleurs *MyBuBelly* a créé le personnage d'Ève, une guide spirituelle et virtuelle, qui est présente pour celles qui s'abonnent. C'est intéressant ce personnage. Elle pourrait être la petite voix intérieure qu'on aimerait bien entendre. Un peu la petite voix intime qu'on a dans la tête et qui rassure car on se dit : « *Ah ben, elle pense comme moi !* », « *Ah ben, ce qu'elle m'a dit, c'est justement ce que j'avais envie d'entendre* ». C'est un écho à soi-même, cette Ève. C'est l'Ève idéale en réalité, c'est celle que tout Adam aimerait avoir dans son lit.

Un petit mot sur le papa

Le papa a beaucoup évolué. Mais en fait ils ont évolué tous les deux. La mère a pris conscience que le rôle du père était important. Le père a pris conscience que le bébé est une personne. Un lien se tisse, le bébé est finalement plus qu'un tube digestif. Il y a de l'amour qui passe. Même avec le fœtus, que le papa voit enfin comme une personne. Le rôle papa/maman est égalitaire et complémentaire. La société suit. Congés paternité, vacances en famille. Les papas donnent à manger aux enfants, changent les couches, ils n'ont plus peur de faire mal face à la fragilité du nourrisson. Papa accepte son côté féminin, doux, sensible, maternant. Ce n'est plus déshonorant de s'occuper de ce petit être. Au contraire ça fait du bien et ça lui donne une légitimité dans le couple. Papa a moins l'impression d'être extérieur à la famille. Le père d'aujourd'hui est un meilleur père qu'hier. Plus investi dans la période du petit âge. Le bébé en profite, il a la complémentarité de Papa et de Maman.

Je terminerai par ça : la complémentarité papa/maman

En psychologie, on dit que le pénis est là pour combler. Le vagin pour être comblée. L'homme donne à son petit garçon la projection. Et la femme l'accueil et la réassurance pour se permettre de se projeter. L'homme permet à sa petite fille d'être « narcissisée », d'avoir confiance en elle. La femme permet d'être un modèle pour sa fille, qui à son tour va accueillir, écouter, rassurer son enfant.

Je vous laisse sur cette formule tout en symboles. Si l'homme ne contrôle pas il éjacule. Si la femme ne lâche pas prise elle ne jouit pas.

L'intérêt du binôme psychologue/gynécologue : Valérie Grumelin et Véronique Bied Damon

Sur leur travail en équipe

Valérie. Une femme qui veut choisir le sexe de son bébé le choisit, mais s'aperçoit qu'elle n'arrive pas à tomber enceinte. C'est à ce moment-là qu'elle nous appelle et nous dit : « *J'aimerais votre binôme* », puisque c'est l'avantage de notre travail. C'est pour cela qu'on a ouvert un site qui s'appelle *Le Guide de l'infertilité*, dans lequel nous avons créé un outil complet qui permet aux patientes, aussi bien psychologiquement que médicalement, de trouver toutes les ressources nécessaires à leur fonctionnement.

Véronique. Dans le Guide, il y a vraiment tout le versant à la fois médical, gynécologique et psychologique. En fonction de ce que la patiente recherche, elle trouve des informations aussi bien médicales que psychologiques et surtout comment être prise en charge sous ces deux aspects conjointement par un binôme gynéco-psy. C'est le principe de ce site d'ailleurs. Le fonctionnement en binôme permet à la patiente de se sentir prise en charge de façon globale avec une bonne compréhension, et surtout sans perte d'information entre nous.

Valérie. Il existe aussi des cas où l'infertilité est expliquée, mais qui sont soulagés par une prise en charge psychologique comme l'insuffisance ovarienne, l'azoospermie ou l'endométriose

Sur leur vision de la méthode et leur collaboration avec MyBuBelly

Valérie. Les relations négatives qui peuvent être liées à cette méthode sont très souvent des relations en quête de foi. C'est-à-dire Dieu donne, Dieu décide, c'est le destin. C'est : « *Je n'ai pas le droit de faire quelque chose d'autre que d'accepter mon destin.* » En réalité, dans cette méthode, on ne tue pas, on offre la vie. On ne propose pas de décider de choisir ses embryons, on aide avec un régime naturel, donc, on ne fait pas de mal. Il n'y a absolument pas de culpabilité à avoir de faire ce genre de régime, vraiment aucune. Il faut se déculpabiliser et être heureux de le faire. Ça existe, profitons-en.

Véronique. Oui, il faut se déculpabiliser. Et puis, les femmes qui jugent négativement celles qui font le régime ne sont pas confrontées au même problème. Elles jugent par des a priori ou méconnaissance. C'est difficile de juger quand on n'est pas confronté soi-même à ce problème. Effectivement, après, il y a des questions de foi, de croyances, de tabous qui entrent en ligne de compte (*voir les témoignages des responsables religieux, p. 75*) que chacun doit respecter. Cette méthode est naturelle et donne un « coup de pouce » à Dame nature, il n'y a aucune manipulation des gamètes, ni de l'embryon qui irait à l'encontre de l'éthique, mais simplement une facilitation à la rencontre des spermatozoïdes X ou Y.

Sur les frères et sœurs dans l'accueil d'un nouveau bébé

Véronique. Je me souviens d'une patiente qui avait déjà deux garçons et qui voulait absolument une fille. C'était une demande qui était viscérale à tel point qu'elle est partie faire sa FIV aux États-Unis, avec le sexage de son embryon. Et c'était une demande non seulement de la mère, du père, mais également des deux frères, les deux petits garçons qu'elle avait déjà.

Valérie. Les enfants disent même quelquefois : « *Je ne veux ni petite sœur ni petit frère.* » Parce qu'il y a aussi des enfants qui ne supportent pas de partager l'amour. Alors que d'autres en sont très contents, car ils s'ennuient et ils ont envie d'avoir une grande fratrie. Mais il arrive aussi que des enfants soient déçus. Lorsque ce n'est pas la petite sœur qu'ils voulaient, ils disent : « *Je ne veux pas de la petite sœur ! Je n'en veux pas ! On la laisse à la clinique.* » Il y a des enfants qui en font carrément une mini-dépression. Autre exemple, quand un garçon arrive à la maternité et s'aperçoit que la petite sœur est en fait un petit frère, il a peur tout à coup que ses parents lui préfèrent le petit frère. Avoir une petite sœur c'était bien, car il restait le garçon de la famille. Tandis que là, un concurrent arrive. Ça lui fait peur.

Véronique. Mais ce qui est surprenant, c'est qu'il n'existe aucune règle. Nous avons vu tous les cas de figure. Une petite fille qui aimerait bien avoir une petite sœur pour jouer à la poupée. Le petit garçon qui aimerait bien avoir un petit frère parce qu'il pourra partager ses voitures... Parfois ils veulent aussi avoir le même sexe qu'eux. Parfois ils préfèrent la complémentarité. Mais ils ont toujours un avis, une préférence pas toujours explicable mais respectable. C'est important de les laisser s'exprimer.

Retrouvez les fiches explicatives « Gynécologie » de Véronique en annexe 1 (p. 373).

Alain Aknin, gynécologue

Mon métier, ma méthode

« Je suis gynécologue accoucheur depuis quelques années. J'ai une activité privée à Paris après avoir exercé de nombreuses années dans une maternité de l'Assistance publique, à l'hôpital Tenon à Paris. J'ai fondé et dirigé la Clinique du Bien-Naître, dont l'activité a été transférée depuis à la Clinique Sainte Thérèse.

> Les couples ont moins d'enfants qu'avant, ils préfèrent souvent avoir une famille équilibrée avec les deux sexes. À l'époque où nous avions 5, 6, 7 enfants, on avait forcément les deux sexes. Actuellement, les couples se limitent à 1 enfant (malheureusement trop souvent), quelquefois à 2 enfants et un peu moins souvent à 3 enfants. Dans ces cas-là, on peut comprendre qu'ils aient besoin d'avoir un accompagnement pour les aider à choisir le sexe de leur enfant.

C'est une demande régulière. Elle peut venir soit de l'homme, soit de la femme. Et paradoxalement, la plus grande demande vient des femmes qui n'ont eu que des garçons et qui ont un besoin d'avoir une petite fille pour transmettre quelque chose de plus que ce qu'elles transmettraient à un garçon.

Aujourd'hui, la plupart des patients sont rassurés sur l'efficacité d'une telle méthode. Alors pourquoi ça marche ? On a constaté, après des études vétérinaires, que la sélection des spermatozoïdes était liée au pH vaginal. Cela signifie que lorsque le pH est de telle qualité, il sélectionne des spermatozoïdes porteurs du sexe masculin ou bien des spermatozoïdes porteurs du sexe féminin lorsqu'il est d'une autre qualité. C'est une constatation toute simple et qui a permis d'aboutir à la sélection du sexe par modification du pH vaginal.

Mais attention, il n'y a pas de règle universelle. La femme n'est pas un outil mathématique, ni un ordinateur. Il y a UNE médecine pour chaque femme, il y a UN accompagnement pour chaque femme. D'où l'intérêt des nouvelles méthodes qui permettent de les prendre en charge individuellement et de les accompagner. Comme *MyBuBelly* notamment.

Même dans notre XXIe siècle, même avec la surinformation dont bénéficient les jeunes couples, même avec Internet, les femmes ont besoin de guides, d'informations, d'un accompagnement. L'intérêt d'une méthode accompagnatrice est qu'elle est équilibrée et correspond aux besoins de ce couple. Donc, elle n'est pas dangereuse. C'est l'excès qui est dangereux. Et non une méthode simple, naturelle et applicable.

À côté de l'orientation du pH par le régime, il ne faut pas oublier les conseils autour des dates de conception. Là aussi on ne conseillera pas la même chose à tous les couples (n'oublions pas que l'on s'adresse à des couples). Il y a ceux qui ont des rapports réguliers (2 à 3 fois par semaine), ceux (et c'est aussi respectable et aussi fréquent) qui ont des rapports une fois par semaine. Mais aussi une fois par mois, une fois par an. Donc, si on peut les aider à choisir ce moment décisif, il faut le faire.

C'est le principe de la personnalisation, de s'adapter à la nature et au rythme de vie de chaque femme, chaque couple. Ceux qui ont peu de rapports, c'est souvent par choix personnel. Parce que leur équilibre est satisfait de cette façon. Ou alors, pour des raisons professionnelles, parce que le mari n'est pas toujours là. D'où l'utilité de préciser la date de l'ovulation par une méthode biologique ou par une méthode échographique. Cela permet de cibler un peu plus le jour du rapport. Et d'augmenter ses chances d'avoir son garçon ou sa fille.

Les couples d'aujourd'hui ont cette chance d'avoir accès aux technologies : les applications qui permettent le coaching à distance. Mais même au-delà. Par exemple, il y a quarante ans, il n'y avait pas de test d'ovulation. La première expérimentation sur le premier test d'ovulation a été faite par moi, à l'hôpital Tenon, il y a une bonne trentaine d'années. Il y a quarante ans, l'échographie n'existait pas, ni les compléments alimentaires qui aident à équilibrer les femmes, à les rééduquer dans une alimentation plus saine, plus simple, plus naturelle. Les outils d'aujourd'hui sont des atouts supplémentaires qui peuvent rassurer les couples se lançant dans l'aventure du choix du sexe de leur enfant.

Il y a aussi un facteur essentiel à ne pas oublier : la fertilité. Tout ce qui aide à l'équilibre du couple et de la femme favorise la fécondation et donc cette fertilité. L'alimentation saine, variée, équilibrée avec une compensation par des compléments alimentaires de ce qui manque dans l'alimentation. Et là aussi un bon accompagnement est essentiel. Car la femme n'est pas toujours dans les conditions idéales pour s'alimenter. Par manque de temps, par défaut de prise en charge, en raison des enfants, de son métier, de son mari, de la ville où elle vit. Elle a besoin d'être guidée, dirigée, pour mieux s'alimenter et booster sa fertilité. En plus, évidemment, d'être aidée dans son désir d'avoir une fille ou un garçon.

Ce qui me gêne encore un peu, c'est le jugement que certain(e)s font sur le fait d'avoir le désir de choisir le sexe de son bébé. Il ne faut surtout pas que les futurs parents qui font ce choix culpabilisent, car ce désir est complètement naturel. Quand on a eu cinq filles d'affilée, ou cinq garçons d'affilée, ou pour plein d'autres raisons encore, c'est une vraie souffrance. Et ce qui n'est pas très connu d'ailleurs, c'est que la véritable « souffrance », ce n'est pas le père qui n'a pas de garçon, c'est la mère à qui il manque une fille.

Un dernier point sous forme de conseil qui me vient suite à certaines demandes de patientes. En médecine, pour que ça marche, il faut faire simple. Et le plus naturel possible. C'est ce qui m'a plu, entre autres, dans la méthode *MyBuBelly*. Simplicité et naturel.

Alors, de grâce, arrêtons de croire tout ce que l'on lit sur Internet, notamment des choses que les femmes sont censées introduire dans leur vagin (vinaigre, savon ou je ne sais quoi). Il faut éviter d'introduire n'importe quoi dans un vagin qui ne demande rien et qui n'a besoin de rien. Respectons sa nature, il vous respectera et vous le rendra.

Richard Sion, pédiatre

Mon travail, ma méthode

« Pédiatre passionné, installé depuis 1975, je suis père de deux enfants. J'ai beaucoup d'activités médicales et paramédicales. Je suis Président fondateur du Forum Francophone International des Professions de Santé (FFIPS). Je travaille aussi avec une association pour enfants handicapés et je m'occupe beaucoup d'éthique médicale lors de congrès médicaux. Par exemple, j'ai récemment organisé un important colloque mère-enfant, qui a remporté un grand succès. Avec des sujets importants comme l'aspect médical de la grossesse, la néonatalogie, les malformations néonatales, les traitements néonataux, l'accompagnement de la mère et de l'enfant pendant les premiers mois.

Le rôle du pédiatre est à 50 % de guérir et à 50 % d'accompagner. Nous avons un rôle-clé parce que les parents nous confient ce qui est le plus cher en eux. Il faut absolument être à la hauteur. Nous n'avons donc pas droit à l'erreur, chaque enfant a besoin de nous pour l'accompagner, c'est un joyau qu'il faut polir. C'est cela la pédiatrie. Chaque enfant a un potentiel terrible.

Pourquoi avoir intégré le comité médical MyBuBelly ?

Je crois que la liberté de ce choix, avoir un garçon ou une fille, est une chose fondamentale. C'est vraiment une nécessité pour beaucoup de gens, une demande qui remonte à des millénaires. Les gens veulent avant tout avoir une famille. Sans famille, l'homme est isolé, la femme est isolée, et la famille est un lien entre l'humanité. Ce qui est important pour une famille, c'est d'avoir bien sûr des enfants en bonne santé (c'est notre rôle), mais c'est aussi d'avoir, si c'est possible, le choix du roi. La fille et le garçon.

J'ai une petite anecdote à ce sujet. J'ai connu des parents qui bénissaient leurs enfants chaque semaine. Ils avaient 8 filles et 1 garçon ! La femme disait à son mari : « *Tu bénis les filles, mais jamais le garçon* ? » L'homme lui répondit : « *Oui, c'est à cause de lui que j'ai eu huit filles. J'aurais eu un garçon avant, je me serais arrêté avant.* »

Voilà pour la petite histoire. La demande de fille ou de garçon est hautement humaine. Pour le papa, c'est très important d'avoir un descendant. Le descendant, c'est une tradition mondiale. Le descendant, c'est le fils qui porte son nom. Donc, tant que le père n'a pas de fils, il est quelque part amputé de sa descendance. On le voit bien en pédiatrie quand un papa vous dit avec toute la fierté du monde dans les yeux : « *C'est mon fils !* » C'est une référence masculine importante. C'est le fils qui porte le nom des parents, c'est une notion très importante en pédiatrie.

Qu'est-ce qui pousse les patients et les patientes, les couples, les femmes à faire ce genre de demande ? C'est dans la nature humaine. Le papa est accompli quand il a un garçon qui porte son nom, qui va le suivre. Non seulement sur le plan des qualités humaines, mais aussi du projet familial voire professionnel. Et une maman a envie d'avoir sa petite poupée pour revivre à travers son enfant la poupée Barbie, les habits, tout ce qui est féminin. Naturellement, une femme veut une fille. On dit aussi que le garçon grandit et abandonne la famille alors que la fille reste près de ses parents. C'est une notion qui est socialement reconnue et connue. Les parents veulent avoir le fils, celui qui va prendre la suite, l'envol professionnel et qui va porter le nom, loin de la famille. Et la fille est celle qui reste près de ses parents. Ce sont des notions basiques en médecine.

Une femme peut vouloir à travers sa petite fille revenir à l'enfance. Elle a eu une enfance difficile et elle veut que sa fille (et ses enfants en général) ait tout ce qu'elle n'a pas pu avoir lorsqu'elle était petite. Une façon de compenser les manques de son enfance en la revivant à travers sa petite fille.

Il y a toutes sortes de couples qui viennent me parler de leur désir d'avoir une petite fille ou un petit garçon. Les couples sont divers dans leurs comportements, dans leurs demandes, dans leur vie. Mon travail est de leur poser des questions, je vois ainsi leurs différents profils et ça me permet de mieux cibler leurs besoins. Premier enfant, deuxième ou troisième ? Comment vivez-vous ? Est-ce qu'il y a un père, une mère ? Où vivez-vous ? Est-ce qu'il y a une aisance financière ? Est-ce qu'il n'y a pas de difficulté particulière ? Est-ce qu'il n'y a pas d'allergie ? Est-ce qu'il n'y a pas de grosse pathologie ? Il faut comprendre qu'un enfant vit, ou va naître, dans un environnement familial qui est à la fois social, affectif, matériel et médical. Le point commun de toutes ces personnes, c'est leur envie d'avoir leur modèle de famille idéale à leurs yeux.

Nous vivons dans une époque d'évolution, de mutation et c'est bien. Les tabous se brisent, les barrières se lèvent, on s'aperçoit enfin que des choses qui paraissaient anormales sont en fait tout à fait normales. Et ça se traduit au quotidien dans mon cabinet. Nous avons des demandes très diverses.

> C'est l'état d'esprit que j'ai retrouvé dans la méthode *MyBuBelly* : s'adapter à la personne que l'on a en face de soi, prendre en compte son vécu, ses particularités

C'est une méthode qui ne présente aucun problème d'un point de vue médical, car c'est une méthode naturelle. La contraception est recherchée depuis des millénaires. Les écrivains, la Bible, tout le monde en parle. Avoir des enfants, c'est naturel. Dans la mesure où il n'y a pas d'actes agressifs sur la mère ni sur le fœtus, il n'y a aucun problème.

En réalité, on ne fait qu'apporter tous les éléments pour que la future maman tombe mieux enceinte. Une alimentation équilibrée, bénéfique pour elle, pour son futur fœtus, des compléments alimentaires pour les abonnées. Donc, je ne vois pas pourquoi on aurait une quelconque hésitation à utiliser une méthode qui est naturelle, qui n'est pas agressive et qui apporte des apports nutritionnels pour le futur enfant et pour la mère. Sur le plan médical pur, quand vous donnez des vitamines en début d'hiver à l'enfant, vous le renforcez. C'est pareil pour le fœtus. Avant même qu'il existe, vous préparez son environnement avec les bonnes choses, les vitamines, les bons sels minéraux, où est le problème ? Et en plus vous faites des parents heureux qui auront choisi le sexe de leur bébé.

Après, certains y voient un problème du côté moral, éthique, religieux. Moi je ne le vois pas le problème, dans la mesure où c'est un acte qui est extracorporel. Il s'agit de vitamines, d'alimentation et de date de conception. Aucune intervention directe sur le corps. Il n'y a pas de contre-indication dans la loi, y compris religieuse.

> Sur le plan médical, il faut comprendre que lorsqu'une mère a un équilibre vitaminique et est en bonne santé, c'est tout bon pour l'enfant. Et dans tous les colloques médicaux, lorsque l'on traite du sujet mère/enfant, on parle avant tout de l'alimentation.
> Que doit prendre la mère avant la conception de l'enfant ? Il faut qu'elle prépare un lit métabolique pour avoir un enfant en bonne santé. Une mère qui est en bonne santé aura son œuf qui va tenir, une procréation qui aura lieu plus rapidement et un suivi de grossesse qui sera bon. Et ce qui est vrai pour la mère l'est aussi pour l'enfant. C'est donc un aspect très important. On sait qu'un enfant reçoit de sa mère du sang avec tous les éléments métaboliques, le fer, le calcium, le magnésium et tous les éléments qui viennent l'enrichir et lui permettre de grandir. Et une bonne alimentation apporte aussi une bonne fertilité, c'est un cercle vertueux.

Pour la fertilité ou le choix du sexe du bébé ? Pour les deux, bien sûr ! Depuis l'Antiquité, on sait très bien qu'une femme qui consomme beaucoup de sel aura un garçon et celle qui consomme des laitages aura une fille. Si on peut apporter aux gens des éléments nutritifs spécifiques qui vont augmenter les chances de choisir le sexe, c'est non seulement naturel mais c'est aussi un bénéfice pour les parents. Et tout ce qui est bénéfique pour les parents est bénéfique pour les enfants.

La surveillance du pH, de l'ovulation, c'est quelque chose qui est connu

> L'avantage de *MyBuBelly*, c'est d'apporter au plus grand nombre des connaissances qui n'étaient pas à la portée de tous au départ. En les rendant accessibles. C'est tout l'intérêt du coaching technique et psychologique dans ce genre de méthode.

Avant *MyBuBelly*, il n'y avait pas eu de projets sérieux médicaux avec une compétence médicale. C'est la première fois qu'il y a un projet à la fois médicalement démontré, inoffensif et qui a un apport important pour les parents.

J'encourage d'ailleurs l'équipe de *MyBuBelly* à contacter tous les pédiatres et tous les gynécologues, parce que c'est un bienfait. C'est un outil que nous n'avions pas.

Je crois qu'il est important qu'il soit diffusé et mis à l'épreuve. Je n'ai aucun doute qu'il y aura beaucoup de familles heureuses parce qu'elles auront les enfants de leur choix dans de bonnes conditions. Une mère qui a trois garçons et qui veut bien tenter une quatrième grossesse en espérant avoir une fille, c'est quand même un argument important.

Un mot sur le coaching

L'avantage de *MyBuBelly*, c'est cet accompagnement préconceptionnel très poussé. Parce qu'après la conception, il y a tout le monde. Mais avant la conception, il n'existe pas grand-chose. Et il est important d'aider la future maman à concevoir son enfant en s'adaptant à son rythme et ses besoins. On a donc cette femme qui va suivre ces techniques, conçues pour tous les profils. En sachant qu'à la moindre difficulté elle va pouvoir joindre des gens qui vont l'accompagner, rectifier le tir s'il le faut et la rassurer.

Le coaching en cela est fondamental et c'est la caractéristique de *MyBuBelly*. Pour la première fois, avant la conception, les femmes sont suivies, soutenues et accompagnées. C'est l'une des qualités majeures du projet.

JJB, gynécologue-obstétricien

Note de Sandra

Le docteur JJB est un spécialiste reconnu de la médecine reproductrice depuis plusieurs années. Il a tenu à nous apporter la richesse de son expérience pour nous parler de fertilité et de méthode qui permet de choisir le sexe de son enfant basée sur le ciblage des dates de conception. Il est également l'un des médecins qui nous conseille régulièrement. Mais il ne souhaite pas se mettre en avant ni faire de publicité. C'est pourquoi nous ne citerons pas son nom, mais nous partageons juste avec vous notre passionnante conversation avec lui.

Mon travail, ma méthode

« *J'ai une activité libérale depuis fort longtemps puisque j'ai ouvert mon cabinet en 1978. Mon activité a été longtemps celle d'un gynécologue-obstétricien polyvalent (mon activité était orientée vers tous les problèmes gynécologiques). J'étais aussi obstétricien, donc je suivais et j'accouchais mes patientes.*

Je fréquentais, à cette époque-là, un service de l'hôpital Tenon avec un chef de service qui s'intéressait beaucoup à la stérilité. Au début, nous en étions aux balbutiements des traitements sur la stérilité. Nous essayions de pratiquer des stimulations de l'ovulation, nous essayions aussi d'améliorer les problèmes masculins et nous avions déjà recours à des inséminations, parce que nous avions compris que les traitements donnés aux hommes ne servaient pas à grand-chose.

Ces inséminations étaient faites avec le sperme frais du conjoint et cela ne marchait pas très bien. On essayait aussi les inséminations intra-utérines et on déposait une goutte de sperme à l'intérieur de l'utérus. Cela ne fonctionnait pas très bien non plus. Petit à petit, les techniques de fécondation *in vitro* sont apparues.

Un travail rigoureux sur la fertilité

C'est en Angleterre que le premier enfant conçu par fécondation *in vitro* a vu le jour et c'était en 1978. Nous avons alors commencé à nous y intéresser en France. Dans cette optique, nous avions compris que l'on ne pouvait pas utiliser le sperme frais pour faire des fécondations *in vitro*, il fallait que celui-ci soit préparé. Ces préparations de sperme nous ont conduits à penser que l'on pourrait également pratiquer des inséminations artificielles avec le sperme préparé au préalable en laboratoire.

À l'époque, on avait déjà conscience des causes des problèmes de fertilité. Même si la pathologie a beaucoup changé. La principale cause de stérilité féminine, était les stérilités tubaires : des femmes qui avaient les trompes obturées.

Puis la fécondation *in vitro* a fait des miracles, puisqu'elle a permis de faire féconder *in vitro* ce qui normalement se fait *in vivo*, c'est-à-dire dans les trompes. La fécondation *in vitro* a bien fonctionné parce que nous avions affaire à de jeunes femmes qui n'avaient pas de problèmes concernant la qualité de leurs ovules.

Nous avions aussi des cas de stérilité masculine, c'est-à-dire des spermes qui n'entraient pas dans le moule. Mais nous n'avions pas compris à cette époque-là qu'une stérilité masculine se jugeait à l'aune de la fécondité féminine. Je m'explique : nous avons appris avec le temps que les spermatozoïdes, même lorsqu'ils étaient atypiques, même lorsqu'ils n'étaient pas très mobiles, même lorsqu'ils portaient en eux des anomalies structurelles, étaient réparés par... l'ovule ! Un ovule est une véritable usine chimique qui transforme un spermatozoïde et l'optimise. C'est la raison pour laquelle dans un couple où souvent vous avez une participation mixte, le pronostic se fait sur l'âge de la femme. Plus la femme est jeune, plus elle a des ovules de bonne qualité qui sont capables de réparer les anomalies des spermatozoïdes.

Pour traiter la patiente, nous lui faisions une stimulation de l'ovulation en l'inséminant avec un sperme préparé en laboratoire (ce qui permet d'optimiser les spermes). Un sperme préparé n'a pas beaucoup de survie et il faut absolument, quand vous faites une insémination avec le sperme du conjoint, que l'insémination ait lieu non pas au moment de l'ovulation, mais au moment où l'ovule est transporté dans la trompe. Ce timing est très important et il est à la base du traitement de certaines stérilités, c'est-à-dire que c'est un package. Il faut, même quand vous avez une stérilité qui est apparemment masculine, traiter la patiente aussi.

Mais il existe aussi des stérilités sans cause

Nous avons des stérilités pour lesquelles nous n'avons pas trouvé de causes, des stérilités dites idiopathiques. Nous devons tout de même les traiter parce que l'on ne peut pas laisser les gens au bord de la route. Ce serait trop facile de dire, comme le font certains médecins qui ne sont pas compétents dans ce domaine : « *Attendez, ça va finir par marcher.* » Non ! Parce que chez les femmes, vous avez un compteur qui tourne. Et plus vous attendez en estimant que le temps va leur donner une chance, plus les ovaires vieillissent et plus ce sera difficile. Donc, il ne faut pas attendre.

Lorsque nous ne trouvons rien, nous nous disons : « *Il y a quelque chose de psychologique.* »

Le côté psychologique existe. Mais généralement, quand c'est une stérilité psychologique, le seul fait d'être accompagnée règle souvent le problème.

Je vous livre des exemples concrets. Un couple vient me voir avec un problème de stérilité. Je leur explique des choses, je les cadre, je les prends en charge, je leur demande de faire des examens et je suis directif. Probablement que cela lève des tabous : la femme est rassurée en se disant : « *Enfin, j'ai été écoutée et il a pris mon problème au sérieux.* » Et elle revient me voir un ou deux mois plus tard en me disant : « *Je suis enceinte.* » Dans ce cas, j'ai pu débloquer une situation en servant de thérapeute alors qu'au départ ma fonction est de jouer sur la cause, sur l'organicité.

Quand vous avez un problème qui est psychologique, c'est vrai que parfois le fait d'avoir reçu des gens, d'avoir montré que vous étiez compétent dans ce domaine, d'avoir fait passer un message, de les avoir rassurés, ça lève les tabous.

Nous arrivons au sujet même du choix du sexe du bébé

J'ai des demandes très fréquentes de choix de sexe. Mais lorsque les couples ont un problème de fertilité, je leur dis que ma priorité est d'abord de traiter le problème de fertilité.

Lorsque le couple n'a pas de problème important de fertilité, il existe des possibilités de choisir le sexe suivant des méthodes naturelles, sur lesquelles je travaille aussi.

Quand j'étais étudiant, j'avais lu les travaux d'un médecin français qui s'appelait le docteur Seguy. Il avait une théorie qui, à mon avis, est la bonne. Il pensait que les spermatozoïdes porteurs du chromosome Y, ceux qui vont donner des garçons, sont beaucoup plus rapides que ceux qui donnent des filles. Il savait donc que le déterminisme du sexe n'était plus lié qu'à l'homme mais aussi à la femme, quel que soit son statut. Pour faire simple, la femme possède des ovules qui sont porteurs du X (fille). Et l'homme a des spermatozoïdes qui portent les chromosomes Y (garçon) mais qui portent aussi les chromosomes X. Le docteur Seguy avait compris qu'il y avait des facteurs masculins, bien sûr, mais qu'il pouvait y avoir aussi des facteurs féminins. Parce qu'il y a des ovules qui choisissent tel spermatozoïde plutôt que tel autre. Toujours est-il qu'il avait évoqué la possibilité d'une plus grande rapidité des spermatozoïdes porteurs du chromosome Y.

> Sa théorie a été de penser que plus le rapport était proche de l'ovulation, meilleures étaient les chances d'avoir un garçon. Pourquoi ? Parce que les spermatozoïdes Y sont plus rapides et ont des chances d'arriver en premier. À l'inverse, quand le rapport était un petit peu distant de l'ovulation (2 ou 3 jours avant par exemple) on avait plus de chances d'avoir une fille. Pourquoi ? Parce que les spermatozoïdes filles avaient de meilleures possibilités de survie dans les voies génitales féminines et donc d'aller tranquillement féconder l'ovule.

Je suis parti de ce concept pour en déduire qu'en insémination, le timing avait sans doute une importance pour obtenir un garçon ou une fille. Quand des femmes viennent me consulter (c'est généralement des femmes) et me disent : « *Je n'ai que des garçons et j'ai envie d'une fille, aidez-moi* », j'écarte évidemment l'idée d'insémination lorsqu'elles n'ont pas de problème de fertilité, mais je les accompagne dans ce timing de rapports sexuels ciblés.

On est beaucoup dans le physiologique aussi. Je leur explique que pour avoir un enfant du sexe désiré, il faut avoir des rapports qui vont tenir compte de l'ovulation. Et je les conseille au cas par cas. Le plus simple, par exemple, étant d'avoir recours à des tests d'ovulation. Mais il existe aussi la possibilité de suivre ça en se rendant dans un laboratoire.

Mes patientes m'appellent et me disent après avoir fait le test : « *Aujourd'hui, je sais que mon ovulation est imminente, c'est le moment d'avoir un rapport avec le plus de chances d'être enceinte.* » Oui, mais il faut être vigilant.

COMMENT ÇA MARCHE UN TEST D'OVULATION ?

Lorsqu'il est positif, c'est que vous produisez en grande quantité une hormone dans le sang qui s'appelle LH (hormone lutéinisante). Ce pic se passe 36 heures environ avant l'ovulation. Quand, par exemple, une patiente va au laboratoire le matin, on lui fait un prélèvement sanguin puis on l'appelle dans l'après-midi pour lui donner les résultats. Là vous voyez qu'il y a un pic de LH. Vous vous dites que ce pic est apparu dans la nuit parce que, généralement la sécrétion de LH apparaît vers 5 heures du matin.
Ce pic de LH va déclencher la ponte ovulaire environ 34 heures après. Le rapport qui va se produire à ce moment-là a sans doute plus de chances de donner un garçon puisque les spermatozoïdes qui seront probablement les plus rapides (ceux qui donnent les garçons) arriveront les premiers à l'ovule.

Les femmes qui viennent me voir pour cela ont différents profils

Il y a beaucoup de femmes pour lesquelles il s'agit d'un véritable besoin. Pourquoi ne pas répondre à leur attente ? Si le fait de ne pas avoir une fille ou de ne pas avoir un garçon est une souffrance pour une femme, le rôle du médecin, c'est de les aider et de faire en sorte qu'elle souffre moins. Parce que la souffrance morale est à prendre en compte.

Il faut essayer de les aider, mais en leur disant : « *Je ne suis pas le Bon Dieu, je vous aiderai avec l'expérience que j'ai et avec mon faible niveau de connaissances dans ce domaine.* » Et je leur explique que l'approche est basée sur le moment de l'ovulation, que ce moment d'ovulation sera déterminé de manière scientifique et que la théorie est de penser que le timing du rapport a un lien avec le sexe donné.

Par exemple, quand une femme veut une fille, il faut bien lui dire que plus le rapport va être proche de l'ovulation, plus elle aura des chances d'avoir un garçon. Donc, il faut qu'elle soit en amont de l'ovulation. En même temps, si on est trop en amont de l'ovulation, elle ne sera pas enceinte. Toute la difficulté est de cerner le pic de LH. Quand elles veulent une fille, ça me paraît plus compliqué paradoxalement que d'avoir un garçon, parce qu'il faut un rapport avant l'ovulation, mais pas trop avant, sinon il n'y aura pas de grossesse.

L'importance de l'accompagnement

Il ne faut surtout pas décevoir les couples qui viennent consulter. Je suis un esprit scientifique, mais il y a des choses qui vont au-delà dans une telle démarche. Pourquoi certains couples vont obtenir une grossesse à un moment donné et pas à un autre ? C'est dans la croyance que ça se joue aussi, le mental. Beaucoup de femmes ont ce besoin de soutien psychologique. Que ce soit avec un homme de religion, un psychologue, un médecin...

Quand les gens viennent me voir, ils se disent : « *C'est un professionnel dans ce domaine, on lui fait confiance et on le laisse mener sa barque.* » Et ça joue dans le résultat, la confiance. La confiance et le plaisir aussi, il faut se sentir libre et serein.

Certains couples me disent : « *Cela fait quatre mois qu'on essaie et nous n'avons pas eu de grossesse.* » Et là je leur recommande tout simplement d'avoir des rapports quand ils en ont envie. Et de ne pas se baser sur les jours du cycle, parce que c'est le meilleur moyen de se bloquer. Je leur conseille ceci : « *Ayez des rapports quand vous en avez envie sans tenir compte de votre désir de grossesse. Arrangez-vous pour qu'il y ait au moins deux rapports dans la semaine parce que ça a été calculé comme ça.* »

Car oui, on peut respecter la technique de ciblage de l'ovulation sans forcément médicaliser ce qui ne doit pas l'être : le plaisir de concevoir. Sauf malheureusement en cas de problème de fertilité. Et là, je me lance à fond dans des séries d'examens pour étudier ce qui se passe.

Il faut voir mon activité dans sa globalité. J'essaie d'aider les couples à avoir un enfant de sexe donné et très vite. Mais cette démarche peut aussi amener à me confronter à des problèmes de stérilité conjugale. Tout peut être lié. Et chaque domaine permet de mieux comprendre le fonctionnement de l'autre. La médecine avance grâce à la multitude des cas rencontrés en consultation.

> En conclusion, pourquoi ne pas essayer d'aider avec les moyens qui sont à notre disposition une femme à avoir un enfant d'un sexe donné si cette frustration engendre une souffrance ? Il faut aider et dire à ces femmes que si, finalement, elles n'ont pas le résultat qu'elles escomptaient, au moins elles se seront battues. Elles auront essayé et plus tard elles n'auront pas de regret ni de remords.

Quant à la partie diététique de la méthode, je laisse la parole à ceux qui sont plus spécialisés que moi dans ce domaine.

Sylvain Mimoun, sexologue, andrologue et gynécologue

Mon travail, mes méthodes

« *J'exerce depuis plus de 25 ans dans ces domaines et j'ai écrit de nombreux livres sur ces sujets. Je me suis toujours intéressé à ces domaines, mais particulièrement à l'époque durant laquelle je me suis rendu compte que je devenais le confident de plusieurs personnes. Des amis, des proches. Ils ou elles me parlaient de certains problèmes qui n'auraient pas été évoqués avec un autre que moi. Et le fait de leur donner des conseils me paraissait naturel. Je me suis ensuite lancé d'une façon plus professionnelle et j'en suis heureux.*

Il n'existe pas beaucoup de propositions dans ce domaine, pour celles et ceux qui ont besoin d'être aidés au-delà de l'aspect médical, donc je suis ravi de le faire. Pour cela, il m'a fallu me spécialiser dans la gynécologie et dans la psychologie. Il faut savoir qu'un soutien moral ne viendra que très rarement d'un gynécologue. Il n'est pas formé pour cela. Lui, c'est un scientifique, compétent sur la technique, mais il refuse la plupart du temps toute idée de psychologie. Or, moi, c'est qui m'intéresse.

Je me suis donc formé à différentes techniques de coaching. La base de mon savoir-faire repose sur une approche systémique : l'individu fait partie d'un système et il est donc influencé par lui. Famille, travail, société... Les personnes dépendent les unes des autres et leurs échanges se font selon des règles implicites de communication utilisées le plus souvent de manière inconsciente. Les difficultés d'une personne signalent parfois une souffrance qui peut être celle d'un système. En d'autres termes, si quelque chose ne va pas, c'est le système dans lequel vous êtes qu'il faut changer. Et si un élément du système change, tout le groupe peut changer.

Un couple est un système à lui tout seul. Une thérapie de couple doit prendre en compte ce système et il faut y chercher l'élément à changer. C'est un moyen rassurant car ça parle aux couples. On ne remonte pas aux sources du drame, dont ils n'ont pas conscience la plupart du temps. Mais on leur parle des choses de maintenant, de ce qu'ils connaissant. Et là, on peut agir concrètement sur le changement. On leur prescrit des conseils concrets au quotidien.

C'est une démarche très active qui nécessite de l'énergie, de l'écoute, de bien prendre toutes les informations nécessaires. Les gynécologues ne sont pas formés pour cela, ce qui peut rendre les choses un peu compliquées dans certains suivis.

Mon métier est aussi celui d'enlever les idées reçues, de remettre les choses à leur place. Par exemple, tout le monde parle des positions sexuelles qui sont censées favoriser la fertilité. Y compris certains gynécologues. On se dit qu'en pratiquant la position du missionnaire on facilite le trajet du sperme et donc des spermatozoïdes. On se dit aussi « *Tiens, je vais faire le poirier après les rapports histoire de lutter contre une attraction terrestre qui fera ressortir le sperme de mon vagin.* » Et dans la théorie, tout ça se tient. Sauf que l'on n'a aucune preuve, aucune validation scientifique. Il ne faut pas oublier que faire des bébés est quelque chose de très naturel, j'ai rarement vu un animal faire le poirier après le coït.

Mais ces conseils permettent en fait d'aider les femmes à se focaliser sur l'objectif, en leur disant ce qu'elles ont envie d'entendre. Donc pourquoi pas ? Personnellement je dis aux couples que la meilleure position pour faire un bébé est celle qui permet à monsieur d'éjaculer le plus facilement à l'intérieur du vagin. C'est comme après le rapport, inutile de tester toutes les positions possibles qui sont censées garder le sperme au fond du vagin. Les deux amoureux restent tendrement l'un à côté de l'autre et savourent leur complicité, cela suffit. Je le répète, le bien-être est le meilleur booster de fertilité.

D'autant plus que le revers de la médaille avec ces conseils en tout genre, c'est d'apporter un aspect mécanique aux rapports sexuels. Les couples se préoccupent de savoir s'ils font la bonne position, s'efforcent de la faire. Ils sont moins dans l'instinct nécessaire dans ce moment-là pour privilégier ce qu'il y a de plus important : le plaisir. Et du coup, on arrive à l'inverse du résultat souhaité.

Toujours au chapitre des conseils, il en existe des biens étranges que l'on retrouve sur certains sites Web. Je ne les répéterai pas ici, mais ces conseils, même s'ils n'ont encore une fois aucun fondement scientifique, peuvent être très utiles pour l'aspect psychologique. Les femmes y croient, et cela apporte une énergie positive à leur fertilité.

La psychologie joue pour les hommes aussi. Un exemple qui me vient en tête : un jeune homme qui n'arrivait pas à avoir d'enfants. Avec sa femme, ils sont venus me voir pour me dire qu'ils avaient beau essayer, ça ne marchait pas. Après leur avoir posé plusieurs questions, j'apprends que le jeune homme n'avait pas été reconnu par son père. J'ai compris que le problème venait de là. Je lui explique, il est sceptique et le couple s'en va. Puis un jour, le jeune décide tout de même d'aller voir celui qui est supposé être son père. Un vieux monsieur de 80 ans. Et ce dernier le reconnaît enfin comme son fils. Eh bien, figurez-vous que la femme de ce jeune homme est tombée enceinte quelques mois plus tard. On sous-estime souvent la puissance du psychologique, chez les femmes comme chez les hommes.

La fréquence des rapports est également souvent évoquée. Avec l'idée que plus on a de rapports, plus on a de chances de tomber enceinte. Alors là, oui... et non. Un couple qui veut faire un bébé est un couple qui cherche à cibler l'ovulation de Madame. Et souvent, je vois des couples qui attendent la période concernée comme des morts de faim, puis qui enchaînent quelques jours de marathon. C'est un rythme que je déconseille. Le meilleur rythme à prendre, c'est d'avoir des rapports réguliers. Tout le long du cycle, tous les deux jours. Et vous tomberez obligatoirement aux bonnes dates (y compris celles pour cibler la conception d'une petite fille ; pour un petit garçon c'est un peu différent).

Cette pratique régulière, sans être trop intense, permet aussi à Monsieur de régénérer son sperme, sinon éjaculer deviendra un peu galère. Et cela permet à Madame de se poser beaucoup moins de questions, de ne pas rentrer dans des calculs savants et donc se sentir libre. Condition essentielle pour bien préparer son corps à concevoir. D'une façon générale, c'est la femme qui prend les choses en mains et qui gère le timing. Donc c'est à Madame de ne pas mettre de pression, ne pas cibler tel ou tel jour et mettre en priorité la notion de plaisir, d'amour, de passion, de complicité. Le secret d'un rapport sexuel réussi est tout simple, c'est le plaisir. Il faut aussi que la femme laisse croire à son mari que c'est lui qui a les choses en mains. C'est là où il sera le plus « performant ». En d'autres termes, rendez-vous désirables le moment venu et laissez faire la nature.

Il n'y a pas de formule secrète miracle pour faire un bébé. Il faut juste respecter certaines logiques. Pour avoir une grossesse, il faut une pénétration et une éjaculation. Donc la base est d'avoir des organes sexuels qui n'ont aucun problème. Une dyspareunie par exemple, c'est-à-dire une douleur chez la femme ou chez l'homme lors des rapports sexuels, est un sérieux handicap. Tout comme le vaginisme, une contraction à l'intérieur du vagin qui empêche la pénétration. Ou encore l'éjaculation précoce, lorsque l'homme jouit avant même la pénétration. Ces problèmes mécaniques, et il y en a d'autres, doivent être soignés en priorité. Sinon pas de fécondation possible, puisque pas de rapports. Et puis il y a les petits conseils du quotidien. Comme celui de ne pas laisser ses attributs masculins dans des endroits trop chauds (ou trop serrés). Éviter les rapports après une séance de sauna par exemple. D'ailleurs à ce sujet, nous nous sommes aperçus que certains métiers compliquaient un peu la fertilité des hommes, à cause de la chaleur. Comme le boulanger devant son fourneau par exemple.

Mais une fois ces problèmes évoqués, je reviens à ce qui est pour moi d'une importance capitale pour être fertile : avoir un rapport sexuel plaisant. Et là j'ai mon rôle à jouer, je suis un coach. Il y a les moments où c'est très psychologique, les moments où l'on parle tout de même un peu de technique. Je leur conseille de se mettre sur un terrain plus ludique, de s'amuser, de se faire plaisir, de rigoler, de se faire des massages. Mais en revanche, en cas de problèmes de fertilité, je les oriente vers un gynécologue. Il est mieux de travailler en binôme, un médecin pour le côté fertilité et l'autre pour le côté sexuel.

Je leur apprends aussi ce que j'appelle « l'égoïsme partagé ». L'idée est de savoir se faire plaisir soi-même dans le but de faire plaisir à l'autre. Lors du rapport sexuel, par exemple, si vous n'êtes focalisé que sur le fait de vouloir faire jouir votre femme, vous risquez de ne pas y arriver. Alors que si vous êtes concentré sur votre plaisir, vos sensations, il y a de fortes chances que votre partenaire prenne aussi énormément de plaisir. C'est bien de donner à l'autre, mais il ne faut pas s'oublier car ce n'est bon ni pour l'un ni pour l'autre. Parfois il y a un vrai blocage à son propre plaisir et il est nécessaire de débloquer les choses par hypnose. C'est un vaste sujet. D'ailleurs j'ai écrit un livre avec

François Ducroux à ce sujet, qui s'appelle *L'égoïsme partagé*, aux éditions Eyrolles.

Concernant les méthodes naturelles qui aident à choisir le sexe de son bébé

Ce que je peux déjà vous dire, c'est qu'aucune position sexuelle ne favorise la conception d'une fille ou d'un garçon. En revanche, il est évident que le suivi du cycle joue un rôle important, de par la différence entre les spermatozoïdes X et Y. Les premiers étant plus résistants et les seconds plus rapides, il suffit de bien cibler les dates de rapports par rapport à l'ovulation pour mettre toutes les chances de son côté pour choisir le sexe de son bébé.

Je travaille depuis quelque temps dans le bureau voisin d'un gynécologue qui pratique depuis très longtemps avec ses patientes le régime pour orienter le pH, toujours dans le but de choisir le sexe de son bébé. Je sais qu'il existe beaucoup de demandes, et je les comprends parfaitement. Je sais au final que le principe marche bien.

Le régime était rigoureux et difficile à suivre à une certaine époque. C'est tout l'intérêt de la méthode *MyBuBelly* d'ailleurs, l'avoir rendue accessible et simple. C'est un vrai savoir-faire que de suivre ces patientes-là. Disons que cela pourrait être un travail d'équipe : la méthode *MyBuBelly* pour les aider à préparer leur corps et à cibler le bon moment pour les rapports. Et moi pour leur permettre que leurs rapports se passent le mieux du monde.

Joëlle Tubiana, spécialisée en nutrition et diabétologie, endocrinologue

Mon travail, mes méthodes

« *Je me suis beaucoup occupée du diabète de grossesse. Ce diabète peut apparaître au 3e trimestre et disparaît à la fin de la grossesse, ou alors s'enchaîne avec quelque chose de plus grave. C'est pour cela qu'il ne faut pas le prendre à la légère. Il s'agit de la capacité pour une femme enceinte de métaboliser le sucre. Cela se traite par la nutrition.*

En France, dans le cursus des études de médecine, la nutrition était de mon temps plutôt mal enseignée. On la considère encore, à ce jour, comme une « sous-spécialité ». Or, dans nos pratiques on se rend vite compte que c'est très souvent la « pierre angulaire » de nombreux problèmes médicaux. Et même, avec l'activité physique, le socle de la prévention médicale.

Les raisons de ce « rejet » sont multiples mais c'est surtout une discipline chronophage pour le praticien. En France où la consultation médicale est immensément sous-valorisée, peu de mes confrères ont le temps de l'aborder. J'ai eu la chance de pouvoir l'étudier avec de grands professeurs et des médecins passionnés.

Puis j'ai pu constater, grâce à ma propre pratique de la médecine, l'impact phénoménal et la quantité de problèmes améliorés, voire traités par une alimentation adaptée : fertilité, surpoids, maladies métaboliques, problèmes cardiovasculaires, mais aussi digestifs, voire dermatologiques... C'est toujours immensément satisfaisant pour un médecin de ma génération de guérir sans trop prescrire de « chimie ». Avec pour devise *Primum non nocere* (en premier ne pas nuire).

Le rapport entre fertilité et nutrition

Il y a quelques années j'ai écrit un article destiné aux gynécologues-obstétriciens, qui traitait précisément de ce sujet (*Abstract Gynécologie : Nutrition et fertilité*). En effet, une étude randomisée américaine venait de paraître et il me semblait nécessaire d'en avertir les gynécologues.

On sait depuis longtemps que l'obésité (comme la maigreur) représente un frein à la fertilité.

On connaît le rôle de l'IMC (Indice de masse corporelle) sur les troubles de l'ovulation. Ainsi que le rôle de l'insulino-résistance (elle-même aggravée par le surpoids) sur l'axe hypothalamo-hypophyso-ovarien. Cette étude, réalisée sur une importante cohorte, a permis de mettre en place 10 mesures qui améliorent chacune « les chances » de procréer et qui, lorsqu'elles sont combinées, ont un effet surprenant sur l'infertilité due aux troubles de l'ovulation.

Il y a bien sûr des cas spécifiques. Il existe des syndromes métaboliques connus dans lesquels la perte de poids et l'amélioration de l'insulino-résistance permettent de traiter une infertilité :

- Le syndrome des ovaires micropolykystiques.
- Les diabètes déséquilibrés ou méconnus.
- Les états prédiabétiques.
- Certains troubles de la thyroïde...

À côté de cette liste non exhaustive, je dois évoquer les troubles psychiques liés à l'obésité et au surpoids. Et enfin je tiens aussi à parler du diabète gestationnel (ou diabète de la grossesse) qui peut entraîner de nombreuses complications s'il n'est pas bien pris en charge. Et cette prise en charge est surtout nutritionnelle (l'insuline n'est instaurée qu'en cas d'échec des mesures hygiéno-diététiques).

L'influence de la nutrition sur la fertilité dans la pratique

Lorsque j'avais mon cabinet parisien, beaucoup de patientes venaient me voir pour un suivi spécifique dans la période de préconception. L'idée était bien sûr de travailler sur la fertilité. De nos jours, les gens tentent de se reprendre en main et l'on peut faire des choses incroyables avec la nutrition. Y compris pour les futurs papas. Par exemple les hommes obèses ont tendance à avoir des dysfonctionnements œstrogéniques. Ce qui entraîne une hypo-infertilité. Car le tissu graisseux va transformer les stéroïdes en ostéogènes, ce qui va avoir un impact dans la production des spermatozoïdes. Il existe beaucoup de causes d'infertilité, mais ce n'est pas toujours une science exacte.

La meilleure façon de déterminer un suivi spécifique efficace, en préconception par exemple, est de bien connaître nos patients. En se posant les bonnes questions ! Un bilan biologique « basique » permet de dépister de nombreuses pathologies métaboliques.

Le suivi nutritionnel doit vraiment s'adapter à chaque patient et à son mode de vie, à sa façon de s'alimenter. Même s'il existe des bases communes, bien sûr.

Prenons le cas des produits alimentaires industriels. Pour suivre la première recommandation qui lie fertilité et nutrition, il faut diminuer les graisses saturées et éviter les graisses *trans*. Mais attention, car nous avons besoin des graisses, il ne faut donc pas toutes les éliminer, mais juste celles qui sont toxiques. Or, il se trouve que ces graisses toxiques sont justement présentes dans l'alimentation industrielle. Mais il faut prendre aussi en compte qu'il y a parfois du bon dans l'alimentation industrielle. Nous sommes là pour aider à faire le tri, en fonction des besoins du patient. Par exemple, tout ce qui est soda allégé, c'est-à-dire aspartame et édulcorant, c'est non ! C'est un parcours du combattant durant lequel un accompagnement est indispensable. Et surtout il faut être honnête avec soi-même.

La règle est d'éviter que le régime soit trop restrictif. Lorsque j'ai découvert la nutrition à l'Université de Stanford aux États-Unis, j'ai découvert en même temps des méthodes simples, une écoute et des solutions peu contraignantes.

La règle de base pour moi est la suivante : nous sommes des omnivores. Il faut manger de tout, mais avec régularité. Si le régime est trop compliqué, trop restrictif, la patiente ne le suivra pas. Dans l'idéal, c'est une habitude alimentaire à suivre toute sa vie.

Pour chaque patiente, je fais du sur-mesure. Il n'existe pas de protocole précis car il faut s'adapter à chaque cas. Et il faut être à l'écoute, parce qu'elle a vraiment besoin d'être aidée.

De l'importance du coaching en nutrition

De nos jours, dans les pays riches et industrialisés, tout le monde aurait besoin d'une éducation alimentaire. Il y a tant de fausses notions, de pièges et de malentendus concernant la nutrition. De plus, peu de gens ont vraiment conscience de la façon dont ils mangent réellement. C'est un constat empirique qui n'a cessé de se vérifier. Ce n'est pas par « mensonge conscient » mais plutôt un problème de représentation. On se souvient de la frustration (d'où la pénibilité de certains régimes) mais on oublie les petits grignotages. Ou l'on n'a pas fait attention à la quantité de l'association « pain/alcool/fromage » du dîner de la veille, que l'on pensera pourtant équilibré.

Vérifiez vous-même. Posez cette question : « *Que mangez-vous au déjeuner ou dîner ?* » Vous aurez des réponses formatées du genre : « *Du poisson, des légumes ou une salade.* »

Alors que si vous posez la question : « *Qu'avez-vous mangé hier soir ?* » Vous aurez une réponse gênée du genre : « *Ah oui ! mais hier soir c'était une exception, je n'avais pas le temps, il n'y avait plus rien dans le frigo... donc j'ai mangé une pizza 4 fromages, ou un fast-food, avec un gros dessert.* »

L'exception est souvent l'habitude. Les gens sont sincères et ne pensent pas essayer de mentir, surtout lorsque l'on offre une écoute purement analytique sans jugement.

Souvent, le problème vient donc du fait que l'on n'est pas conscient de sa façon de manger. Les gens viennent avec des idées reçues, ils sont comme des mouches qui se cognent à une vitre, puis se cognent de nouveau et se cognent encore. C'est-à-dire que chaque année, ils refont la même erreur, persuadés de bien faire. Et persuadés de ce qu'ils ont lu dans tel ou tel magazine. Ils ont la certitude que pour perdre du poids, il faut s'affamer. C'est tomber dans le piège de l'industrie et des médias. Un régime, ce n'est pas 3 mois intenses mais quelque chose à installer sur le long terme. Alors ils lisent un truc dans les médias, écoutent les conseils d'une copine et du coup se persuadent de mauvaises informations.

Venir voir un nutritionniste, c'est accepter de remettre en cause ses certitudes. Car la restriction, la frustration, ça ne marche pas. Par exemple, vous vous dites « *J'arrête les pâtes* » : vous créez une frustration, difficile à tenir sur le long terme. Alors que si vous changez pour de bon vos habitudes avec des pâtes complètes, accompagnés de légumes, cuisinées de telle façon qui vous convient, vous oublierez définitivement vos pâtes grasses qui étaient mauvaises pour vous. L'idée est de reconstruire son alimentation. Et se dire : « *Ce n'est pas grave, je mange mal, la plupart des gens mangent mal, je vais changer ça.* » Et ne pas résister à ce que je vous dis. L'alimentation, c'est une chose que l'on pratique 3 fois par jour toute sa vie, c'est assez difficile à modifier.

Mais pas impossible. Pour cela, il faut accepter de s'être trompé et ne plus recommencer les mêmes erreurs. Un régime n'est pas une souffrance, c'est un mode de vie à recréer.

Ma pratique m'a permis de mettre en évidence ce point fondamental très largement sous-estimé, qui fait que les gens qui ont un problème lié à la nutrition (comme le surpoids) se sentent vraiment dans un état d'impuissance et d'incompréhension. Réévaluer correctement son alimentation est le premier pas vers son amélioration.

Ma méthode d'accompagnement du patient repose avant tout sur une écoute. Il faut vite comprendre les mécanismes sous-jacents à la mauvaise prise alimentaire. Manque d'information ? Troubles du comportement alimentaire ? Maladie métabolique ? Place des facteurs génétiques ? Ne pas être dans ce que nos patients perçoivent comme un jugement. Des termes comme « c'est mal » ou « c'est bien » n'ont pas leur place dans la démarche. Nos patients ont besoin d'aide. En revanche je n'hésite pas à les mettre devant leurs propres incohérences en leur redemandant très souvent s'ils veulent vraiment poursuivre, dès que je me rends compte qu'ils n'adhèrent plus au projet. Je ne les infantilise surtout pas. Je leur explique qu'il ne s'agit PAS d'un régime qu'ils devront faire pendant 3, 6 ou 12 mois pour revenir ensuite à leurs habitudes antérieures mais qu'il s'agit d'une méthode qui doit reconstruire une alimentation faisable et adaptée à vie.

Voilà pourquoi les régimes trop restrictifs sont toujours voués à l'échec. Personne ne peut manger « sinistre » à vie, ce serait insupportable et dangereux. Il existe tant de pièges alimentaires, tant de mauvaises habitudes et de notions erronées dont on peut se débarrasser.

Des études pour répondre à une question que beaucoup se posent : pourquoi mon alimentation a-t-elle un impact sur ma fertilité ?

En 2007 les chercheurs Chavarro Jorge, Willett Walter et Skerett Patrick du département de Santé publique de l'École de médecine de l'Université d'Harvard (Cambridge) publient les conclusions d'une étude prospective menée pendant 8 ans, portant sur un échantillon de 18 555 infirmières en âge de procréer et sans problème connu d'infertilité (étude appelée « *Nurse's Health Study II* », NHS II).

De cette étude sont ressorties 10 recommandations de base :

1. *Diminuer les graisses saturées et éviter les graisses trans.* Que l'on trouve spécifiquement dans l'alimentation « industrielle ».
2. *Privilégier la consommation des graisses mono et poly-insaturées* comme les huiles de canola, de noix et d'olive.
3. *Augmenter la consommation de protéines végétales* provenant des légumineuses et des oléagineux.
4. *Privilégier la consommation de glucides à charge glycémique* (CG ou *glycemic load*) basse.
5. *Consommer 1 portion de lait entier* ou même de crème glacée par jour. Il faut noter que c'est cette dernière recommandation qui a fait le succès populaire de la méthode...
6. *Prendre un complexe de vitamines* contenant de l'acide folique et vitamines du groupe B.
7. *Privilégier les sources végétales de fer* aux dépens de la viande rouge.
8. *Boire de l'eau.* Le café, le thé et l'alcool peuvent être consommés avec modération, les sodas sont à éviter.
9. *Avoir et maintenir un IMC* entre 20 et 24 kg/m^2.
10. *Avoir une activité physique régulière* et cela, surtout si votre IMC est supérieur ou égal à 20 kg/m^2.

L'étude complète démontre ces points à l'aide de tableaux comparatifs qui confirment les rôles des bons et des mauvais lipides, des glucides à modérer, des protéines à privilégier, avec les conséquences en apports en fer, sels minéraux et antioxydants. Et surtout le bénéfice pour la fertilité de supprimer tel ou tel aliment ou pourquoi pratiquer une activité physique est très important. L'unité de mesure étant l'amélioration ou le trouble de l'ovulation.

Si l'on pouvait dresser une liste des principales causes d'infertilité ?

Chez la femme, ce sont très clairement les troubles de l'ovulation. Ces troubles peuvent être la résultante de syndromes métaboliques, du surpoids mais aussi évidemment de l'âge. Hélas, les troubles psychologiques sont assez mal étudiés et l'histoire de la médecine regorge littéralement d'exemples de femmes infertiles qui arrivent à procréer naturellement après une adoption par exemple ou une FIV, c'est-à-dire lorsque la pression a disparu.

Ces histoires sont toujours surprenantes et c'est ici que la place du « coaching » est fondamentale. Les progrès de la médecine dans l'infertilité sont extraordinaires, nul ne pourrait le contester. Mais il est maintenant temps d'y ajouter d'autres méthodes plus personnelles. Comme *MyBuBelly* par exemple.

À propos de la méthode MyBuBelly

Forcément, une méthode qui améliore la fertilité par l'alimentation, je trouve ça bien. L'infertilité est traitée très médicalement en général. Lorsqu'il y a la possibilité, pour des femmes qui n'ont pas de problèmes graves bien sûr, de booster naturellement la fertilité, c'est une bonne chose. Cela apporte un angle nouveau à cette période de préconception. Encore une fois le coaching est très positif en nutrition. On propose de manger des bonnes choses, on facilite le quotidien.

MyBuBelly est une façon de se prendre en main avant de concevoir son bébé

Dans un univers ultra-médicalisé voire déshumanisé (en PMA on soigne souvent des courbes hormonales, des chiffres, on oublie les patientes), parler aux femmes du fonctionnement de leur corps, des hormones et puis de ce qu'elles mangent est révolutionnaire ! Il ne fait aucun doute qu'une telle démarche, si elle était systématisée, permettrait de réduire significativement les prises en charge médicalisées en PMA. Plus de *MyBuBelly* veut dire moins de stimulations ovariennes voire de FIV inutiles

> Choisir le sexe de son enfant est un désir que je considère normal. J'ai plusieurs amies qui ont 3 garçons, ou 4 filles, et qui rêvent d'équilibrer leur famille. Ce n'est pas un luxe, c'est légitime.

C'est aussi une porte d'entrée vers la question du bien-être, de la fertilité, de la possibilité d'être mère. Ce sont des notions complètement inexplorées d'une façon médicale. La médecine de la fertilité peut se représenter avec une courbe hormonale et des chiffres. Alors qu'il existe sans aucun doute un lien entre le cerveau et les ovaires, il ne faut pas sous-estimer la psychologie dans la période de préconception.

La méthode *MyBuBelly* permet d'agir sans se sentir jugée. La femme vient avec une question, le choix du sexe de son bébé, et repart avec une meilleure santé, un corps qui va mieux et qu'elle comprend mieux. Donc c'est forcément bien.

La réponse à la question de la fertilité n'est pas toujours médicale, ou complexe. Il suffit de s'occuper de soi, bien manger, suivre son cycle, mieux se connaître et suivre les recommandations basiques qui sont pourtant si importantes (ne pas fumer, faire du sport...). *MyBuBelly*, c'est se dire que les choses dépendent de soi et que les mécanismes que l'on pensait complexes ne le sont pas forcément finalement.

Quant à moi, je suis maman de 2 garçons. Et j'aurais bien aimé avoir une petite fille pour équilibrer la famille. D'autant plus que j'ai toujours vécu l'accouchement comme un moment heureux.

Isabelle Luquet, naturopathe

Mon travail, mes méthodes

« Le naturopathe est un éducateur de santé. Dans le sens où l'on va apprendre ou réapprendre aux personnes à vivre de manière saine, en adéquation avec leur corps, leur tempérament, leur mode de vie, leur morphologie. Il s'agit d'une pratique complémentaire à la médecine traditionnelle. L'idéal étant d'établir pour un patient un accompagnement en symbiose avec un médecin traditionnel. Je ne remplace pas le médecin. Je ne remplace pas le nutritionniste non plus. Ma pratique est plus élargie, je prends en considération la morphologie, le rythme de vie. On peut aller voir le naturopathe après le nutritionniste. Le nutritionniste est plus ponctuel dans sa démarche, ou très ciblé comme un régime végan par exemple. Le naturopathe est plus sur le rythme de vie dans le long terme. C'est une synergie de plein de choses.

On vient voir un naturopathe lorsque l'on se sent en baisse d'énergie, ou que l'on a besoin de maigrir, ou de passer une étape de la vie de manière plus sereine, enlever les désagréments (adolescence, grossesse, vieillesse, ménopause). Le corps adresse des signes, on en fait quoi ? Comment l'aide-t-on à s'accepter ? Eh bien en apportant les vitamines, les nutriments. En s'adaptant par rapport à son rythme de vie. C'est du réglage alimentaire, physique, psychologique. Il existe des produits qui peuvent être prescrits à tous les âges de la vie. On va prendre des conseils sur une hygiène de vie, pour relancer les énergies. En cas de fatigue, d'encrassement du corps. On peut relancer la machine.

Certaines personnes viennent me voir avec un désir de grossesse, pour aider leur fertilité. Il faut faire « une petite enquête », comprendre l'énergie de la personne. Puis on élabore une cure basée sur l'hygiène de vie pour mettre son corps en état d'accueillir son bébé, que ce soit bien vécu pour la future maman par rapport aux déséquilibres hormonaux, à l'humeur. Pas trop d'alcool, pas trop de cigarettes, attention à la gestion du stress, au sommeil, à la vie professionnelle. Je suis là pour qu'elles prennent conscience des choses. Pour arriver à les sensibiliser, pour donner aussi des automatismes aux enfants plus tard. Pour compenser les excès. C'est du coaching très individualisé : les gens viennent me voir car ils peuvent parler, malgré la pudeur, de sujets intimes. Le but est que la personne arrive à mettre en place sa propre hygiène de vie.

La différence entre naturopathe et nutritionniste

À la différence du naturopathe, le nutritionniste ou le diététicien est spécialisé dans les problèmes liés à l'alimentation. Il exerce en milieu hospitalier ou à titre libéral, il prévient et traite des maladies de la nutrition telles que le surpoids, l'obésité, les allergies alimentaires, les problèmes de transit ou encore le diabète... On le consulte donc généralement pour traiter des troubles alimentaires plus graves que le simple besoin de maigrir.

Le naturopathe, quant à lui, dispense des conseils d'hygiène de vie pour mieux manger, mieux respirer, mieux dormir, être mieux dans sa peau... Il appréhende la personne de manière globale. Dans un premier temps, le naturopathe procédera à une étude détaillée des habitudes de son client (car on ne parle pas de patient en naturopathie). Quelles sont ses habitudes alimentaires ? Exerce-t-il une activité physique ? A-t-il des problèmes de sommeil ? L'alimentation devra être de qualité, la moins toxique possible afin d'éviter ce que l'on appelle un encrassement des humeurs (ces liquides qui nous composent et que sont le sang, la lymphe et les sérums intra et extra-cellulaires).

L'importance du coaching

C'est avant tout un accompagnement individualisé qui est propre à la personne venue consulter. Il vise à donner les clefs d'une hygiène de vie qu'il faudra faire sienne sur le long terme. Tout écart devra être géré en conscience et anticipé.

On privilégiera dans l'alimentation, le bio mais pas n'importe quel bio. Il faudra que les aliments soient le moins transformés possibles. Je m'explique : une pizza, bien qu'elle soit bio, n'est pas pour autant saine. Amusez-vous à lire la liste des ingrédients qui la composent et plus celle-ci sera compliquée moins je vous conseille sa consommation.

Le mieux est de consommer les légumes les plus frais possibles, des huiles alimentaires de qualité et de privilégier certains types d'aliments et d'en remplacer d'autres, en fonction de la problématique qui nous occupe. Mais l'approche de l'individu est intéressante en naturopathie parce qu'elle est avant tout holistique (globale). L'expression « holistique » fait référence à une médecine non conventionnelle, désignant des méthodes qui vont tenir compte de la « globalité de l'être humain » sur ses plans physique, émotionnel, mental et spirituel. Le client sera considéré comme un individu dans sa totalité et non comme un malade au sens allopathique dont l'approche est plus symptomatique.

On posera ensemble les bases d'une bonne digestion, d'un meilleur sommeil, d'une pratique sportive régulière, d'une respiration en conscience et d'une meilleure gestion du stress. Ceci afin de s'approcher au mieux de la santé même si l'environnement des grandes villes n'est pas toujours propice au lâcher-prise. Il faudra s'adapter car on ne peut pas tous partir vivre au soleil ou à la montagne (selon les goûts), même si l'envie est parfois plus forte que la raison !

Sur la méthode MyBuBelly et les méthodes naturelles qui augmentent les chances de choisir le sexe de son bébé (par l'alimentation, le suivi du cycle)

En tant que naturopathe

À partir du moment où l'approche par les méthodes dites naturelles est adaptée à la physiologie de la personne qui vient consulter, qu'elle n'atteint pas l'intégrité de son métabolisme général et qu'elle reste dans le respect de son individualité, en tenant compte de ses points forts et de ses faiblesses, je n'ai pas de problème éthique particulier quant à proposer à une femme la possibilité de choisir le sexe de son enfant. Et d'ailleurs, qui n'a jamais rêvé d'influencer la nature pour choisir le sexe de son bébé ?

Ce qui m'importe en tant que naturopathe, c'est de prendre en compte le fait que nous sommes tous différents les uns des autres et que, par conséquent, nos besoins ne sont pas les mêmes, ni nos réactions. Il faut donc être dans une démarche qui respecte impérativement l'individu, son cycle et sa santé et éviter de sombrer dans le systématisme, en vue d'une uniformisation.

Personnellement, ayant été élevée dans une famille où les femmes avaient une place importante dans mon quotidien, j'ai souvent entendu parler de régimes ou de recettes de grands-mères qui se transmettaient de génération en génération afin de mettre le plus de chances possible pour avoir une petite fille ou un petit garçon.

En tant que maman

Ce qui m'importe le plus, en tant que future maman que j'ai été et maman que je suis aujourd'hui, de deux grands garçons, de bientôt 22 et 25 ans (des bébés du printemps), c'est d'abord que tout enfant puisse arriver sur cette terre en santé.

Tant qu'il n'y a pas de modification génétique quelconque ou d'utilisation de molécules synthétiques avec effets secondaires et visant à modifier le processus normal de procréation, cela ne me gêne pas que l'on puisse proposer la possibilité de choisir le sexe de son enfant. Si tel est le désir assumé des futurs parents.

Certains trouveront que cela enlève de la magie. Vraiment ? Regardez l'évolution fulgurante des échographies qui vous offrent non seulement la possibilité de connaître le sexe de votre enfant mais vous le présentent désormais en 3D et en couleurs ! Sur les onze années d'écart qui me sépare d'avec ma plus jeune sœur, j'ai dû me rendre à l'évidence que la technologie, en matière de suivi médical, avait fait un bond considérable.

Personnellement, je pense que si la méthode *MyBuBelly* avait été proposée à ma petite maman, avant même qu'elle n'envisage d'entamer sa 3e grossesse, elle aurait sans doute adhéré au principe. Elle espérait que ce serait un petit garçon ! Mais le hasard en a voulu autrement puisque ce fut une 3e fille dont elle reste toujours très fière.

> Je conclurais, en rappelant que cette démarche doit rester volontaire, choisie et assumée par des femmes qui ont leurs propres raisons d'avoir été convaincues par cette méthode. Elle doit rester naturelle et exempte de tout systématisme manichéen. Ce qui est le cas de la méthode *MyBuBelly* aujourd'hui. Elle est née de l'idée d'une maman qui avait

envie de partager une méthode ayant fonctionné à deux reprises pour elle !
Il faut savoir vivre avec son temps et ne pas systématiquement aller vers la sanction, l'interdiction. Tant qu'il y a respect du corps, de la santé et de l'esprit, l'essentiel est dit.

Emmanuelle Barrali-Golstenne, radiologue spécialisée en imagerie pédiatrique et fœtale (Centre d'échographie mère-enfant à Paris)

Mon travail, mes méthodes

« Je suis en charge des échographies de grossesse et des échographies pédiatriques. Je suis ancien Interne de Spécialité en Radiodiagnostic et Imagerie Médicale, ancien Chef de Clinique Assistant des Hôpitaux de Paris (service de Radio-pédiatrie Hôpital Necker Enfants Malades Paris). Ancien Praticien dans le service d'imagerie de l'Hôpital Franco-britannique à Levallois-Perret. J'ai collaboré dans de nombreuses publications en radio-pédiatrie et diagnostic prénatal.

Mon activité principale est de faire des échographies à des futures mamans. On réalise des échographies en 2D mais également en 3D ou en 4D. Le mode 4D est un procédé plus récent qui rencontre un sérieux succès. Les mamans adorent ça, elles y voient le visage de leur bébé avec des détails troublants. Puis après la naissance, les parents sont plutôt fiers de nous envoyer des photos de leur bébé pour nous montrer que les images 4D étaient vraiment proches de la réalité.

De notre côté, toutes ces technologies permettent surtout de contrôler que le fœtus et la maman vont bien.

On a constaté ces dernières années une évolution sociétale. Les femmes sont mamans de plus en plus tard. Nous avons eu ici des grossesses tardives qui auraient été inimaginables il y a quelques années. Il faut être plus vigilant car ce sont des patientes à risques (vasculaires, diabète, petit bébé, tension...)

Il y a 3 principales échographies tout le long de sa grossesse

Ces 3 échographies, une par trimestre, sont conseillées, mais elles ne sont obligatoires.

LA DÉFINITION DE « LA SEMAINE D'AMÉNORRHÉE »

- *Quand on parle en semaines de grossesse (SG),* l'âge réel du bébé, on part de la date supposée de l'ovulation et on ajoute 39 semaines, la durée moyenne d'une grossesse.
- *Quand on parle en semaines d'aménorrhée (SA),* on part du dernier jour des dernières règles. On ajoute donc 2 semaines.

La grossesse dure 39 semaines, ce qui fait donc 41 semaines d'aménorrhée. Quand votre médecin évoque votre grossesse de 33 SA, cela correspond à 31 SG.

L'échographie du 1er trimestre

Elle doit avoir lieu entre la 11e et la 13e semaine d'aménorrhée, c'est-à-dire entre la 9e et la 11e semaine de grossesse. Cette échographie permet justement de dater la grossesse. C'est la première rencontre avec le bébé. La grossesse se concrétise.

L'objectif de cette échographie est de vérifier la bonne vitalité du bébé, qu'il pousse bien au bon endroit. Je regarde si tous les organes sont là, si le bébé est bien complet.

Je mesure également la clarté nucale : c'est à ce moment-là que l'on peut déceler le risque de trisomie 21. Si la mesure de la clarté nucale n'est pas conforme, il faudra alors pratiquer une amniocentèse (un prélèvement de liquide amniotique dans lequel baigne le fœtus). Si jamais malheureusement je décèle une anomalie lors de cette mesure de clarté nucale, il faut évidemment soutenir psychologiquement les parents.

Même démarche bien sûr lorsque l'échographie confirme une fausse couche. J'essaie d'enlever la culpabilité, leur dire que ce n'est pas leur faute, qu'il arrive que la nature ne fasse pas toujours les choses bien. Et que l'on va se revoir bientôt pour une nouvelle grossesse. Lorsque c'est la première fausse couche, évidemment la patiente est effondrée. Mais pour beaucoup de mamans, ce n'est pas la première fois. Elles le prennent du coup avec un relatif recul, presque une habitude, persuadées que la prochaine fois sera la bonne. La fausse couche est fréquente, surtout jusqu'à la 9e ou 10e semaine d'aménorrhée. La patiente peut avoir des pertes de sang plus ou moins importantes. Et c'est à l'échographie que cela se confirme. Une patiente a plus de risques de faire une fausse couche si elle a un antécédent d'IVG ou de grossesse extra-utérine. Ce risque augmente aussi avec l'âge.

Pour en revenir à quelque chose de plus positif, cette échographie du 1er trimestre, c'est la possibilité d'écouter battre pour la première fois le cœur du bébé. Je commence par ça d'ailleurs. C'est toujours un grand moment d'émotion. Dans 90 % des cas, le mari est là. Il tient la main de sa femme, on sent de la retenue mais c'est un moment de partage incroyable. Bon, il arrive aussi qu'une maman reste impassible ou que la grand-mère un peu envahissante soit là pour casser l'ambiance. Mais c'est rare. Ce qui est curieux, c'est que plus le couple a d'enfants, plus la femme vient seule à cette première échographie. Comme s'il y avait une habitude, qu'il n'y avait plus d'effet de surprise.

L'échographie du 2e trimestre

La deuxième échographie a lieu entre la 22e et la 24e semaine d'aménorrhée (entre la 20e et la 22e semaine de grossesse). C'est l'échographie morphologique.

Le bébé est assez gros pour que l'on puisse étudier et mesurer tous ses organes. C'est à ce moment-là que l'on peut trouver plus facilement des malformations des différents organes, notamment le cœur, le cerveau... S'il y a un problème, je vais le voir immédiatement. Puis il faut l'annoncer aussitôt aux parents, ce qui demande évidemment à chaque fois beaucoup de psychologie pour s'adapter aux personnes que j'ai en face de moi. Puis la patiente est référée vers un centre spécialisé multidisciplinaire, qui fera le bilan, et qui verra si la grossesse est viable ou pas. Ensuite ce sera la décision des parents.

L'échographie du 3e trimestre

Cette troisième échographie est celle du « bien-être fœtal ». Elle a lieu entre la 31e et la 33e semaine d'aménorrhée, c'est-à-dire entre la 29e et la 31e semaine de grossesse. Et normalement, c'est la dernière échographie avant la naissance.

Les parents sont de plus en plus rassurés, ils sont sereins.

Je vois si le bébé a bien grossi. S'il est dans sa bonne position, c'est-à-dire retourné, la tête en bas. Si le fœtus est en siège, on peut refaire parfois une échographie plus tardive.

Si le placenta est trop bas il y a un risque accru d'hémorragie pendant l'accouchement. Si le placenta recouvre l'orifice interne du col, l'accouchement par voie basse est impossible.

Les autres examens

En plus de ces trois échographies, la patiente fait le plus souvent deux examens complémentaires.

L'échographie Doppler

L'étude Doppler est faite en systématique pendant toutes les échographies pour étudier la vascularisation au niveau du fœtus et surtout au niveau du cordon ombilical. Cela permet de vérifier que la nutrition du bébé est correcte.

Radio du bassin

Plus rarement, on réalise une radiographie ou un scanner du bassin à la maman pour vérifier s'il est assez large pour un accouchement par voie basse (gros bébé, siège).

Et en période de préconception ?

En période de préconception, il y a l'échographie qui permet de détecter l'ovulation. Il s'agit du monitorage de l'ovulation. C'est demandé par le gynécologue à différents temps du cycle : J3, J10 ou J14. On y regarde les follicules dans les ovaires. Dans le cas normal, un follicule grossit plus que les autres : il est appelé le follicule dominant. Cela se produit de façon aléatoire dans l'un ou l'autre ovaire. Après l'ovulation, on voit la trace de ce follicule vidé. Il est appelé un « corps jaune ». Avec ce procédé on peut aussi s'apercevoir lorsqu'il n'y a pas d'ovulation.

Ce monitorage permet un repérage d'ovulation pour différents cas : un problème de fertilité, une PMA (ex : FIV). Ou, pourquoi pas, cibler la date de conception pour tenter d'avoir une petite fille ou un petit garçon. Mais je n'ai jamais eu ce cas.

On peut aussi à avoir recours à l'échographie en période de préconception pour d'autres vérifications. Pour déceler une malformation utérine par exemple, comme des fibromes.

L'annonce du sexe du bébé

À titre personnel, j'arrive à déceler le sexe du bébé à la première échographie, dans 80 % des cas. Entre la 12e et la 13e semaine d'aménorrhée. Mais uniquement si le bébé de profil est dans l'axe tête-fesse. À ce moment-là, le bourgeon génital, qui jusque-là était identique pour les filles et les garçons, commence à se différencier. Par rapport à l'axe tête-fesse, le bourgeon va se raccourcir et devenir horizontal pour une petite fille. Et perpendiculaire pour un garçon. Il est tout de même plus sage d'attendre la deuxième échographie, le bourgeon devenant clitoris ou zizi avec les bourses en dessous. Là, on ne se trompe plus. D'ailleurs quand je ne suis pas sûre, je ne dis rien.

Une erreur est compliquée à gérer ensuite. Car la radiologue qui se trompe au 1er trimestre et rectifie le tir au 2e trimestre aura provoqué entre-temps chez les parents une préparation mentale à avoir un enfant d'un sexe alors que c'est l'autre qui va finalement arriver. C'est pire lorsqu'il s'agit de parents qui veulent un sexe en particulier. Si des parents veulent une petite fille, vous leur dites au 1er trimestre que c'en est une. Mais au 2e trimestre que finalement non. Là c'est la catastrophe.

Il m'est arrivé aussi de « réparer » les erreurs de certains confrères ou de gynécologues. Un couple vient me voir, on leur a dit que c'était un garçon et patatras ! je leur annonce une fille. D'abord ils sont étonnés, abasourdis, choqués. Je leur montre les images. Puis au final, la plupart des parents, une fois l'instant de déception passé, préfèrent en rire et commencent même à chercher un autre prénom pour le bébé.

Évidemment, j'annonce le sexe du bébé lorsque les parents veulent le savoir. D'ailleurs je ne leur dis pas tout de suite, j'attends qu'ils me le demandent. Parfois, les parents préfèrent attendre la 2e échographie pour qu'on leur dise. Ou alors ils n'ont envie de partager ce moment que tous les deux. Dans ce cas-là, je leur écris le sexe de leur bébé sur une feuille, rangée dans une enveloppe. Puis ils le découvrent plus tard en couple, dans les conditions qu'ils souhaitaient pour ce moment-là (au restaurant par exemple). Les plus traditionnels d'entre eux estiment que de toute façon c'est le choix de Dieu, donc inutile de le savoir avant la naissance.

Les réactions sont diverses. La plupart du temps, ils sont surpris. Ce sont les mêmes qui ont fait leur pronostic en fonction des trucs de grands-mères qu'ils ont vus sur Internet (forme du ventre, peau, boutons, envie de sucre, envie de sel…). Beaucoup viennent du coup avec une idée en tête, un ressenti de la maman, un ressenti de la famille, un ressenti de la voisine… J'avais déjà dit une fois dans une émission de TV que tout ça était faux. Aucun signe extérieur ne peut donner d'indication sur le sexe du bébé.

Lorsqu'il s'agit du sexe que les parents espéraient, j'ai toujours droit à un « *On le savait bien* ». Lorsque c'est l'inverse, j'ai ressenti tout de même beaucoup de déceptions. On voit aussi les papas qui voulaient absolument leur petit garçon. Quand c'est le cas, ils ont du mal à cacher leur joie. Je vois la réaction « déconfite » des parents auxquels j'annonce leur 3e ou 4e garçon ou fille. Je me souviens aussi d'une maman qui a eu un très gros chagrin. Elle ne voulait pas de fille et elle ne voulait même plus de la grossesse lorsque je lui ai dit qu'elle en attendait une. Fort heureusement, les choses se sont bien passées ensuite.

J'ai eu aussi le cas de parents qui ne voulaient pas savoir pendant l'échographie, puis qui ont changé d'avis et sont revenus uniquement pour que je leur dise le sexe de leur bébé.

En cas de grosses déceptions, il m'est arrivé de devoir trouver les mots justes pour consoler les parents. Leur parler du bébé qui va bien, qui est mignon. Leur montrer le profil ou les petits orteils ou encore une petite main qui fait coucou. Je provoque l'attraction physique entre la maman et son bébé. Je positive.

D'une façon générale, je pense personnellement qu'il vaut mieux connaître le sexe avant la naissance. Pour ne pas avoir la déception, pour pouvoir se projeter avec leur enfant, visualiser les choses. Quand vous voyez le père déçu à l'accouchement, c'est terrible.

Moi, par exemple, je voulais savoir le sexe de mes enfants le plus tôt possible. J'ai besoin de me projeter, avoir des idées de prénoms.

Quand une maman ne veut pas connaître le sexe de son bébé, je lui demande comment ils imaginent le bébé, elle et son mari. Souvent ils l'imaginent fille ou garçon alors que c'est l'inverse qui est en route. C'est assez terrible. Il vaut mieux savoir.

Un petit mot sur le cas particulier d'une annonce de jumeaux. Avec les FIV, cela arrive régulièrement. Là, comme vous pouvez l'imaginer, c'est le choc. Le papa va tout de suite penser à sa voiture trop petite, à leur appartement trop petit, à l'aspect matériel. De notre côté, on sait qu'il faudra être plus vigilants car c'est une grossesse à risques. Ce qui est drôle après coup, c'est que quitte à en avoir 2 d'un coup, les parents aimeraient bien que ce soit une fille et un garçon.

Sur la méthode MyBuBelly qui permet de choisir naturellement le sexe de son bébé

Dans un contexte familial d'un couple qui a déjà eu 3 filles ou 3 garçons, je comprends parfaitement qu'il souhaite avoir le sexe opposé pour équilibrer la famille. Même pour l'enfant à venir ce sera mieux, il sera plus heureux.

Dans certaines sociétés, on voit des femmes avorter parce qu'elles n'ont pas eu l'enfant du sexe désiré. C'est évidemment terrifiant. Avoir le choix avant la conception pourrait éviter cela.

Et puis j'apprécie l'aspect coaching de la méthode *MyBuBelly*. Il est important de bien accompagner ses patientes, de bien les conseiller, les suivre. Elles sont le plus souvent complètement dans l'ignorance. « *Je veux être enceinte, je fais quoi alors ? Je dois manger quoi ? Comment comprendre mon corps ?* » Il y a de plus en plus de femmes qui ont du mal à avoir des enfants. Entourer ce désir de grossesse c'est très bien aujourd'hui, par l'alimentation notamment. Dans le but de démarrer sa grossesse en bonne santé.

LES SEXASTUCES

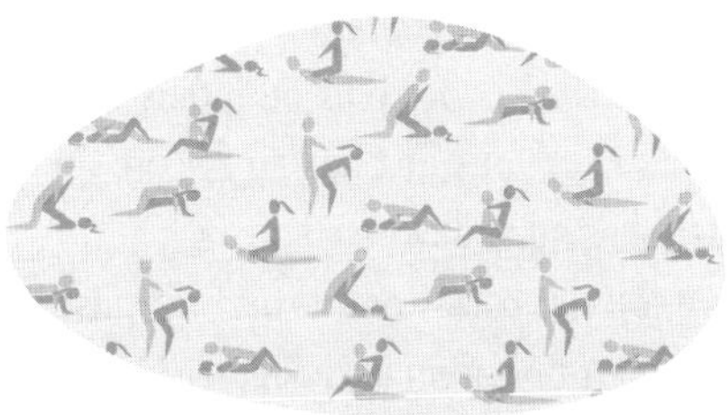

Nous n'aurions pas été tout à fait complets sans parler de sexualité. Je ne pense pas vous offrir un scoop délirant en vous disant cela. Mais pour faire un bébé, c'est toujours mieux d'avoir une activité sexuelle. Cela fait partie de nos vies et l'on y apprend parfois des choses surprenantes. En voici quelques-unes.

- **Le sexe, c'est comme le chocolat, plus on y goûte, plus on en redemande !** Des chercheurs américains auraient ainsi découvert que le plaisir en dehors du « lit conjugal » contribuerait à entretenir le désir

→

au sein du couple. Et ce « en toute autonomie », puisque l'étude révèle que les femmes qui se masturbent fréquemment atteignent l'orgasme plus facilement, activant au passage les zones de plaisir et récompense du cerveau, à l'origine des addictions. CQFD.

- **S'il existe des sujets plus délicats que d'autres à aborder au sein du couple, la sexualité en fait partie.** 56 % des Français se disent d'ailleurs gênés, bien qu'ils soient 88 % à admettre qu'en discuter est essentiel pour lever les éventuels blocages relatifs à leur intimité. Alors avant, après ou même pendant l'amour, osez évoquer vos gênes, vos peurs, vos complexes, vos dégoûts ou vos hontes avec empathie et confiance, le plaisir suivra tout naturellement !
- **S'il ne devait en rester qu'une, ce serait celle-ci :** le Missionnaire est la position la plus pratiquée par les Français. Pas seulement pour son style classique, pas uniquement non plus pour le confort de la position allongés l'un sur l'autre, mais bel et bien pour l'intense intimité qu'elle confère aux amoureux. Idéal pour garder sa dignité en toutes circonstances, le Missionnaire est LA position sexuelle qui nous distingue de l'animal !
- **L'Andromaque, le Missionnaire, la Levrette ou encore la Cuillère**, les positions sexuelles les plus couramment pratiquées par les couples français ont des noms de codes plus ou moins explicites, et plus ou moins engageants ! Ne vous fiez pas au flacon, ou vous risquez de passer à côté de folles nuits d'ivresse !
- **Il se murmure sous les couettes que les Françaises seraient accros à l'Andromaque**, cette position sexuelle mythique. Faire l'amour en chevauchant votre homme vous donnerait-il des ailes ? Seriez-vous un peu dominatrices Mesdames ? L'excitation du pouvoir ? Ne vous privez pas, car ils sont nombreux à avouer prendre un plaisir tout particulier à regarder leur partenaire en action…
- Peut-être parce qu'elle apporte un soupçon « d'animalité » dans la relation intime, **la Levrette s'invite régulièrement dans la chambre à coucher des couples français.** Le lâcher-prise offert par l'opportunité de s'affranchir du regard du partenaire n'est certainement pas étranger à son succès hexagonal.

- Essentiellement connue à travers le monde pour ses 64 positions sexuelles illustrées, **l'œuvre indienne du Kama-sutra compte en réalité 7 livres, 36 chapitres et 1 511 « Slokas »** (aphorismes du désir). Voilà qui devrait vous permettre d'oublier, le temps d'un baiser, les fenêtres de fécondité et autres contraintes peu excitantes induites par votre beau projet de grossesse.
- Comment mener à bien un projet de grossesse lorsque les années de vie commune ont insidieusement transformé nos ébats les plus torrides en « devoir conjugal » ? L'irruption du calendrier d'ovulation n'est pas fait pour arranger les choses... **Pour raviver le désir au sein de votre couple, rien de tel que le lâcher-prise : faire l'amour est un moment d'insouciance dont la clé de voûte est la légèreté !**
- Contre toute attente, en dépit d'une inévitable érosion du désir dans le couple au fil des années, **les femmes sont tout de même 88 % à préférer les galipettes au running.** Heureusement, personne ne vous oblige à choisir entre baskets et jarretelles !
- **Selon l'Ifop, les Français font l'amour en moyenne 6 fois par mois.** Côté position préférée, vous êtes 35 % à plébisciter la Levrette, 22,5 % à préférer le Missionnaire, et enfin 19,4 % à craquer pour l'Andromaque. Pas besoin d'étude scientifique pour deviner que 100 % d'entre vous opteront pour celles qui les aideront à réaliser leur rêve de parentalité !
- Selon certaines études, **il existerait une période idéale dans la vie du couple, durant laquelle il serait sexuellement épanoui.** Cette phase de satisfaction extrême se situerait au cours de la première année, sachant que le second semestre correspondrait à la phase où le couple atteindrait le summum du plaisir sexuel partagé ! Non, sans blague ?
- **Sur les 64 positions sexuelles représentées par le Kama-sutra, combien vous permettent d'atteindre votre point G, ou stimulent votre clitoris jusqu'à l'orgasme ?** Plébiscité par les expertes, le Cadenas serait particulièrement efficace. Assise au bord de la table, verrouillez les jambes autour de votre homme debout, face à vous. Au-delà d'offrir les stimulations adéquates, le Cadenas compterait parmi les positions les plus érotiques. À bon entendeur...

→

Les Français partageraient leur lit avec 9,5 partenaires en moyenne au cours de leur vie. Environ 33 % des sondés disent être généralement satisfaits de leur partenaire sexuel. L'étude ne précise pas comment les 77 % restants s'accommodent de leur insatisfaction...

Quelle position sexuelle vous permet de tomber enceinte rapidement ? Ou d'avoir une petite fille ou un petit garçon ? Certains parlent de Missionnaire, d'autres de Levrette ou même de Bateau ivre. **Mais en réalité, la position idéale est celle qui permettra au final la rencontre ovocyte-spermatozoïde. Donc faites-vous plaisir avant tout !**

Tandis qu'ils sont 68 % à l'envisager telle une nécessité, **près d'un Français sur deux a déjà fait l'amour sans préservatif avec une « rencontre de vacances »,** alors même que 29 % d'entre eux disposaient pourtant d'une capote. Contre toute attente, 73 % avouent être pleinement conscients des risques encourus. 40 % évoquent la force de l'excitation, et 18 % arguent de la confiance en leur partenaire. Ah les Français et l'amour !

Également connu sous le nom de « condom », « capote anglaise » ou encore « redingote », le préservatif serait apparu 6 000 ans av. J.-C. en Égypte, avant d'être utilisé pour se prémunir des maladies vénériennes au XVIe siècle. D'abord simple vessie de chèvre, puis en écailles de tortue, étoffe en lin ou autre textile, et aujourd'hui en latex, le préservatif n'a cessé d'inspirer au fil des millénaires. C'est au XVIIIe siècle qu'il est baptisé « préservatif » dans le cadre d'une réclame de maison close parisienne. En France, c'est au XVIIIe siècle que le condom connaît son heure de gloire, massivement utilisé par la noblesse et la bourgeoisie. Le contraceptif témoigna de sa redoutable efficacité en permettant à cette tranche de la société de réguler sa fécondité, passant de 6 à 2 enfants par foyer.

90,2 % des femmes non stériles et sexuellement actives, ayant un partenaire homme, non enceintes et ne cherchant pas à avoir un enfant utilisent une méthode de contraception. 55,5 % ont opté pour la pilule, 10,3 % pour le préservatif, et 4,7 % ont fait le choix de l'implant, du patch, de l'anneau ou l'injection de progestatifs.

LA COMMUNAUTÉ *MYBUBELLY* : LES TÉMOIGNAGES DES MAMANS

Être maman, ou vouloir le devenir, est sans aucun doute l'aventure la plus incroyable que l'on puisse vivre. Je pourrais écrire des pages pour décrire chaque moment de la vie d'une femme qui cherche à devenir maman, puis qui le devient. D'ailleurs, c'est ce que j'ai fait. Mais chaque expérience est unique, aussi unique que l'est chaque femme.

Comme je le disais, il suffit de voir le nombre de forums, de blogs, de pages dans les réseaux sociaux, pour se rendre compte à quel point les mamans, tout comme moi avec ce livre, ont besoin de partager leur expérience. Pourquoi j'ai voulu devenir maman ? Dans quelles conditions ? Comment je m'y suis prise ? La différence entre avoir une fille et un garçon ?

Et pour certaines, pourquoi j'ai voulu choisir le sexe de mon bébé ?

> Ces expériences montrent que cette différence entre avoir une fille ou avoir un garçon a toujours une histoire. Parfois c'est un désir profond, parfois un vrai choix. Toujours une réalité.

Une maman ou une future maman a tellement de choses à partager. C'est le sens de cette communauté qui grandit chaque jour, la communauté *MyBuBelly*. Des mamans qui ont suivi la méthode, la suivent aujourd'hui, la suivront un jour ou auraient pu la suivre. Car au-delà de vouloir une petite fille ou un petit garçon, une maman a tant de choses à partager.

Voici donc quelques mamans qui m'ont fait le bonheur de partager leurs aventures, avec lesquelles nous vivons une formidable relation à distance. Car chaque expérience nourrit l'histoire de chacune d'entre nous. Merci à elles. Et vous vous reconnaîtrez forcément dans l'un de ces témoignages.

Petite précision : nous avons changé les prénoms de chacune de ces mamans. L'idée est de partager leurs expériences mais aussi de respecter leur intimité et celle de leur famille.

Laura

Qui suis-je ?

"Je suis mariée, maman de 2 petites filles. Je vis en Alsace où j'exerce le métier de rédactrice free-lance.

Je suis une grande timide qui se soigne depuis plusieurs années à coups de grands sourires. Je rêve de simplicité et de nature tout autant que j'ai besoin d'effervescence et de ville.

C'est certainement cela qui m'amène à essayer d'avoir une vie simple et bien remplie. Pas trop de chichis et des choix raisonnés. Les moteurs de ma vie sont mes enfants et mon mari bien sûr, mais à cela j'ajouterais la recherche constante du bonheur car c'est ce qui nous permet d'avancer malgré les moments difficiles de la vie.

Avoir un garçon vs avoir une fille

Je n'ai pas encore eu de garçon. Mais effectivement dans mon entourage, je constate une différence dans la relation mère/fils. Et surtout quand l'enfant grandit. Lorsqu'il s'agit d'un garçon, je me rends compte qu'il est souvent plus protégé et choyé par la maman comme s'il était encore un nourrisson.

Concernant les papas, c'est plutôt la tendance inverse. Il va devenir encore plus protecteur avec sa fille, l'âge grandissant. Mais le papa qui a un garçon donnera plus de responsabilités à celui-ci qu'il en donnerait à sa fille.

Lorsque j'ai voulu notre premier enfant, je n'étais pas forcément consciente de ces différences entre fille et garçon. On le ressent plus tard, avec l'expérience. Mais j'avais envie bizarrement d'avoir une fille pour le premier enfant. Peut-être un souhait qui s'est développé en moi de manière inconsciente ! Autre hypothèse : ma sœur ayant eu une fille puis un garçon, ce schéma a peut-être orienté mon envie d'avoir en premier une fille.

J'ai des rêves de famille nombreuse et de rires dans toute la maisonnée. Alors pour moi la famille équilibrée et harmonieuse est celle qui considère les besoins et envies de chacun. Mais le papa n'avait pas de préférence quant au sexe du bébé, ce qui ne l'empêche pas d'être un parfait papa poule avec ses filles !

Mon expérience à moi

Pour notre deuxième enfant, les choses ont été plus compliquées. Nous avons donc eu d'abord une fille. Puis lors de ma deuxième grossesse nous étions très heureux d'apprendre que j'étais enceinte d'un garçon. Certains parlent du « choix du roi ». Nous, on imaginait simplement cette nouvelle aventure. Car on était très à l'aise dans notre rôle de parents de fille, mais nous n'y connaissions rien de celui de parents de garçon. Malheureusement celui-ci est mort *in utero* alors que je devais être déclenchée pour dépassement de terme. Aucune raison n'a déterminé sa mort prématurée.

Quand je suis de nouveau tombée enceinte 4 mois après la perte de notre fils, nous espérions qu'il s'agisse d'une petite fille pour apaiser au moins un peu nos esprits traumatisés ! Et effectivement j'étais enceinte d'une fille. Cette grossesse a forcément été très stressante mais certainement moins que si ç'avait été un garçon.

MyBuBelly et moi

Bien sûr, je connais la méthode *MyBuBelly*. J'ai lu pas mal de choses à son sujet. Mais j'ai été assez choquée de certaines remarques, des posts, des commentaires de réseaux sociaux. Une phrase en particulier : « *C'est un marché pour les mères frustrées ou capricieuses.* » C'est très agressif à mon sens ! Et surtout ça ne considère pas les parcours de vie de chacun pouvant être difficiles, éprouvants ou tristes.

Nul doute que j'aurais fait la méthode lorsque je désirais avoir ma fille. Bon, la chance a été au rendez-vous.

Sarah

Qui suis-je ?

« Je suis mariée, j'ai 3 enfants : deux garçons (7 ans et 4 ans ½) et une fille (2 ans). J'habite à Courbevoie. Je suis lectrice pour une boîte de production américaine, je cherche des ouvrages pour les adapter au cinéma aux États-Unis.

J'ai une personnalité tout en paradoxe. Je suis assez vivante. Bordélique et organisée en même temps. Plutôt drôle et gourmande (boulimique). Mais insomniaque. Je suis très soucieuse des autres, altruiste, douce. Et très nerveuse. Exigeante avec les autres, mais pas forcément avec moi. J'ai fait de la musique pendant longtemps, je viens d'une famille d'artistes.

Mais le plus important pour moi est évidemment l'éducation de mes enfants : mon objectif est de tout faire pour que dans vingt ans ils puissent faire les études qu'ils souhaiteront, qu'ils aient leurs ambitions et les moyens d'y arriver.

Avoir un garçon vs avoir une fille

C'est une certitude, les relations que j'ai avec mes fils sont très différentes de celles avec ma fille. Avec le garçon on a un rapport plus amoureux. Ma fille, je la ressens comme un prolongement de moi-même. Les deux relations sont bien sûr passionnelles mais si différentes. J'ai même déjà imaginé mes futures belles-filles, les femmes que mes fils choisiront pour se marier. Chose que je n'ai pas faite pour mon futur gendre. Mes belles-filles seront « choisies », « sélectionnées ». Et j'imagine déjà une autre femme dans la vie de chacun de mes fils. Alors que je n'imagine pas ma fille dans une relation amoureuse.

Le rapport au quotidien n'est pas le même. Dans ce que je leur transmets. Lorsque l'un de mes fils tombe, je lui dis « *Relève-toi ! Serre les dents et avance !* » Alors qu'avec ma fille c'est « *Ma pauvre chérie...* »

À travers leurs yeux, je n'ai pas le même miroir. Mes garçons me trouvent belle même avec 20 kg en trop. Ma fille, en revanche, me pousse à être plus exigeante envers moi, à être plus féminine. C'est vrai qu'un garçon, c'est plutôt binaire.

C'est pour ma fille je me pose beaucoup plus de questions. Je veux qu'elle soit libre et libérée mais pas trop non plus. C'est plus difficile d'imaginer un futur pour elle. J'aimerais la protéger, surtout à notre époque. Elle a un côté garçon, elle copie ses frères, donc elle s'habitue aux hommes, elle en aura moins peur. Mais il faut faire attention. Ma fille a plus l'habitude de jeux de garçons (plutôt Lego que poupée). Ce qui ne l'empêche pas de « copier » aussi mon côté féminin, c'est sa façon de s'adoucir. Par exemple je ne me maquille que très rarement mais elle commence à m'imiter quand je le fais. Avec l'idée déjà de ne pas se laisser aller. Et des réflexes étonnants, des choses naturelles. Elle ramasse les affaires de ses frères, elle leur apporte des gâteaux.

Du côté du papa, les choses sont différentes. Là aussi le rapport n'est pas le même. Il est beaucoup plus doux avec notre fille et plus dur avec les garçons. Une fille est forte pour adoucir son papa. Mais bizarrement pour lui faire ressortir son côté macho aussi. Du genre : « *Quand elle sera grande, elle ne sortira pas.* »

Mon expérience à moi

Avant de devenir maman, je ne souhaitais avoir que des garçons. Parce que je me disais que c'était très compliqué d'élever une fille. J'ai eu des rapports compliqués avec ma mère pendant longtemps. Je préférais le côté binaire des garçons, je me disais que ce serait plus simple pour moi.

Lorsque j'ai su que j'attendais une fille, je me suis préparée psychologiquement. Comme ce n'était pas le premier, j'avais certes moins d'angoisses et d'inquiétudes. Mais les deux premiers étaient des garçons. Puis ma fille est née. Je ne m'y suis pas faite tout de suite. Je l'habillais en blanc par exemple. Je ne lui ai rien mis de rose les premiers temps. J'avais du mal avec le rose, je trouvais ça horrible. D'ailleurs, dans ma tête, je m'étais visualisée maman de 3 garçons. Quand je pense bébé, je pense « bébé garçon ». C'est automatique. Maintenant j'habille ma fille en rose, en robe, elle réclame ça. C'est elle qui choisit, elle me fait entrer dans des boutiques, elle sait ce qu'elle veut à chaque fois.

Ma fille doit savoir inconsciemment qu'elle aurait dû être un garçon. Elle n'est pas très « girly », du genre de celles qui connaissent la collection de telle ou telle boutique par cœur. Ce qui tombe bien, je n'aime pas les filles qui sont comme ça. Ma fille est plutôt une guerrière. Je ne veux pas qu'elle soit fleur bleue et bécasse à se faire avoir par les garçons. Mais elle ne sera pas comme ça.

Il est vrai que le contexte familial et culturel ne m'avait pas aidée à me projeter maman d'une petite fille. Mon père ne voulait absolument pas de fille. Et il a grogné quand j'ai eu ma fille. C'est un traditionnel à l'ancienne. Mais en vrai il la trouve très belle. C'est sa seule petite-fille.

Mon mari ne voulait que des garçons lui aussi. Y compris pour le troisième. Il avait peur d'être papa d'une petite fille en fait. Comme il est assez dur, il est dans l'esprit : « *Tu ne pleures pas et tu te lèves* », ce qu'il fait sans problème avec les garçons. Mais avec une fille il ne sait pas trop comment s'y prendre.

C'est ça d'avoir choisi une belle-famille traditionnelle, un peu à l'ancienne même si les femmes travaillent. Mon beau-père n'a jamais changé de couches de sa vie. Mon mari a dû changer 4 couches et donner 2 biberons en tout.

MyBuBelly et moi

Du coup, pas étonnant que j'aie tout fait pour avoir mes garçons. J'ai donc fait la méthode. Ça a marché pour les deux premiers. Ma petite fille n'était pas prévue, elle a débarqué par surprise. Mais je ne faisais pas participer mon mari à la méthode. On en parlait librement, que je ferai en sorte que ce soit un garçon. Mais je ne lui demandais pas de choses particulières. Du genre : « *Rentre à la maison à telle heure car c'est le jour J.* » Je considère peut-être à tort que c'est surtout une affaire de femme.

Et mes enfants ils en pensent quoi ?

Le rapport entre deux frères et entre deux sœurs est très différent. J'ai un rapport très proche avec ma sœur par exemple. Son bébé, c'est comme le mien, alors que le bébé de mon frère est avant tout celui de ma belle-sœur. Du coup, je me demande s'il ne manque pas une sœur à ma fille.

Heureusement, ma fille a bouleversé ma vision de la famille. Avant, l'harmonie c'était de n'avoir que des garçons. Je pense différemment aujourd'hui. C'est formidable d'avoir une fille. Elle complète quelque chose que je n'avais pas avec mes fils.

Patricia

Qui suis-je ?

“*Je suis mariée et future maman. Je vis en région parisienne. Je suis contrôleur de gestion et mon mari ouvrier sur machine à commande numérique Je suis quelqu'un de très timide, réservée. J'ai peur du regard des autres. Jusqu'à ce jour, mes chiens sont les moteurs de ma vie au quotidien.*

Mon expérience à moi

Mon mari et moi avions entrepris de faire un enfant et nous étions bien décidés sur le choix : ce sera un garçon ! Oui, car n'ayant pas eu une bonne relation avec ma mère, j'avais peur de ne pas savoir m'y prendre avec une fille. En plus, le plus souvent, les filles aiment davantage leur papa et je n'avais pas envie d'être rejetée. C'est pourquoi je souhaitais un petit garçon. Mon mari, quant à lui, estimait qu'avec un garçon il pourrait partager plus de choses.

Mes parents avaient toujours voulu avoir un garçon. Et quand mon père a su que j'étais une fille, il ne s'est plus rendu aux échographies. Ensuite, enfant, il ne m'offrait que des camions et des tracteurs. Cette situation est à l'origine du conflit entre mes parents, mon traumatisme et mon désir d'avoir un garçon. C'est pour ces raisons que j'avais décidé de suivre la méthode *MyBuBelly*.

Seul mon mari est au courant, c'est notre jardin secret à nous. Son rôle est primordial d'ailleurs, il m'a soutenue tout au long du régime pour que je ne baisse pas les bras. Lui, et Ève*. C'est d'ailleurs ma vision de la famille idéale qui prend forme : heureuse, qui se soutient et qui partage les choses. En revanche, je suis allée un peu contre les traditions de ma famille qui estime que le sexe du bébé dépend du destin, que c'est Dieu qui décide.

MyBuBelly et moi

J'ai découvert la méthode *MyBuBelly* sur Internet alors que je cherchais des astuces et un régime pour avoir un garçon. Je venais de prendre ma décision. J'avais déjà entendu parler de ce genre de méthode, notamment à travers un livre écrit par un médecin qui expliquait que choisir naturellement le sexe de son enfant était possible.

Je vous avoue que j'avais trouvé très bizarre cette histoire de pH qui influence le sexe du bébé, chose que j'ai comprise ensuite en démarrant la méthode. Et que je comprendrai encore mieux en lisant ce livre.

---

* La coach *MyBuBelly*.

J'ai mis 6 mois avant d'être enceinte. À cause du stress et de cette peur que ça ne fonctionne pas. Mon mari a arrêté de mettre son téléphone dans les poches. On ne voulait prendre aucun risque niveau fertilité.

L'équipe de *MyBuBelly*, Ève en tête, a toujours été extra ! Toujours présents pour répondre aux questions. Une aide énorme qui m'a permis de ne pas baisser les bras.

> Je voudrais vous remercier pour tout ce que vous m'avez apporté durant ces mois de régime. Malgré mes baisses de moral, mes doutes, mes questions, mes petites dérives culinaires (oui je n'ai pas toujours été sérieuse niveau régime, je l'avoue), vous avez toujours été là et vous m'avez toujours soutenue. Aujourd'hui je suis enceinte et j'ai peur de savoir le sexe. Mais en tout cas je ne regrette pas ces mois de régimes et d'échanges. **Un grand merci à toute l'équipe et en particulier à vous ma ÈVE.**

Élodie

Qui suis-je ?

« Je suis mariée depuis six ans, mais je vis en couple depuis dix-huit ans. Je suis la maman de deux fils. Nous vivons en région parisienne. J'exerce le métier d'infirmière depuis plus de dix ans.

Je suis une personne très cartésienne et dynamique. Mon envie est d'avoir un troisième enfant et d'intégrer par la suite l'École des cadres. Mes moteurs dans la vie sont les voyages et les différents projets que nous pouvons avoir ensemble avec ma famille.

Avoir un garçon vs avoir une fille

Les fils peuvent être très proches de leur mère, comme mon mari ou mon neveu le sont de la leur par exemple. Mais les filles sont souvent plus présentes que les garçons lorsque les parents sont plus âgés, pour s'en occuper. Personnellement je trouve plus difficile d'avoir deux filles que d'avoir deux garçons.

Mon expérience à moi

Je me suis lancée dans la méthode *MyBuBelly* tout simplement parce qu'il n'y avait pas eu de fille dans ma famille depuis de nombreuses années. Une façon de rééquilibrer les choses. Et j'avais envie d'avoir une petite fille pour pouvoir faire des couettes (hi hi hi !). En fait, pour tout dire, j'avais fait une méthode similaire pour avoir mes deux fils, toute seule. Puis j'ai essayé d'en faire de même pour avoir ma fille, mais j'ai dû interrompre ma grossesse. Du coup, je me suis rendu compte que j'avais besoin d'un accompagnement. Et je me suis inscrite à *MyBuBelly*.

Nous avons eu des moments assez rudes ces dernières années. J'ai perdu ma sœur, mon mari a perdu son père. C'est le genre d'épreuves qui montrent qu'il faut vivre selon ses envies. Foncer, ne pas se poser de questions. Ce fut certainement un élément déclencheur pour suivre la méthode.

Ma famille ne m'a pas influencée, mais elle est au courant. Et elle accepte ma démarche, sans aucun problème. Si je suis invitée, on cuisine ce qui est approprié.

Je n'ai jamais eu un modèle de famille idéale. Je pense plutôt que l'important est de jouer un rôle social à l'extérieur de la famille. Une école où les enfants s'épanouissent, de l'argent pour pouvoir partir en vacances tous ensemble, des sorties (même simples) en famille. Et laisser les enfants jouer ensemble même s'ils se disputent. La vision de la famille est très différente selon les personnes.

MyBuBelly et moi

J'ai connu le principe de la méthode par le site Internet « enceinte.com », au travers des forums. Puis j'ai vu et lu des choses concernant *MyBuBelly*. Je me suis extrêmement documentée sur le sujet. Et j'ai d'ailleurs lu tout et n'importe quoi, comme c'est souvent le cas sur le Web. Du genre le lavement du vagin au vinaigre, ou au bicarbonate de soude. Ou encore le régime « Mamaï », extrêmement dur et qui se termine souvent par des carences ou des fausses couches précoces.

Comme je le disais, je me suis inscrite à la méthode *MyBuBelly* car j'avais besoin d'un accompagnement. Y compris au niveau de la fertilité. J'avais dû subir un traitement pendant un an, qui s'est révélé infructueux, avant de reprendre une contraception forte. Et ne la supportant pas je l'ai stoppée et je suis revenue à mon moniteur de contraception. Puis surtout, j'ai vécu une fausse couche. Je l'ai prise comme une fatalité. Il est nécessaire de voir le verre à moitié plein et je pense que ce n'était juste pas le bon moment.

> En tout cas je n'ai pas été déçue au niveau de l'accompagnement. Des réponses rapides, une présence continue et un vrai soutien. Merci pour tout.

Justine

Qui suis-je ?

« Je suis mariée et nous sommes une famille recomposée avec six enfants. J'ai deux enfants qui sont nés d'une première union,

un garçon et une fille dont j'ai la garde exclusive. Et nous avons eu le bonheur d'avoir deux petites filles ensemble. Mon époux avait également eu un garçon et une fille d'une première union que nous avons aujourd'hui en garde alternée une semaine sur deux. Nous avons fait construire une grande maison pour y loger toute notre jolie petite famille. Je suis bibliothécaire mais actuellement en congé parental afin de m'occuper de ma petite dernière qui a seulement 14 mois.

Je peux dire que je suis maman et femme avant tout. Mes enfants sont ma priorité dans ma vie. C'est pourquoi j'ai choisi de mettre ma carrière professionnelle entre parenthèses et de profiter d'un congé parental afin de m'occuper au mieux de mes enfants. Je suis une personne à la fois sensible et franche. Je suis toujours très positive dans la vie que j'aime croquer à pleines dents. Je veux vivre intensément chaque seconde que la vie nous offre avec ceux que j'aime.

En dehors de mon mari et de mes enfants je suis passionnée par les voyages. Nous essayons de placer un petit peu chaque mois afin de pouvoir offrir de vraies vacances à nos enfants et leur faire découvrir de nouveaux pays.

Avoir un garçon vs avoir une fille

Je suis maman d'un garçon et de trois filles. Je ne vois pas de grandes différences dans le fait d'élever un garçon ou une fille. J'ai la chance d'avoir un garçon très calme et très câlin. Je sais que ce n'est pas toujours le cas mais chez nous les filles sont plus bruyantes que les garçons.

Après, c'est plutôt le caractère de l'enfant qui va influencer notre façon de l'élever. Je sais que la plus grande de mes filles est très sensible ; il va donc falloir s'adapter à cette sensibilité... Mon fils est plus réservé mais ce n'est pas pour autant qu'il faudrait le laisser de côté, au contraire il faut aller chercher la discussion.

Pour mon époux c'est encore différent. En effet la difficulté dans notre famille est plutôt basée sur la gestion d'une famille recomposée plutôt que dans la différence entre le fait d'avoir une fille ou un garçon. Je vais gérer mes deux premiers enfants et lui gère les siens. Cela évite les problèmes et les conflits au sein du couple. Mon époux est moins patient, il va être moins indulgent lorsque les enfants font des bêtises ou lorsqu'ils sont trop bruyants. En revanche, on essaye vraiment au mieux de ne pas faire de différence entre nos enfants. Ils souffrent déjà plus ou moins d'une séparation de leurs deux parents et n'ont pas besoin de souffrir des différences.

Mon expérience à moi

Je ne peux pas dire que ce soit la différence de relation fille/garçon qui ait motivé notre démarche de suivre la méthode *MyBuBelly*. Nous voulions un petit garçon car nos deux grands sont les aînés de la famille, ils ont déjà 13 ans tous les deux et ne sont plus des petits garçons mais déjà des ados. Nous aimerions voir à qui ressemblera ce petit que nous aurons en commun et qui viendra équilibrer notre famille composée de deux garçons et quatre filles.

Mon époux et moi avons un grand désir d'avoir un petit garçon. Nous avons deux filles en commun et l'envie d'un petit garçon ensemble est aujourd'hui très forte. J'ai toujours eu envie d'une famille nombreuse, j'adore être enceinte et j'adore aussi accoucher aussi bizarre que cela puisse paraître. J'ai eu quelques difficultés pour tomber enceinte de mon premier enfant et cette attente difficile m'a donné encore davantage l'envie d'avoir des enfants. Mon mari était fils unique ce qui a aussi déclenché chez lui cette volonté d'être papa plusieurs fois.

J'avais lu un livre sur les méthodes pour avoir un petit garçon et également pas mal de conseils sur Internet. Mais on lit tout et son contraire... on ne sait pas qui croire, quoi faire pour que ce soit réellement efficace. Je me suis dit que *MyBuBelly* me permettrait d'être encadrée au mieux et conseillée par des professionnels afin d'optimiser mes chances de réussite.

Mes expériences familiales m'ont-elles orientée dans mon choix ? J'ai toujours été très proche de ma maman et je me suis toujours dit que si je n'arrivais pas à avoir une fille un jour, je serais triste de ne pas pouvoir vivre cette complicité que personnellement j'ai toujours eue avec ma mère. Mais finalement je ne pense pas que quelque chose d'heureux ou de malheureux puisse expliquer cette envie d'avoir un petit garçon. Nous voulons déjà avant tout une famille nombreuse avec des enfants en bonne santé. Disons que le fait d'avoir un petit garçon serait la cerise sur le gâteau. Pouvoir changer un peu des robes, mettre de jolies petites tenues et voir si ce petit garçon que nous aurions en commun aurait un caractère différent. Peut-être plus agité que nos aînés qui sont extrêmement calmes, matures et posés.

Et mes enfants, ils en pensent quoi ? Et ma famille ?

Nos enfants ont tous une réelle envie d'avoir à nouveau un petit frère ou une petite sœur. Et il est sûr que pour eux le fait que ce soit un garçon et non encore une petite sœur est encore plus important que pour nous. Je pense qu'ils seraient très déçus que ce soit à nouveau une fille.

J'ai suivi une première fois la méthode *MyBuBelly* et, avec chance, au bout de trois mois je suis tombée enceinte. Hélas le cœur du bébé s'est arrêté à 2 mois de grossesse et j'ai dû subir un curetage. J'avais déjà eu des fausses couches auparavant, ce genre de choses peuvent arriver.

La première fois je n'avais pas parlé aux enfants du suivi de la méthode, j'ai prétexté faire un régime pour maigrir. Les enfants n'ont pas fait réellement attention à mon changement d'alimentation. En revanche, mes parents et nos amis ont trouvé mon régime quelque peu bizarre... mais ils n'ont pas osé critiquer cette méthode de régime qui, ma foi, semblait tout de même efficace puisque j'ai réussi à perdre 5 kg tout en suivant la méthode.

Après ma fausse couche nous avons dû annoncer la mauvaise nouvelle à notre entourage et avons donc décidé de parler de la méthode. Et surtout je n'ai pas perdu de temps et j'ai recommencé la méthode *MyBuBelly* tout de suite après le curetage. Cela fait trois mois maintenant.

Nous sommes une famille très croyante, mon mari est catholique et je suis protestante. Nous souhaitons mettre toutes les chances de notre côté pour que ce soit un garçon mais nous savons très bien au fond de nous que tout se fera selon la volonté du Seigneur. Nous souhaitons donner un petit coup de pouce à la nature mais Dieu choisira pour nous notre enfant.

Une famille équilibrée et harmonieuse est une famille heureuse et soudée. Quand je vois la relation de nos enfants entre eux, quand ils rient ensemble, quand ils se défendent et se protègent les uns les autres, quand ils partagent tout ce qu'ils ont et quand ils se manquent lorsqu'ils ne sont pas ensemble, je me dis qu'on a vraiment réussi notre famille.

MyBuBelly et moi

J'ai connu la méthode *MyBuBelly* en faisant des recherches sur Internet sur les moyens d'optimiser ses chances d'avoir un garçon. Cette méthode n'existait pas quand j'ai eu mes quatre premiers enfants mais j'y aurais sûrement déjà souscrit si elle avait existé.

Je connaissais déjà les livres donnant des conseils pour optimiser ses chances mais je n'avais jamais entendu parler de box ni de méthode avec un réel suivi au quotidien.

Je n'écoute pas trop les critiques que l'on peut entendre sur le fait de vouloir choisir le sexe de son bébé. Je me suis habituée déjà à ne pas écouter les critiques bêtes et méchantes de ceux qui pensent que nous sommes inconscients de faire autant d'enfants ou que nous les faisons uniquement pour les prestations sociales. Je sais qu'il y a et qu'il y aura toujours des personnes pour critiquer. Certains aussi se permettent des réflexions car ils sont dans l'ignorance de ce qui détermine le sexe du bébé. On entend souvent : « *Mais pourquoi tu fais un régime ? Ça ne sert à rien puisque c'est l'homme qui détermine le sexe de l'enfant.* » *(Voir explications en deuxième partie, p. 205.)*

Mon mari me soutient énormément. Il sait que je fais le plus dur puisque c'est à moi de suivre le régime alimentaire. Mais il fait attention à moi, à ce que je peux manger ou non. Il s'occupe des renouvellements de mon abonnement et n'a pas hésité à tester à son tour les cachets de sodium* que mon corps ne tolérait pas. J'ai vraiment la chance d'avoir un mari en or.

Nos enfants se sont également intéressés à la méthode. Ils posent beaucoup de questions, me demandent ce que j'ai le droit de manger ou pas. Et ils se disent même que peut être un jour ils suivront la méthode eux aussi.

Bénéficier d'un accompagnement était important pour moi. J'ai vécu des problèmes d'infertilité avant d'avoir mon premier enfant.

---

* Les compléments alimentaires fournis en cas d'abonnement à l'appli comportent des cachets de sodium qui ont été à une époque mal digérés par les estomacs les plus sensibles. Ce qui n'est plus le cas aujourd'hui, le laboratoire français qui les fabrique en a modifié l'enrobage.

En effet j'ai dû suivre des traitements avec des piqûres d'hormones pour avoir des ovulations. L'attente de 2 ans avant de réussir à être enceinte m'a paru très longue. On a peur, on s'imagine que peut-être ça ne marchera jamais et qu'on ne pourra jamais être maman. C'est très difficile psychologiquement. Ce n'est pas évident, il faut tester de nouveaux produits, avec de nouveaux dosages, notre corps change, on prend du poids... Puis enfin les médecins réussissent à trouver le bon dosage, celui qui convient à notre corps et notre vie change. J'ai également dû suivre des traitements pour mon deuxième enfant. Mais aujourd'hui tout va bien. Avec mon époux je suis bien dans ma tête, bien dans mon corps et grâce à lui j'ai retrouvé des cycles réguliers. J'ovule naturellement et c'est sans traitement que nous avons pu avoir nos deux filles ensemble.

L'équipe de *MyBuBelly* a toujours été super-présente. Je tiens surtout à remercier Ève qui a toujours été à mon écoute, qui a toujours pris le temps de répondre à mes questions, qui a su trouver les mots justes dans les moments difficiles pour moi. Je ne suis pas une cliente facile, je pose beaucoup de questions et j'ai envoyé énormément de mails à Ève, qui a toujours pris le temps de m'écouter et de répondre avec pertinence à mes questions. Je la remercie d'avoir été là car sinon j'aurais peut-être arrêté la méthode.

Aujourd'hui tout va bien. Votre site est de plus en plus complet et je trouve très bien que l'on puisse faire des recherches par aliments. Je vous félicite pour votre concept qui est très novateur, pour votre travail au quotidien afin de répondre au mieux à vos clientes, et pour votre travail d'amélioration du site. Je vous souhaite énormément de réussite dans le futur.

Carole

Qui suis-je ?

“*Je suis mariée et j'ai deux enfants. Je vis à Paris, je suis chef d'entreprise. Je suis une femme de 33 ans, toujours à l'affût des nouveautés. Mon leitmotiv est de tout faire pour rendre mon mari et mes enfants heureux. Faire découvrir à mes enfants le maximum et leur ouvrir les yeux sur le monde !*

Avoir un garçon vs avoir une fille

J'ai un garçon et une fille. Et je confirme qu'il existe une vraie différence dans ma relation avec l'un ou l'autre. Mon fils est très différent de ma fille, même s'ils ont les mêmes parents et une éducation identique. Différents dans la personnalité, les expressions, le comportement. Et du point de vue du papa, idem. Il ressent les différences entre les deux. Donc oui, c'est confirmé !

Mon expérience à moi

J'ai eu dès le départ l'envie d'avoir une fille ET un garçon, et donc faire ce qu'il faut pour. Mais de manière naturelle, c'était l'essentiel. C'était l'envie d'avoir le choix du roi et de la reine ! Mais aussi de reproduire le même schéma familial que j'avais vécu, entre frère et sœur. Avec les mêmes différences d'âge si possible. Cela rassure, car on reproduit une situation que l'on a vécue, on comprend mieux les choses et la complicité qui se crée entre les enfants ! D'ailleurs, ma famille a énormément contribué à me décider pour faire ce choix (ou plutôt ces choix). Avec beaucoup de recommandations au préalable. Puis après je me suis décidée à suivre ce régime en toute discrétion avec le soutien de mon mari. Il faut dire aussi que je viens d'une famille très traditionaliste, et même religieuse. Mon choix de famille équilibrée (1 fille et 1 garçon) vient de là.

MyBuBelly et moi

J'ai connu la méthode *MyBuBelly* par recommandations. J'avais déjà entendu parler de ce genre de méthode. Et justement je n'en pouvais plus de passer mon temps à aller chercher des recettes de grands-mères à droite et à gauche. *MyBuBelly* m'a permis de me stabiliser et de faire les choses sérieusement. Grâce à un vrai régime, un vrai suivi par des coachs qualifiés et une méthode complète qui regroupe l'ensemble des recommandations à suivre. Merci à toute l'équipe !

Et maintenant, avec le recul, je ne peux m'empêcher de penser à certains commentaires sur le Web qui disaient que ce genre de méthode ne marchait pas. Mon fils et ma fille les embrassent.

Mon mari a été super-présent à mes côtés. Ce qui m'a permis de suivre la méthode dans la joie et la bonne humeur !

Claire

Qui suis-je ?

“*Je suis mariée et nous vivons en région parisienne. Je suis chef d'entreprise. Je suis dynamique, enjouée. Et complètement passionnée par la décoration, la beauté et le bien-être. Mon pilier c'est ma famille, elle est mon équilibre.*

Avoir un garçon vs avoir une fille

Ayant eu deux filles, je ne me rends pas bien compte des différences de relation. Il doit sûrement y en avoir. Mais étant très fusionnelle avec ma première fille, je ne pense pas qu'une relation mère-fils soit plus forte que la relation que j'ai avec ma fille. J'aurais peut-être dit autre chose si je n'avais pas eu ma première fille car ma seconde fille est complètement accro à son papa. Je pense qu'une maman est un modèle pour sa fille, donc la relation mère/fils sera forcément différente.

Si j'avais eu un garçon en premier, j'aurais probablement voulu faire la méthode dès la deuxième grossesse. J'adore mes filles et les relations que nous avons. Mais j'ai envie d'avoir des enfants des deux sexes. C'est pourquoi je souhaite avoir un garçon : je serais vraiment comblée !

Mon expérience à moi

J'ignore pourquoi je veux absolument un garçon. La majorité des gens ont envie d'avoir les deux sexes, une fille et un garçon. C'est une question d'équilibre. Pour découvrir aussi ce que donnerait un mélange de nous deux en garçon, et avoir un « mini-papa ». Rééquilibrer la famille. Chez nous, même le chien est une femelle !

J'ai aussi un vécu familial qui peut expliquer ce choix. Mes parents ont eu quatre enfants, trois filles et un garçon. Mais mon frère a coupé les ponts avec toute la famille. Donc j'imagine que quelque part, en ayant un garçon à mon tour, j'aimerais réussir là où mes parents ont échoué.

Ce qui est marrant, c'est que ma mère avait suivi ce type de régime à son époque, pour m'avoir, après avoir eu un garçon. Elle me soutient donc complètement. Mon mari, ma mère, mon père et mes sœurs sont au courant. Ma meilleure amie aussi. Eux me soutiennent. En ce qui concerne le reste de la famille, ils ne sont pas au courant. Quelques autres amis sont au courant mais en général les gens sont assez sceptiques !

Quoi qu'il en soit, mon but est d'arriver à ce que je considère comme étant la famille harmonieuse. Une famille de trois enfants :

deux filles et un garçon. Avec des enfants heureux, qui s'épanouissent, en bonne santé. Et des parents reposés (au moins un peu !).

MyBuBelly et moi

J'ai connu *MyBuBelly* par les réseaux sociaux. Je les ai vus aussi à un salon de blogueuses. Je connaissais ce genre de méthode, j'avais déjà commencé mes recherches par moi-même. J'ai lu un ou deux livres sur le sujet. Mais là, j'étais ravie de découvrir qu'il existait une méthode pour être encadrée.

La première règle lorsque l'on veut suivre la méthode, c'est de ne pas faire attention à certaines choses que l'on peut lire dessus. Il y a des gens qui disent : « *Ça ne marche pas ta méthode, tout le monde sait que c'est le papa qui détermine le sexe de l'enfant !* », ou encore : « *Tu ne peux pas te satisfaire d'un enfant en bonne santé ?* » Bref, des personnes qui pensent tout savoir, mais en fait ne savent rien. Heureusement, ce n'est qu'une minorité, toutes les femmes qui ont eu un enfant comprennent ce genre de démarche généralement.

Mon mari me soutient à fond au quotidien. Il me prépare des petits plats adaptés, fait les courses en me rapportant toujours une bouteille de St-Yorre, des bananes, du jus de fruits et des sardines !

Et il n'est pas le seul. Ma maman aussi ! Et mes meilleures amies, à qui je me confie. L'une d'elles vient d'avoir un deuxième garçon et elle a hâte que je sois enceinte pour voir si cela fonctionne. Elle va très certainement s'inscrire à la méthode dans quelque temps.

L'atout de *MyBuBelly*, c'est bien évidemment le coaching. J'ai toujours la réponse à mes questions. Et l'appli ne cesse d'évoluer, il y a de plus en plus d'infos. J'aime beaucoup les nouvelles recettes.

Pour ma part, je trouve qu'il est génial de pouvoir suivre mon cycle et le calcul du pH directement sur l'appli (pour les abonnées).

Au moment de témoigner dans ce livre, je viens juste d'apprendre que je suis enceinte ! C'est arrivé vite, je crois que j'ai un peu trop abusé des aliments boosters de fertilité puisque cela a fonctionné du premier coup. Je suis super-heureuse et je vous remercie pour votre accompagnement, vous êtes une équipe humaine et tellement sympathique. Comptez sur moi pour parler de *MyBuBelly* à tout le monde ! Vraiment, j'ai adoré cet accompagnement. J'ai même trouvé que c'est passé trop vite finalement. Mille mercis pour tout ! Et à très vite pour la suite des aventures.

Adèle

Qui suis-je ?

« *Je suis mariée, j'habite à Londres et je suis docteur en pharmacie. Je suis joyeuse, curieuse et volontaire. J'aime être au cœur des nouvelles tendances, par exemple au niveau culinaire (nouveaux restaurants). Ou au niveau scientifique (la nouvelle molécule miracle). J'aimerais m'accomplir professionnellement mais aussi en tant que maman. Le moteur de ma vie, c'est ma famille, que j'aime plus que tout.*

Avoir un garçon vs avoir une fille

Même si je n'ai qu'un enfant pour le moment, je vois dans mon entourage des relations bien différentes entre fille et garçon. Je me rends bien compte que la relation mère-fille, en jouant à la poupée, est une tout autre relation que celle mère-fils qui peut se révéler parfois plus fusionnelle. L'éducation d'un garçon n'est pas la même que celle entreprise avec une fille.

Et il en est de même pour le papa. La tendresse d'un père envers sa fille n'est pas la même qu'un père avec son fils. Les deux relations méritent d'être vécues. C'est pour cela que je m'intéresse de plus en plus à la méthode *MyBuBelly*, pour vivre à mon tour ce qu'est une maman comblée.

Mon expérience à moi

En tant que docteur en pharmacie, je suis intéressée par le côté naturel de la méthode, non médicamenteux. Mais aussi par le suivi/coaching nutritionnel. Je pense qu'il est important aussi de souligner qu'avant même de démarrer cette méthode, on doit partir avec l'idée qu'on désire un enfant en bonne santé avant tout. On doit se dire qu'on sera heureux de toutes les manières en apprenant le sexe de son enfant, même si ce n'était pas le sexe préféré envisagé avec la méthode *MyBuBelly*. On s'enlève la pression, les choses se passeront très certainement bien.

C'est pour cette raison aussi que je préfère ne pas en parler à ma famille, ce sera juste entre mon mari et moi. Concevoir un enfant, c'est intime, cela doit rester entre nous deux.

J'ajouterais juste que je viens d'une famille traditionnelle, mon mari aussi. Les coutumes et les traditions ont un peu influencé notre décision de suivre cette méthode.

MyBuBelly et moi

Je n'ai pas encore démarré la méthode. J'ai juste commencé par prendre un maximum d'informations sur le principe. Vérifier les éléments sur l'influence du pH, ou les points qui tournent autour du suivi du cycle. Mais je suis prête. Mon mari aussi ! Il est disposé à me soutenir au quotidien. J'ai hâte de démarrer l'aventure !

Aude

Qui suis-je ?

« Je suis mariée et nous avons trois enfants. Je vis à Paris, je suis architecte d'intérieur. Je suis une femme active avec des journées et des soirées bien remplies. J'adore cuisiner pour mes enfants et ma famille, j'aime les tables conviviales ou l'on passe des heures à discuter ! Je suis une vraie gourmande et j'adore tester de nouvelles recettes.

Le temps est mon ennemi, j'ai toujours l'impression d'en manquer pour faire tout ce dont j'ai envie, j'essaie de consacrer du temps de « qualité » à mes enfants mais cela n'est pas évident dans la mesure où mon mari travaille beaucoup et trois enfants d'âges différents n'ont évidemment pas les mêmes centres d'intérêt.

Ma vie professionnelle est également super-importante pour moi, j'ai besoin d'être épanouie et fière de moi pour être bien avec les autres. Malgré une vie déjà bien chargée j'ai la folle envie de tenter une nouvelle et dernière aventure pour essayer d'avoir une petite fille. J'ai quelque peu le sentiment que nous ne décidons rien dans ce genre de situation mais je préfère tout tenter pour ne pas avoir de regrets. Nous verrons bien !

Avoir un garçon vs avoir une fille

J'ai trois garçons, d'où ma volonté de suivre la méthode *MyBuBelly.* Pour l'instant je ne vois pas la différence, mais dans mon idée les filles sont très différentes des garçons, beaucoup plus présentes, aidantes aux côtés des parents.

Je considère la relation avec ma propre mère ultra-privilégiée, elle est toujours présente, on peut discuter de tout, pas de tabous. Et à la moindre baisse de moral elle est là et réciproquement. C'est pour reproduire cette superbe relation que j'ai avec ma maman que je souhaite avoir une petite fille. Et que je me suis inscrite à la méthode *MyBuBelly*.

Mon expérience à moi

J'ai découvert la méthode *MyBuBelly* grâce à Sandra. Puis j'ai décidé de me lancer, avec l'accord de mon mari bien sûr. Mais lui reste moins convaincu que moi. Cette méthode n'impactant pas ses habitudes de vie il n'avait pas forcément de raison de s'y opposer ! Nous sommes une famille croyante. Pour mon mari tout se décide là-haut ; pour moi nous pouvons lui donner un petit coup de pouce !

Je pense que la famille idéale et harmonieuse, c'est de trouver le juste milieu entre la vie professionnelle et la vie familiale. Pouvoir s'épanouir professionnellement est fondamental tout en ayant du temps à consacrer à chacun de ses enfants.

MyBuBelly et moi

Comme je le disais, j'ai connu la méthode par Sandra, la fondatrice de *MyBuBelly*. Je l'admire pour sa motivation, son implication et la passion qu'elle porte en elle. C'est pour moi un vrai modèle de femme qui entreprend ! Avant d'en discuter avec Sandra, j'avais entendu parler de méthodes similaires. Mais je n'aurais jamais pu me lancer toute seule ! Là, je suis déterminée. Au point d'ailleurs de ne pas me focaliser sur les bêtises que l'on lit ici ou là. J'ai lu et entendu une multitude de choses à ce sujet. Aussi extravagant que cela puisse paraître aux yeux des gens, ça ne l'est plus pour moi.

Est-ce que mon mari me soutient au quotidien dans la méthode ? Néant ! Mais je ne lui reproche pas du tout, c'est une démarche très personnelle. C'est moi qui ai décidé de me lancer dedans et dans la mesure où il ne cuisine jamais il n'a aucune raison de s'impliquer. En revanche, ma mère me soutient très fortement, elle y croit grave !

Évidemment, je suis très satisfaite de l'accompagnement que l'équipe de *MyBuBelly* me fait au quotidien. Cela permet de tenir et d'y croire encore plus.

Leïla

Qui suis-je ?

« Je suis mariée, nous vivons à Dunkerque et je suis responsable événementiel. Je suis une femme dynamique, partagée entre mes quatre filles que j'aime et mon métier qui prend énormément de mon temps.

Avoir un garçon vs avoir une fille

J'ai toujours trouvé qu'il y avait une différence de relation entre des parents d'un côté et une fille ou un fils de l'autre. Mes frères et sœurs ont tous eu « le choix du roi ». Et je constate que les liens père-fille et mère-fils sont assez distincts. D'ailleurs, même mon mari est fusionnel avec chacune de ses quatre filles. De mon côté, je rêve d'avoir un fils pour ressentir ce rapport qui m'a l'air très particulier.

Mon mari aussi espère avoir un fils. Je ne sais pas vraiment ce qui nous attend en réalité car nous avons quatre filles et nous ne connaissons pas vraiment les liens avec un fils.

Mon expérience à moi

Nous voulons donc un fils pour vivre une nouvelle relation qui sera complémentaire de celles que nous vivons avec nos filles. Mon mari n'a pas été partant tout de suite. Il voulait respecter mon souhait à moi. Puis il s'est posé et reposé la question jusqu'à ce qu'il soit lui-même habité par cette envie de nouveau, par cette aventure à laquelle il ne pensait pas un jour s'attacher autant. Notre motivation est grande : celle d'avoir notre prince à la maison.

Je suis entourée de personnes qui ont toutes un fils et à l'annonce de chacune de mes grossesses ces personnes me transmettaient un stress fou : « *J'espère que c'est enfin un garçon !* » Vous imaginez la déception à chaque annonce du sexe (quatre fois : « *Non, c'est une fille !* ») Mon mari est fils unique, alors mes beaux-parents étaient les premiers déçus. Et ils ne s'en cachaient pas !

Un jour je suis tombée sur un article et j'ai approfondi mes recherches dans le principe que je venais de découvrir. Je suis restée quelques années à étudier l'idée. Le pourquoi du comment de la méthode au premier abord ne m'avait pas convaincu. Mais le déclic est venu lorsque j'ai décidé de contacter *MyBuBelly*. J'ai exposé toute ma situation dans les moindres détails et j'ai été séduite par les réponses qu'on m'a apportées.

Nous n'avons parlé de la méthode à personne dans un premier temps. Puis j'ai décidé d'en parler à mes deux sœurs... qui sont très sceptiques, je ne le cache pas. Du coup, j'espère leur prouver que ça marche.

Les coutumes et les traditions ont pesé dans ma décision. Mais pas dans le bon sens. La religion n'admet pas que l'on puisse maîtriser la nature. Du coup j'ai été un peu jugée, on a considéré que j'étais à la limite du blasphème. Je n'en ai pas parlé aux parents ni aux beaux-parents pour ces mêmes raisons. Mais je serais prête à en parler quand mon prince sera là. Moi, j'ai l'intime conviction que ce n'est pas un mal et qu'il faut croire en ce que Dieu met sur notre chemin. Si Dieu le veut j'aurai mon petit prince et cela grâce à cette méthode qu'il a placée sur mon chemin. Je considère que ma famille est formidable, comme je la rêvais. Il ne manque plus qu'un petit prince pour un équilibre parfait.

MyBuBelly et moi

Mon époux joue un rôle primordial car on se soutient mutuellement. Nous rêvons d'atteindre un objectif commun. Et la méthode nous a beaucoup rapprochés. Nous nous sentons très bien accompagnés par l'équipe de *MyBuBelly* et par Ève. L'accompagnement est primordial car c'est une aventure particulière. J'ai même envie d'avoir davantage d'échanges avec cette équipe. Ce coaching quotidien donne envie d'aller plus loin. Pourquoi ne pas organiser des réunions d'information ? Des rendez-vous avec les personnes qui préfèrent le contact visuel, cela apporterait une dimension plus humaine au projet. Personnellement, j'aurais adoré voir et entendre mon interlocuteur c'est très important dans des situations comme celle-ci.

Cette méthode mérite d'être davantage connue et suivie. Et c'est vraiment un bonheur d'être parmi les premiers témoignages dans ce livre dont j'ai hâte de lire les lignes.

Violette

Qui suis-je ?

« *J'ai 28 ans. Je vis depuis octobre 2010 avec mon conjoint, qui lui a 33 ans. Nous nous sommes rencontrés sur un site Internet. Nous avons un garçon de 3 ans ½. Je suis assistante maternelle et mon conjoint étancheur. Nous vivons en Bretagne à côté de*

Rennes. Je suis une femme sociable, dynamique, qui aime faire la fête et profiter avec ses amis. Je suis aussi une maman proche de son fils. J'ai la chance grâce à mon métier d'être auprès de lui toute la journée. Et d'avoir vécu ses premiers mots, ses premiers pas, partagé des activités avec lui. Les moteurs de ma vie sont mon conjoint, mon fils et bientôt ma fille. Ma famille et mon blog.

Mon expérience à moi

Nous voulions une fille après avoir eu notre fils. J'ai souhaité me donner le maximum de chances pour avoir « le choix du roi », comme on dit. Mon conjoint voulait aussi avoir sa fille. Pour découvrir ce qu'est la relation père-fille que tout le monde annonce comme géniale. Alors, bien sûr, la santé du bébé est ce qu'il y a de plus important. Mais si la nature peut aider, pourquoi ne pas essayer tout en restant dans une méthode naturelle ?

J'ai souhaité n'en parler à personne lorsque je suivais la méthode. C'était un secret que mon conjoint et moi souhaitions garder précieusement. Nous voulions faire la surprise à nos familles et à nos proches !

MyBuBelly et moi

J'ai connu la méthode *MyBuBelly* sur les réseaux sociaux. Et j'ai été curieuse d'en apprendre davantage. Je savais que certains aliments pouvaient aider à choisir le sexe, mais je n'en savais pas plus. Je ne me suis pas trop attardée sur les critiques que l'on voyait sur les réseaux sociaux. J'ai mis cela sur le compte de la méconnaissance des gens. Certains trouvaient qu'il était trop facile de suivre un régime et d'avoir un bébé du sexe que l'on souhaite. Moi je savais bien qu'il s'agissait d'une méthode naturelle et que ce n'était pas du 100 %. En tout cas, le principe fonctionne. Je peux vous le dire maintenant.

Mon conjoint m'aidait au quotidien, par exemple pour suivre mon pH. Il vérifiait pour voir si j'étais toujours dans la bonne valeur moyenne. Il cuisinait aussi, en me demandant à chaque fois ce qui était le mieux de manger.

J'ai été extrêmement bien accompagnée durant la méthode. Je suis passée par l'appli et le coaching en ligne. C'est génial. On reçoit des SMS pour ne pas oublier de mesurer son pH, suivre son cycle, prendre ses compléments alimentaires. Sur le site, nous devions rentrer dans un tableau nos résultats. Vous aviez de nombreuses recettes et surtout plein de fiches conseils. Et Ève qui est là pour répondre à vos questions à tout moment. Avec un nutritionniste, une gynécologue...

Merci à toute l'équipe de *MyBuBelly* pour cette très belle aventure !

Esther

Qui suis-je ?

« *J'ai 45 ans et deux enfants de deux mariages. Ma première fille, née de mon premier mariage, est âgée de 19 ans. Et mon garçon, né de mon second mariage, est âgé de 14 ans. Je suis esthéticienne depuis vingt-huit ans à Paris. Je suis une femme active, qui aime travailler. Une vraie mère de famille, gourmande, très speed. Mais aussi une femme d'intérieur. Une femme complète en quelque sorte. Mon mot d'ordre est simple : la vie est faite pour profiter, alors profitons. Je suis très ambitieuse professionnellement. J'aime prendre soin de mes clientes, qu'elles soient satisfaites.*

Avoir un garçon vs avoir une fille

Pour moi la différence entre ma fille et mon fils s'est faite dès la grossesse. Pour ma fille, la grossesse a été plus dure, j'ai beaucoup grossi. J'étais stressée aussi. Je ne sais pas si cela en est la cause, mais j'ai du coup été plus attentionnée pour ma fille. Et d'un autre côté, le garçon est plus proche de moi. Un garçon, c'est souvent plus proche de sa maman. C'est lui qui a le plus de câlins. D'ailleurs ma fille a été jalouse au début, même si au final elle est heureuse d'avoir un petit frère.

Du côté des activités, en revanche, je suis restée dans le grand classique. Shopping et maquillage avec ma fille. Tout ce qui est lié au sport et aux jeux vidéo avec mon fils.

Du côté des papas, je pense que la tradition joue dans le comportement de l'un comme de l'autre. Le premier papa est moins proche de notre fille en comparaison du second papa qui lui est très proche de notre fils.

Mon expérience à moi

Je suis heureuse car j'ai atteint la vision de ma famille harmonieuse. C'est ce que je voulais, juste un garçon et une fille, peu importe l'ordre. Comme ma mère le voulait aussi, mais il n'y a pas eu de lien (ou alors inconsciemment). J'ai un frère et une sœur. Du coup, pour le deuxième, après ma fille donc, je voulais trouver la possibilité de choisir. Pour avoir un garçon. J'ai demandé la recette à une amie : position, le sel, enlever le sucre et les laitages... j'ai tout suivi à la lettre. Y compris les dates de conception par rapport au cycle.

Mon mari voulait également son garçon, pour des raisons de tradition, mais aussi parce qu'il avait eu déjà une fille avant notre rencontre, avec son ancienne conjointe. Mais je ne lui disais pas que je suivais une méthode en particulier, car j'avais peur qu'il trouve cela ridicule.

Pour mon fils, j'ai donc fait un régime à base de biscuits apéritifs salés, d'olives. Et pour ma fille, avant, j'avais fait sans le savoir un régime à base de douceurs et de lait, qui étaient la base de mon alimentation. En revanche, ce n'était pas très sain niveau diététique. Mais j'étais jeune, je pouvais tomber enceinte rapidement. En tout cas, à aucun moment je n'ai eu l'impression de faire quelque chose de mal. Pour moi, c'était normal d'avoir ce désir et de tout faire pour l'obtenir.

MyBuBelly et moi

Si je le pouvais, je ferais la méthode aujourd'hui pour avoir une fille. Parce qu'une fille aide sa mère, elle est présente à ses côtés. Donc une deuxième fille serait magnifique, j'en serais si heureuse. Mais bon, mon âge est limite. Je vais voir.

Concernant *MyBuBelly*, c'est exactement ce qu'il me faudrait pour 2 raisons :

- Je mangerais beaucoup plus sainement que lors de ma première « méthode ». Ce qui à mon âge est primordial pour ma fertilité (j'aurais d'ailleurs plein de conseils à ce niveau).
- Et à l'époque, nous étions toute une équipe à faire cette méthode. On se donnait des conseils au quotidien, que l'on prenait chacune de nos médecins. On s'appelait, on se réunissait. Et ça avait marché pour tout le monde.

Aujourd'hui je retrouverais ce fonctionnement dans la communauté *MyBuBelly* !

Sandrine

Qui suis-je ?

“Je suis mariée et maman de deux petits garçons. Je vis à La Louvière (en Belgique), je suis infirmière. Je suis discrète, à l'écoute, solitaire, indépendante, têtue, anxieuse, exigeante, perfectionniste, maniaque. J'ai envie de me dépasser chaque jour un peu plus, je veux être au top dans mon métier et dans ma vie de famille. Mon moteur c'est d'abord mes enfants, je veux qu'ils ne manquent de rien.

Avoir une fille vs avoir un garçon

On dit que les garçons sont plus proches de leur maman mais j'envie la complicité mère-fille. Je vois que les filles sont plus câlines mais parfois plus pestes aussi. Malgré tout, je vois qu'en grandissant les garçons ont plus de retenue et vont moins vers leur mère.

Le papa met tous ses espoirs dans ses fils pour qu'ils aiment le foot comme lui, sinon il n'a pas vraiment d'avis sur la question.

Mon expérience à moi

On a tous une vision de la famille idéale. La mienne est celle d'une famille pleine d'amour, de respect, avec une fratrie soudée et complice. J'ai toujours voulu trois enfants et mon rêve était d'avoir au moins une fille. Pour qu'en grandissant on puisse faire des trucs de filles ensemble comme du shopping, aller au spa. L'habiller avec du rose et des strass, lui faire des belles coiffures, des câlins. Les garçons sont moins câlins en grandissant.

Mais ma volonté d'avoir une fille vient aussi d'une raison plus profonde, psychologique. Je pense effectivement que je veux réparer en quelque sorte mon passé. Mes relations avec ma mère étaient conflictuelles et elle n'a jamais été présente pour moi. Elle n'a jamais été câline non plus. Je veux être pour ma fille (si j'ai la chance d'en avoir une) une mère comme je n'en ai jamais eu.

Ma famille et mes proches sont au courant de ma démarche, ils acceptent mon implication. Ma belle-mère finance même la méthode, elle aussi voudrait une petite-fille dans la famille. Mais je n'ai subi aucune influence, au contraire, quand j'ai une idée derrière la tête, personne ne peut me faire changer d'avis.

MyBuBelly et moi

J'ai connu la méthode *MyBuBelly* en faisant des recherches sur Internet pour savoir ce que je pouvais faire pour avoir une fille. J'avais déjà entendu parler des méthodes de grands-mères et j'avais lu des articles scientifiques qui parlaient notamment du moment où concevoir pour avoir une fille.

On lit aussi des choses très bizarres, du genre que pour avoir une fille, il fallait préconiser certaines positions lors des rapports sexuels et ne pas avoir d'orgasme. Ou encore faire l'amour par rapport à la lune.

Sinon concernant *MyBuBelly*, j'étais choquée de voir certaines personnes si haineuses par rapport à la méthode.

Le papa m'accompagne et reste à mes côtés. Il mange sans sel comme moi, et ne se plaint pas du manque de goût. Il est malgré lui soumis au régime fille. Le reste de la famille me soutient aussi. Ma belle-mère qui finance la méthode. Ou mon père qui essaie de respecter les aliments que je peux manger quand je vais dîner chez lui.

Je me sens très bien accompagnée par *MyBuBelly*. J'apprécie vraiment la disponibilité et la rapidité de réponses lorsque je pose des questions. J'ai même eu droit à un appel de la fondatrice car je me posais des questions par rapport au moment où je devais avoir des rapports et aux deux traits sur les tests d'ovulation. Et puis j'ai pu demander des tests d'ovulation supplémentaires sans problème. J'apprécie aussi les SMS reçus qui me permettent de ne pas oublier de prendre mes compléments, suivre mon pH, faire mes tests d'ovulation. D'ailleurs, pour partager de l'optimisme toutes ensemble, pourquoi ne pas envoyer aussi un test de grossesse avec les éléments de la méthode ?

En tout cas, j'ai hâte de lire les témoignages des autres membres de la communauté !

Deuxième partie

La méthode MyBuBelly

Après vous avoir parlé de toutes les raisons qui m'ont amenée à créer *MyBuBelly* et à développer cette méthode, nous voici arrivés à la présentation de la méthode elle-même. Les pages qui vont suivre vont vous permettre de comprendre en détail ce qu'est la méthode *MyBuBelly* et en quoi elle consiste au quotidien. Vous allez acquérir au fur et à mesure toutes les connaissances et les outils de base qui vous aideront à suivre facilement la méthode dans votre vie de tous les jours.

UNE MÉTHODE EN 2 DIMENSIONS

Il faut comprendre la méthode *MyBuBelly* comme un coaching. Ce coaching, nous avons voulu le faire ressortir tout au long du livre. Que ce soit dans la présentation des bases du programme, de toutes les astuces, des conseils de nos différents spécialistes, pour la nutrition ou la gynécologie.

À chaque étape, allant de la liste des aliments autorisés à nos conseils antifatigue, en passant par le menu générique ou les boosters de fertilité, les différentes parties de la méthode sont étudiées pour s'adresser à la majorité d'entre vous.

C'est la première dimension de la méthode, illustrée par 4 semaines de régime « garçon » et 4 semaines de régime « fille » préparées par notre nutritionniste Raphaël Gruman.

> Pour celles qui souhaitent encore plus de personnalisation, rendez-vous à la fin de ce chapitre. Je vous en dirai plus. Ce sera la deuxième dimension de la méthode *MyBuBelly*.

Quelle que soit la raison qui vous amène à vouloir choisir le sexe de votre bébé, ou peut-être est-ce simplement un besoin d'être guidée dans cette période si particulière qui est celle de vouloir concevoir un enfant, bienvenue dans la méthode *MyBuBelly*. Elle est pensée pour apporter équilibre et bien-être dans la période de préconception. Et même après.

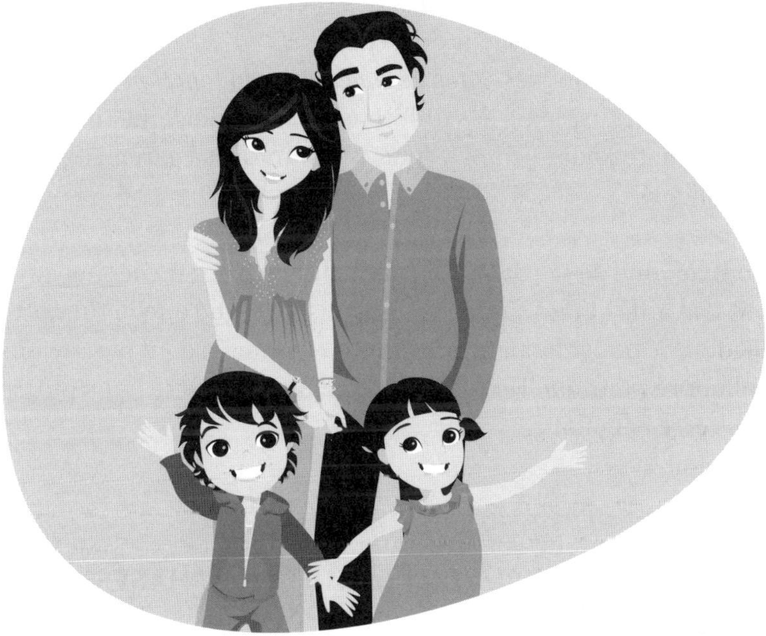

Que trouve-t-on dans cette méthode ?

LA MÉTHODE *MYBUBELLY* EST BASÉE SUR 2 PRINCIPES COMPLÉMENTAIRES ET 100 % NATURELS

- *L'alimentation, qui permet d'orienter le pH vaginal,* ce qui a une influence sur la « sélection » des spermatozoïdes « filles » ou « garçons » à l'intérieur du vagin.
- *Le choix des bonnes dates de conception en fonction de l'ovulation,* sur le principe des différences morphologiques entre les spermatozoïdes « filles » (plus résistants) et « garçons » (plus rapides).

Tout au long de la première partie du livre, les médecins qui y ont travaillé et moi-même vous avons expliqué quelle fut notre démarche pour élaborer la méthode et la façon dont nous avons collaboré pour que l'expérience de chacun d'entre nous puisse vous être bénéfique.

LA MÉTHODE *MYBUBELLY* SE SUIT EN 2 PHASES

- *Phase 1* : programme diététique pour orienter le pH et booster la fertilité. Mais aussi pour apprendre à mieux connaître son corps et à identifier son pic de fertilité, son ovulation.
- *Phase 2* : conception suivant les bonnes dates + continuité du programme diététique pour maintenir le bon pH, tout en boostant toujours la fertilité.

LA MÉTHODE SE DÉCLINE DONC EN 2 GRANDES PARTIES

La partie diététique (fille ou garçon)

- L'essentiel à retenir
- Les aliments autorisés, à modérer et interdits
- Le menu générique
- Boostez votre fertilité avec votre méthode
- Et toutes les autres questions que vous pouvez vous poser

Et la partie cycle

- Comprendre le fonctionnement de votre cycle
  - C'est quoi le cycle ?
  - La durée du cycle
  - Pourquoi bien connaître son cycle est-il important dans la méthode *MyBuBelly* ?
  - Vos questions sur le cycle, nos réponses
- Le suivi du cycle : connaître son jour d'ovulation
  - Par le calcul calendaire
  - Par la prise de température ou méthode sympto-thermique
  - L'astuce de la glaire
  - Avec un test d'ovulation
- Bien choisir ses dates de conception
  - Mais d'où vient cette idée de choisir les dates pour concevoir un bébé ?
  - Le + de la méthode *MyBuBelly*
  - Le moment idéal pour concevoir une fille, c'est quand ?
  - Le moment idéal pour concevoir un garçon, c'est quand ?
  - Les conseils de Véronique

Sans oublier à la fin les fiches pratiques de notre gynécologue Véronique Bied Damon pour être incollable sur votre corps et sur la fertilité.

De votre côté, vous n'avez plus qu'à :

- Effectuer vos mesures pH telles que nous vous l'expliquons un peu plus loin. Avec interdiction de concevoir votre bébé tant que votre valeur pH n'est pas à la bonne moyenne (et pas avant 2 mois ½ minimum).
- Faire vos tests d'ovulation : très important dès le départ de la méthode, avant même de pouvoir concevoir votre bébé, afin de bien connaître votre corps et être prête lorsque vous serez en phase de conception.
- Vous laissez guider tout le long du livre au fil de nos conseils, recommandations et astuces.
- Vous faire plaisir au maximum !

Alors on y va ?

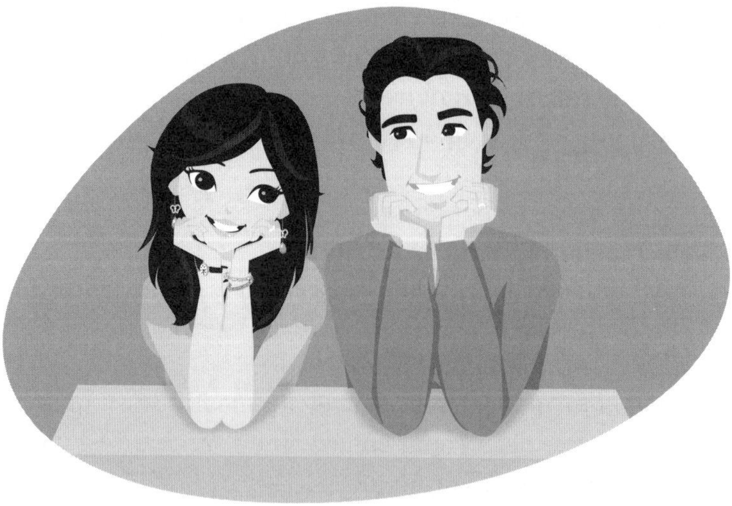

Pourquoi ça marche ?
Comment ça marche ?

POURQUOI L'ACIDITÉ DU MILIEU VAGINAL JOUE LE RÔLE DE SÉLECTION DES SPERMATOZOÏDES X ET Y ?

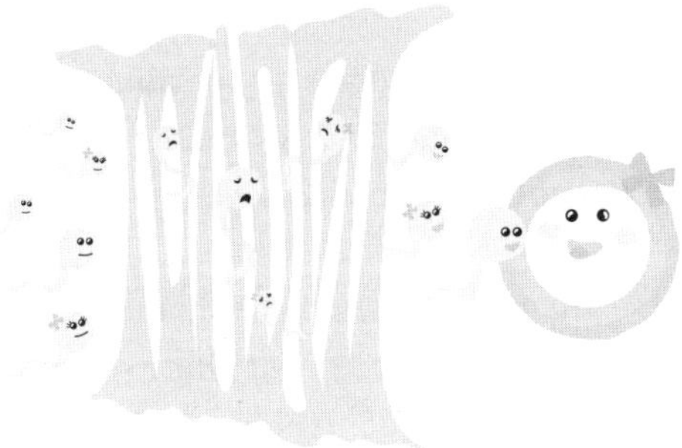

Comme je vous le disais au début de cette deuxième partie, tout se joue au niveau de l'acidité du vagin (et de la glaire cervicale).

> C'est le papa qui est porteur des 2 types de spermatozoïdes X et Y, mais la maman va avoir la possibilité de les sélectionner et de favoriser l'un ou l'autre à remporter la course vers l'ovule.

Le sperme a un pH alcalin favorable à la survie et des spermatozoïdes X et Y.

Le vagin est plutôt acide et la variation de l'acidité du pH va jouer sur la sélection des spermatozoïdes X ou Y.

La sélection des spermatozoïdes X (filles) ou Y (garçons) dans le vagin se fait pour des raisons physiologiques.

Le Y étant plus fragile, il sera beaucoup plus sensible aux modifications de pH surtout dans le sens acide : **si le pH devient trop acide, les spermatozoïdes Y étant les plus fragiles seront détruits en premier** et auront une survie réduite car ils se complaisent mieux dans un pH alcalin comme celui du sperme. Les X, eux, sont plus résistants à l'acidification du vagin. Les Y étant détruits en premier dans un milieu acide, la concentration et la survie en spermatozoïdes « survivants » seront donc en faveur des X.

Donc le milieu acide favorise les spermatozoïdes X par altération des spermatozoïdes Y moins résistants. **Favorisant ainsi la conception d'une fille.**

À l'inverse, un milieu vaginal alcalin modifie moins la sélection entre X et Y. Or le Y est plus rapide. Par sa rapidité, il se déplacera plus rapidement que les X et arrivera en toute logique en premier à l'ovule si la conception cible précisément celle-ci.

Donc le milieu alcalin favorise les spermatozoïdes Y plus rapide que les X tout en ayant une chance de survie identique. **Favorisant ainsi la conception d'un garçon.**

POURQUOI L'ALIMENTATION A UNE INFLUENCE SUR LA FERTILITÉ ?

Mon alimentation a-t-elle un impact quelconque sur ma fertilité ?

Voici une question que les femmes en âge de procréer se posent de plus en plus. Question à laquelle des chercheurs américains ont tenté de répondre en 2007 dans une étude appelée NHS II, réalisée sur plus de 18 000 femmes (toutes infirmières). Comme nous le disait Joëlle Tubiana dans la première partie du livre, de cette étude sont ressorties les recommandations suivantes :

- Diminuer les graisses saturées et éviter les graisses *trans*, que l'on trouve spécifiquement dans l'alimentation « industrielle ».
- Privilégier la consommation des graisses mono- et poly-insaturées comme les huiles de canola, de noix et d'olive.
- Augmenter la consommation de protéines végétales provenant des légumineuses et des oléagineux.
- Privilégier la consommation de glucides à charge glycémique (CG ou glycemic load) basse.
- Consommer 1 portion de lait entier ou même de crème glacée par jour. Il faut noter que c'est cette dernière recommandation qui a fait le succès populaire de la méthode.
- Prendre un complexe de vitamines contenant de l'acide folique et des vitamines du groupe B.
- Privilégier les sources végétales de fer aux dépens de la viande rouge.
- Boire de l'eau. Le café, le thé et l'alcool peuvent être consommés avec modération, les sodas sont à éviter.
- Avoir et maintenir un IMC entre 20 et 24 kg/m^2.
- Avoir une activité physique régulière et cela, surtout si votre IMC est supérieur ou égal à 20 kg/m^2.

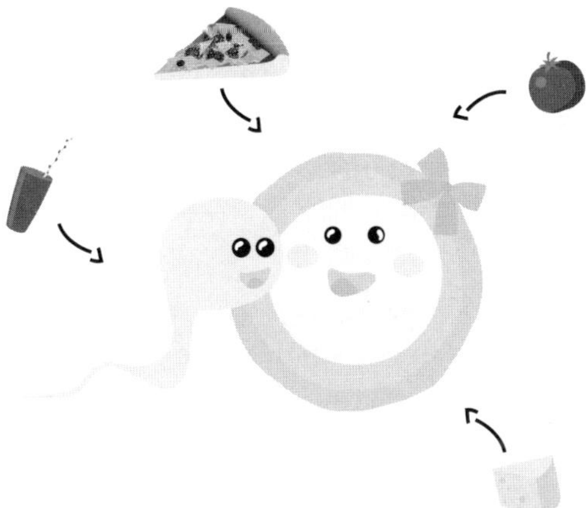

Quelques exemples à connaître pour faire attention à sa fertilité

Les lipides

Voici un petit tableau qui montre l'impact des graisses *trans* (huiles hydrogénées, margarines, fast-food, pâtisseries et préparations alimentaires industrielles) sur la fertilité.

Consommer 2 % de l'ACT* en graisses *trans* à la place de 2 % de l'ACT venant des :	Augmentation du risque d'infertilité par troubles de l'ovulation de :
Hydrates de carbone	73 %
Acides gras poly-insaturés	79 %
Acides gras mono-insaturés	131 %

**ACT = apport calorique total*

Les protéines

Les protéines d'origine animale doivent être majoritairement représentées par les poissons gras comme le saumon et la truite puisqu'ils sont riches en oméga 3, mais que leur teneur en mercure est plus faible que le maquereau, l'espadon ou le thon albacore Enfin, la consommation de viande rouge doit être inférieure ou égale à 1 portion par semaine.

Les glucides

L'étude confirme le lien qui existe entre hyperglycémie, hyperinsulinisme, insulino-résistance et hyperandrogénie, troubles de l'ovulation. En d'autres termes, manger trop sucré est très mauvais pour faire des bébés.

Conclusion

Il faut donc, dès qu'il existe un désir de grossesse, commencer un changement d'alimentation. Dans l'idéal, il faut tendre vers un régime avec supplémentation en fer, acide folique et pratique régulière de sport. Choisir de consommer plus de protéines végétales entraîne une diminution de la consommation de graisses saturées. Consommer moins de glucides à charge glycémique élevée entraîne aussi une modification de la consommation de graisses saturées et de protéines animales. Et enfin, la pratique régulière d'un sport permet de réguler le poids et de diminuer l'insulino-résistance.

Vous retrouverez ce principe dans le programme *MyBuBelly.*

> Rendez-vous p. 306 pour les recommandations de notre nutritionniste pour booster votre fertilité tout en respectant le programme diététique.

MODALITÉS

Description de la méthode

MyBuBelly est la première et unique méthode qui associe un programme diététique complet à un suivi précis de votre cycle.

En effet pour maximiser vos chances d'avoir une fille ou un garçon, il faut d'une part avoir le bon pH et d'autre part concevoir votre bébé à la bonne période.

> Notre programme diététique va vous permettre d'obtenir le bon pH et de booster votre fertilité.
> Nos conseils et informations sur le suivi de votre cycle vont vous permettre de concevoir votre bébé au bon moment.

Vous trouverez dans ce livre un programme d'un mois, semaine par semaine, avec des recettes « spéciales filles » ou des recettes

« spéciales garçons » à suivre chaque jour. Ainsi que des conseils bien-être pour rester en forme tout le long de la méthode.

Parallèlement, grâce à nos recommandations, vous allez suivre précisément votre cycle afin de bien connaître votre corps et votre période d'ovulation.

Le bon pH

+

La bonne période d'ovulation

=

Le maximum de chances d'avoir une fille ou un garçon

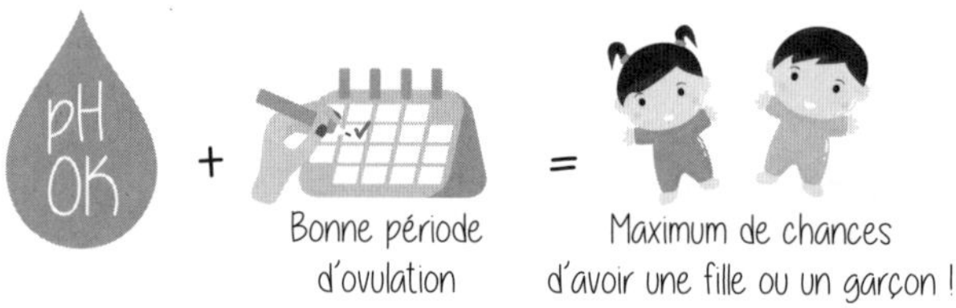

Quand suivre la méthode et combien de temps ?

Mettre toutes les chances de son côté pour réaliser son rêve est aussi une histoire de bon timing.

La méthode *MyBuBelly* se suit bien évidemment AVANT la conception.

Pour constater une acidification ou une alcalinisation stable de l'organisme il est nécessaire d'être patiente et de pratiquer des contrôles urinaires régulièrement (avec des tests pH et des tests d'ovulation).

Il est nécessaire de suivre **au minimum 2 mois ½** de régime avant de concevoir. C'est la durée minimale assurant une stabilité du pH et des sels minéraux.

Une fois le pH souhaité atteint, vous pouvez débuter la conception, mais il ne faut pas pour autant relâcher vos efforts tant qu'il n'y a pas eu de fécondation. En effet, le programme *MyBuBelly* vous permet de maintenir le bon pH durant toute la période de conception.

Idéalement, le programme *MyBuBelly* ne doit pas être prolongé plus de 7 mois consécutifs. À l'issue de cette période, si vous n'avez pas réussi à concevoir, nous vous invitons à consulter votre médecin afin de s'assurer que vous ne souffrez d'aucune carence avant de poursuivre le programme.

Il est également possible de marquer un temps d'arrêt quelques mois (3 mois) à l'issue de cette période de 7 mois de suivi de régime afin de permettre à l'organisme de se rééquilibrer avant de repartir de plus belle.

Comme dans toute chose, les excès sont délétères. Pour le régime garçon, augmenter **son pH au-delà de 8,5** ne vous donnera pas plus de chances d'avoir un petit garçon. Comme pour le régime fille, descendre son pH **en dessous de 5,5** ne favorisera pas plus l'arrivée d'une petite fille.

En revanche, les variations de pH trop importantes peuvent avoir des conséquences graves sur votre organisme : fuites minérales entraînant une perte osseuse, dérèglement hormonal pouvant réduire votre fertilité, diminution de l'immunité favorisant le risque d'infection...

Il est donc primordial de bien stabiliser son pH une fois la valeur optimale atteinte. Pour cela, il sera nécessaire d'adapter votre alimentation.

FOCUS SUR LA DURÉE NÉCESSAIRE À LA MODIFICATION DU PH

PAR RAPHAËL GRUMAN, NUTRITIONNISTE

Comme disait Rabelais : « Tout vient à point à qui sait attendre ! » Il en est de même pour le pH sanguin. L'organisme a besoin d'un temps d'adaptation pour modifier son équilibre afin de favoriser la conception d'un petit garçon ou d'une petite fille. Chaque organisme réagit plus ou moins rapidement à une modification alimentaire. Les équilibres minéraux et vitaminiques mettent parfois plusieurs semaines (voire mois) à se stabiliser. Pour constater une acidification ou une alcalinisation stable de l'organisme, il est nécessaire d'être patient et de pratiquer des contrôles urinaires régulièrement.

On considère que médicalement, il est nécessaire de suivre au moins deux mois et demi de régime avant de concevoir. C'est la durée minimale assurant une stabilité du pH organique.

Dans certains cas, le pH urinaire peut être bon avant même de débuter le programme mais est-il stable d'un jour à l'autre et ce, pendant plusieurs semaines de suite ? C'est pourquoi, le suivi rigoureux du programme alimentaire et la prise des compléments minéraux vous garantissent de meilleures chances d'atteindre le bon pH, de manière durable afin de mettre toutes les chances de votre côté ! Une fois le pH souhaité atteint, vous pouvez débuter la conception, mais il ne faut pas pour autant relâcher vos efforts tant qu'il n'y a pas eu fécondation. En effet, les programmes *MyBuBelly* vous permettent de maintenir le bon pH durant toute la période de préconception.

Recommandations et précautions avant de se lancer

Rien ne vaut des recommandations précises pour commencer la méthode dans les meilleures conditions possibles.

Commencer un programme alimentaire n'est pas anodin pour votre corps et votre bien-être. Aussi, afin de suivre notre méthode en toute sérénité, voici nos recommandations pour mieux vous y préparer et en tirer les meilleurs bénéfices pour vous et votre futur bébé.

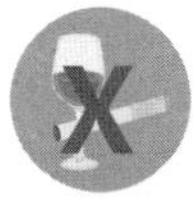

- *Arrêtez le tabac, l'alcool et le cannabis* au moins 2 à 3 mois avant de commencer le programme.

- *Mangez équilibré et sain* en particulier des fruits et légumes sans pesticides et faites attention à votre environnement en limitant les polluants chimiques (perturbateurs endocriniens) et l'exposition excessive aux ondes électromagnétiques.

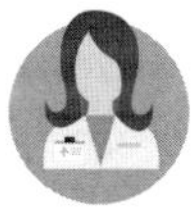

- *Si vous prenez des médicaments* régulièrement, prévenez votre médecin que vous souhaitez démarrer une grossesse (et commencer la méthode *MyBuBelly*). Anticipez les maladies et faites-vous soigner, en particulier les dents.

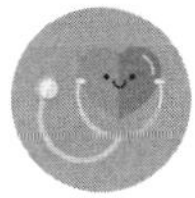

- *Avant de commencer ce régime, consultez votre médecin.* Lui seul peut donner son aval car il existe des contre-indications : hypertension artérielle, insuffisance rénale, diabète, néphrite, hypercalciurie, problèmes cardiaques...

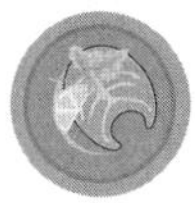

- *Si un plat proposé dans le menu ne vous convient pas,* vous pouvez le remplacer à condition de respecter certaines règles. Les menus élaborés tiennent compte d'un équilibre. Il est donc important, si vous substituez un plat, de respecter cet équilibre. Vous avez donc la possibilité de remplacer une viande par une autre viande ou un légume par un autre légume à condition qu'il soit autorisé dans votre menu.

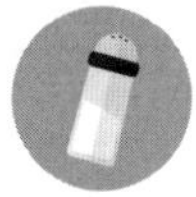

- *Attention au sel.* Dans le cadre du régime garçon, qui est un petit peu riche en sel, les femmes hypertendues, diabétiques, ayant des troubles métaboliques doivent faire attention. Pour elles, un avis médical est nécessaire.

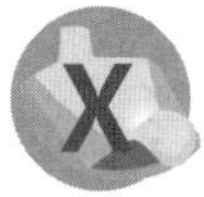

- *Si vous allaitez, les régimes exclusifs ne sont pas recommandés.* Il faut éviter de faire un régime trop orienté pendant l'allaitement parce que le bébé a besoin de tous les éléments. De plus lors de l'allaitement, l'ovulation n'est pas de bonne qualité. Il faut attendre le retour de couches, c'est-à-dire lorsque l'on est en dessous de deux tétées voire une tétée. Puis après le retour de couches, il est préférable d'attendre encore deux ou trois cycles, que le corps se remette à fonctionner et à redémarrer comme il faut.

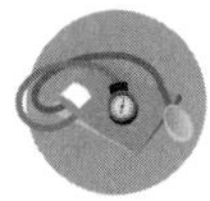

- *Après avoir commencé le régime, si vous ressentez une fatigue anormale,* des difficultés de transit, ou d'autres symptômes pouvant affecter votre santé, n'hésitez pas à consulter votre médecin traitant ou un nutritionniste.

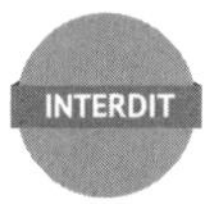

- *Tout produit non mentionné dans les listes d'aliments autorisés* ou modérés doit être considéré comme interdit.

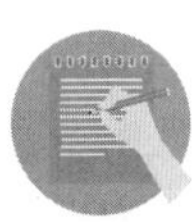

- *Je vous recommande d'écrire tous les jours sur un cahier* tous les produits que vous consommez afin de suivre plus facilement votre régime alimentaire.

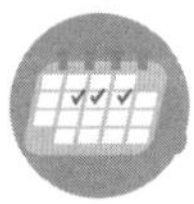

- *Pour être efficace, ce régime doit être suivi tous les jours* et commencé 2 mois ½ avant la conception.

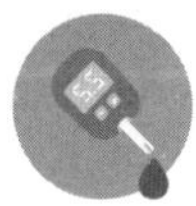

- *Le diabète gestationnel,* est une poussée de diabète qui survient uniquement durant la grossesse et qui, dans la majorité des cas disparaît après l'accouchement. Il est cependant primordial de le contrôler pour la santé du bébé et de la maman. Le diabète gestationnel intervenant après la conception, il ne sera pas influencé par les programmes équilibrés MyBuBelly. Il n'est donc pas nécessaire d'anticiper une alimentation pour diabétique en amont s'il n'y a pas de diabète avéré. Nous avons le cas échéant des solutions à vous proposer pour mieux contrôler votre diabète.

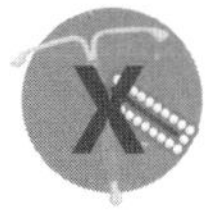

- *Il faut arrêter tout mode de contraception féminine dès le début de la méthode.*
  - *L'exemple du stérilet :* il y en a de deux types, celui au cuivre et celui aux hormones. Le stérilet agit par une inflammation locale. On sait que l'inflammation sécrète plein de protéines et cela modifie donc le pH. Donc, si on veut faire un régime et avoir un pH dans un sens ou dans un autre, il ne faut pas avoir localement dans l'utérus un corps étranger qui va moduler ce pH. Le stérilet est à enlever dès le début de la méthode.
  - *L'exemple de la pilule :* elle bloque l'ovulation. Il est important pendant cette période de régime durant laquelle la femme apprend à connaître son corps qu'elle s'entraîne à reconnaître son ovulation. Si elle est sous pilule, ce sera bien sûr impossible. Il est conseillé d'arrêter la pilule dès le début de la méthode pour que le corps reprenne son fonctionnement après une longue période de blocage.

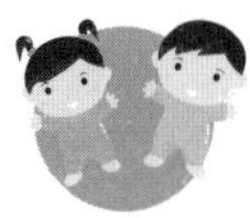

- *Conservez à l'esprit que plus vous respecterez ces recommandations,* plus vos chances d'avoir une petite fille ou un petit garçon augmenteront.

La méthode *MyBuBelly* et les médicaments

Certains médicaments influencent le pH sanguin. Avant toute prise de médicaments, il est indispensable de consulter son médecin traitant ou un spécialiste. Si votre thérapeute vous propose un traitement médical, informez-le du programme alimentaire que vous suivez avec la méthode *MyBuBelly*. Cela pourrait avoir une incidence sur la variation du pH.

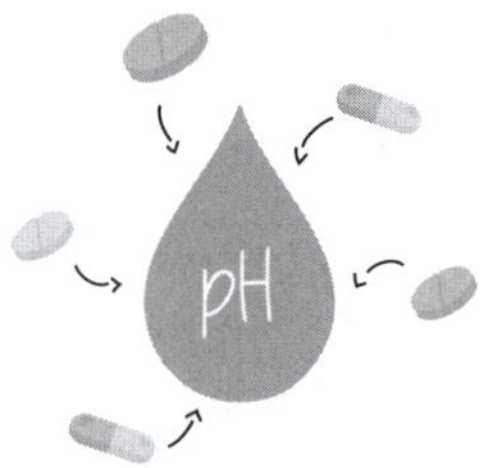

La prise de médicaments n'est pas incompatible avec le suivi d'un régime fille ou garçon *MyBuBelly*. **Cependant, il est nécessaire de l'interrompre au moins un mois avant la date de conception pour éviter d'influencer le pH sanguin.**

Ne prenez jamais la décision seule d'interrompre votre traitement médical. Cela pourrait avoir des répercussions importantes sur votre santé. Demandez préalablement au médecin qui a prescrit votre traitement médical s'il est possible ou non de l'interrompre pendant un temps donné.

Il en est de même pour la phytothérapie, l'homéopathie, les compléments alimentaires, qui ne doivent pas être pris à la légère. Ils pourraient avoir une incidence sur votre pH sanguin.

MyBuBelly a créé des compléments alimentaires spécifiques pour optimiser la méthode et booster la fertilité. N'hésitez pas à vous renseigner (eve@mybubelly.com).

Demandez toujours conseil à un spécialiste au préalable.

Une méthode qui peut être suivie par toutes les femmes

Parce que chaque femme est unique, la méthode *MyBuBelly* veille à s'adapter à la nature de chacune.

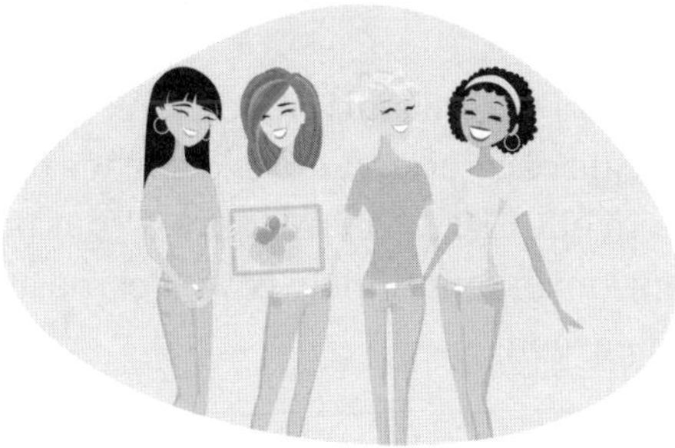

La méthode *MyBuBelly* est simple et naturelle, elle s'adapte à toutes les femmes et peut être suivie n'importe où, quelles que soient vos habitudes ou contraintes alimentaires.

En effet, nous avons pris soin de proposer des recettes savoureuses à base d'aliments courants les plus favorables pour obtenir un pH acide ou alcalin. De plus, ces aliments que vous trouverez facilement au quotidien ont été spécialement choisis pour booster votre fertilité.

Enfin *MyBuBelly* est un programme diététique qui n'est pas contraignant. Des compléments d'études sur les qualités nutritionnelles de chaque aliment nous ont permis de vous proposer un large éventail de recettes gourmandes et savoureuses.

Tous les cycles sont dans la nature

Pour les femmes qui ont des cycles longs ou irréguliers, suivre un régime n'influe pas sur le fait qu'elles vont mieux ou moins bien ovuler. En revanche, cela va influer sur le repérage de l'ovulation (les tests pour repérer l'ovulation). Il faudra être plus attentive, mais il n'y a aucun problème pour suivre la méthode.

Si vous avez des troubles de l'ovulation, ou si vous avez besoin soit de stimulation ovarienne simple, soit d'insémination, la méthode *MyBuBelly* peut s'appliquer, puisque le programme diététique va influencer votre pH vaginal et ces pratiques se font dans l'utérus.

La stimulation ou l'insémination vont permettre de repérer l'ovulation, puisque celle-ci aura été déclenchée par une piqûre et que généralement elle lieu 36 heures après. Vous pourrez ensuite cibler la conception en fonction de votre désir d'avoir une petite fille ou un petit garçon.

Seule exception : la méthode *MyBuBelly* ne fonctionne pas dans le cas d'une FIV. La fécondation *in vitro* se fait en dehors du corps de la femme, c'est-à-dire *in vitro*, dans une éprouvette. En toute logique, c'est le pH du milieu de culture qui compte et non plus celui du corps de la femme.

COMMENT BIEN MESURER SON PH ?

Que ce soit dans la phase 1* de la méthode ou dans la phase 2**, mesurer son pH est important. C'est l'indicateur qui va vous permettre de vous situer dans votre programme, pour savoir s'il est possible de concevoir notamment.

* **Phase 1** = programme diététique pour orienter son pH et booster sa fertilité. Mais aussi pour apprendre à mieux connaître son corps et à identifier son pic de fertilité, son ovulation (**durée minimum 2 mois et demi**).
** **Phase 2** = conception + continuité du programme diététique pour maintenir le bon pH, tout en boostant toujours la fertilité.

Quelques conseils

- *Vous pouvez mesurer votre pH pendant toute la durée de votre cycle,* y compris la période des règles.
- *Inutile de mesurer votre pH tout le long de la méthode.* Le mesurer chaque mois, durant 5 jours, 3 fois par jour (soit 15 valeurs) est suffisant pour en faire ressortir une moyenne significative.
- *C'est cette moyenne qui vous servira de référence* pour noter l'évolution de votre pH d'un mois à l'autre.
- *Rappel : il faut obtenir au minimum 2 mois et demi* de bonnes valeurs pH avant d'entrer en phase de conception. C'est très important.
- *Faites attention également à ne pas trop « monter » ou « descendre »* votre moyenne pH (pas en dessous de 5,5 ni au-dessus de 8,5).
- *Concernant la mesure en elle-même,* elle va dépendre des bandelettes pH que vous allez vous procurer. Lisez bien la notice (attention, il s'agit de mesurer l'urine !).
- *Il ne faut pas mesurer le pH avec la première urine* du matin.
- *Il faut mesurer son pH AVANT les repas* (car l'alimentation modifiant justement le pH, le résultat d'une mesure de pH après un repas ne serait pas révélateur de votre moyenne réelle).

LES MOYENNES À RESPECTER

Pour avoir une fille : une moyenne pH inférieure ou égale à 6,2.
Pour avoir un garçon : une moyenne pH supérieure ou égale à 7,5.

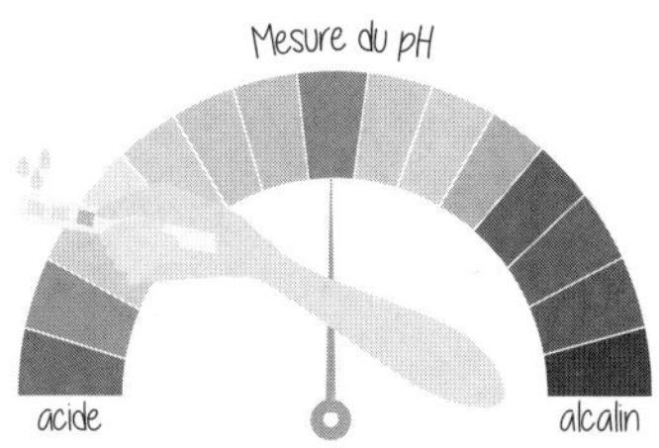

Et maintenant la diététique. Alors on mange quoi ?

Vous êtes motivée, maintenant place à l'action !

Vous voilà donc sur le point de vous lancer dans la méthode *MyBuBelly*.

Vous allez découvrir tout au long de ce livre les connaissances nécessaires pour suivre la méthode. Puis une fois les bases de ce programme diététique unique posées, vous trouverez en 15 jours de menus « fille » *(voir p. 306)* et 15 jours de menus « garçon » *(voir p. 338)* : des recettes faciles et délicieuses, spécialement conçues par notre nutritionniste Raphaël Gruman et sublimées par notre agence de création culinaire S'Cuiz in, pour orienter votre pH et booster votre fertilité. Vous trouverez également plusieurs conseils « bien-être ».

La variété des recettes vous permettra d'avoir un large choix parmi vos plats préférés tout en respectant vos contraintes ou habitudes alimentaires.

L'objectif de ce programme diététique est de faire évoluer votre pH vers la bonne valeur moyenne qui vous aidera à concevoir votre petite fille ou votre petit garçon.

Le programme diététique se suit en même temps que le suivi du cycle, qui dans un premier temps vous aide à mieux connaître votre corps.

Attention : ne pas concevoir votre bébé avant d'avoir atteint la bonne moyenne pH. Et pas avant 2 mois ½ minimum.

Mais avant de commencer, avez-vous lu attentivement nos recommandations, précautions et astuces pour suivre la méthode *MyBuBelly* avec succès ? Si oui, alors allons-y !

Voici donc les parties spécifiques de votre programme diététique pour avoir une fille ou pour avoir un garçon. Suivies de la partie cycle pour mettre toutes les chances de votre côté.

Votre décision est prise et vous voilà pleine d'enthousiasme et de motivation pour commencer la méthode *MyBuBelly*. Maintenant faisons en sorte que l'aventure soit pour vous facile et agréable.

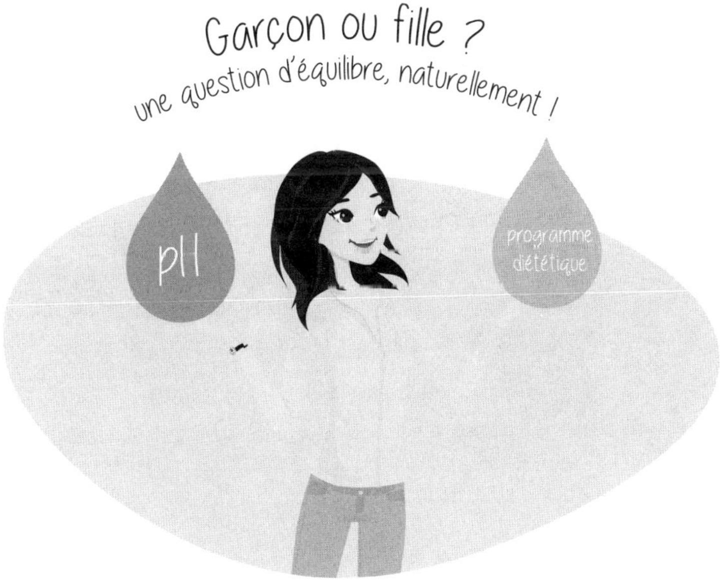
Garçon ou fille ?
une question d'équilibre, naturellement !
pH
programme diététique

LE PROGRAMME DIÉTÉTIQUE QUI VOUS DONNE TOUTES LES CHANCES D'AVOIR UNE PETITE FILLE

Pour la méthode « garçon », rendez-vous directement à la page 338.

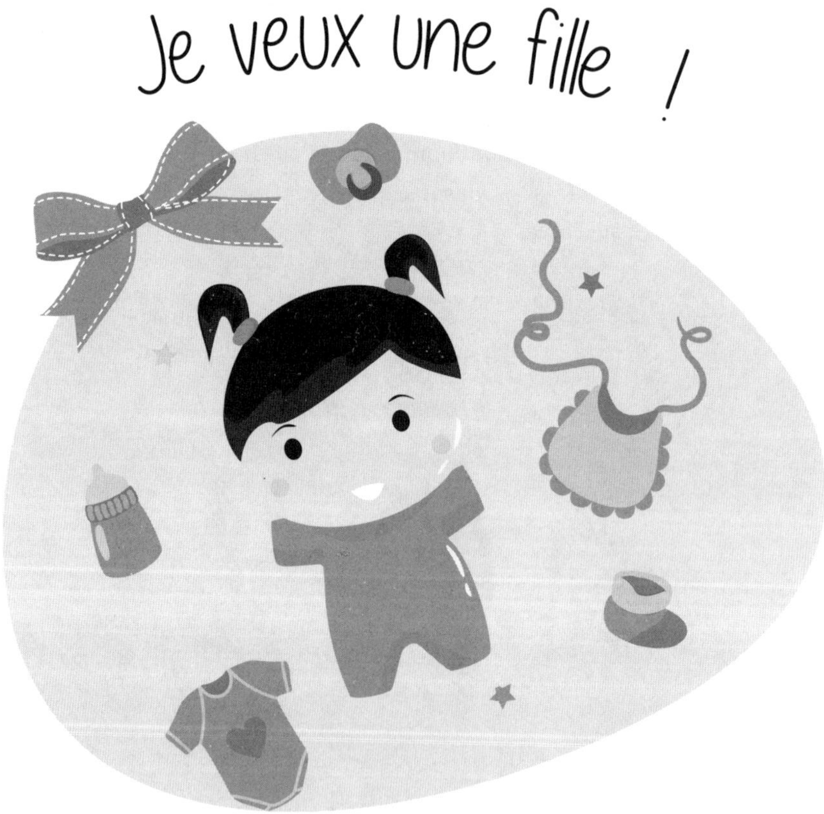

L'essentiel à retenir

Pour comprendre le régime fille rien de tel qu'un joli tableau !

Le programme diététique « fille », vous le verrez au fur et à mesure, est très simple à suivre. Voici ce que vous devez retenir dans les grandes lignes.

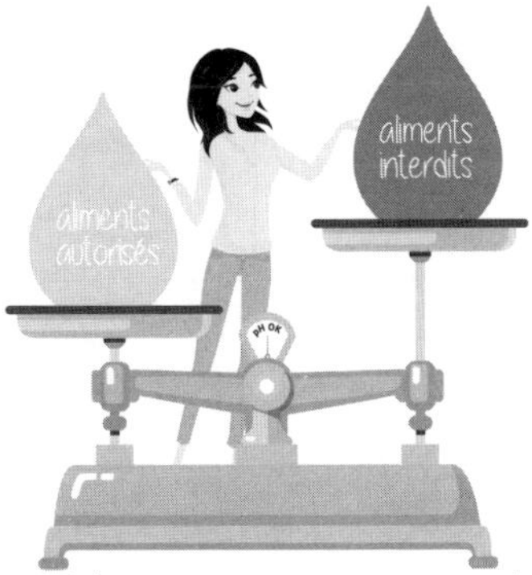

C'est comme une balance, si vous avez consommé un aliment interdit, compensez en prenant plus d'aliments autorisés !

VOUS VOULEZ UNE FILLE

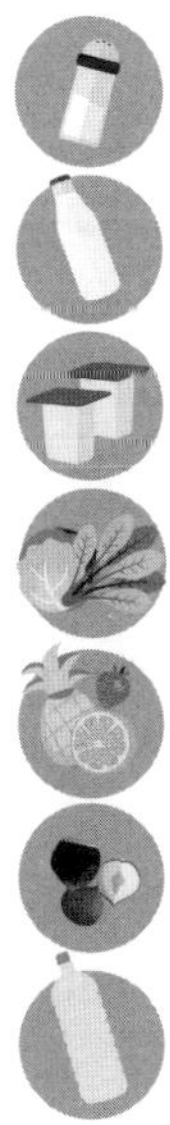

- Aucun aliment salé, ni sel ni sels de substitution.
- 75 cl de lait par jour.
- 2 laitages ou entremets lactés par jour.
- 2 portions de légumes par jour : consommez du chou tous les 2 à 3 jours (chou chinois, chou de Bruxelles, choux blanc et rouge, brocoli, chou frisé, chou kale) à défaut des légumes verts.
- 3 petites portions de fruits adaptés au régime *MyBuBelly* « fille » par jour.
- Consommez sans excès quelques graines ou noix sans sel si vous avez faim.
- Eau riche en calcium et magnésium, faible en sodium et potassium.

Les aliments autorisés, à modérer et interdits pour avoir une fille

Après un coup d'œil sur le principe du programme diététique dans son ensemble, je vous propose d'entrer un peu dans le détail.

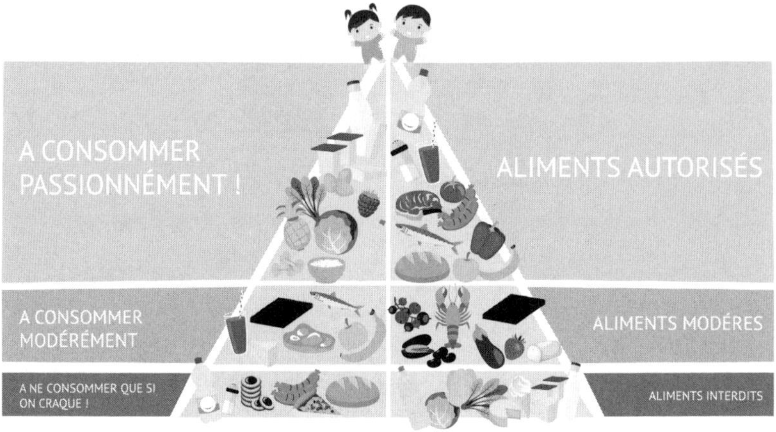

LA PYRAMIDE DU BON pH

Pour vous faciliter le quotidien et suivre votre régime aisément, voici la liste des aliments autorisés, à modérer et interdits pour le régime « fille ». Si un aliment ne fait pas partie de cette liste, considérez-le comme interdit et remplacez-le par un aliment autorisé.

Pensez à toujours avoir votre liste sous les yeux au moment de faire vos courses !

Chez *MyBuBelly*, un régime alimentaire ne veut pas dire frustration !

LES ALIMENTS AUTORISÉS « FILLE »

Boissons

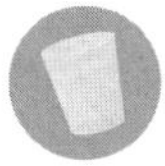

Lait *(au moins 75 cl par jour et maximum 2 litres)*, lait concentré, eaux minérales calciques (de préférence Talians, Hépar, St-Antonin, Courmayeur, Contrex, à défaut Vittel, Salvetat, Perrier, Évian) ou eaux peu minéralisées (Mont Roucous, Volvic), boissons et laits végétaux (de préférence enrichis en calcium), thé (vert plutôt que noir), boissons cacaotées, maltées ou chocolat, chicorée, sirop (à diluer).

Produits laitiers

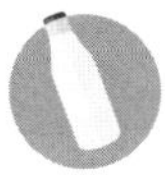

Beurre doux, yaourt, fromage blanc, faisselle, petit-suisse, crème (tout type), mascarpone, mozzarella, ricotta, crèmes dessert, liégeois ou viennois (tout parfum), flan aux œufs, riz au lait, gâteau de semoule, mousse (tout parfum), crème anglaise, crème pâtissière, crème Chantilly, sauce Béchamel non salée…

- Prendre au moins 2 laitages par jour en plus du lait.

Légumes (frais ou surgelés)

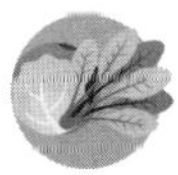

Ail, artichaut, aubergine, bette verte, brocoli, carotte cuite, chou (blanc, chinois, de Bruxelles, frisé, kale, romanesco, rouge, vert), céleri-rave cuit, concombre, cresson, épinard, épi de maïs cuit, haricot vert, haricot beurre, salade verte (laitue, mâche, roquette), panais cuit, poireau, courge butternut, petit pois, oignon cuit, échalote crue.

Fruits

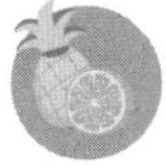

Airelles, ananas (frais de préférence), cassis, citron (zeste), clémentine, figue, fraise, framboise, groseille, kumquat, mandarine, mûre, myrtille, rhubarbe, papaye, orange, açaï. →

Graines et noix

Graines de chia, graines de pavot, graines de sésame, graines de lin, graines de courge, graines de tournesol, tahin, amande, noix de cajou, noix de macadamia, noix, noix de pécan, noisette, cacahuète, pistache, pignon de pin.

Œufs

Jaune d'œuf, œuf entier.

Céréales

Riz (toute variété), pâtes, semoule, polenta, tapioca, farine (toute variété), fécule (toute variété), boulgour, quinoa, sarrasin, épeautre, amarante, millet, vermicelles (toute variété), muesli, flocons d'avoine, All Bran® (original), barre aux céréales, son de blé, germe de blé.

Pains et pâtisseries

Pain sans sel, biscotte sans sel, pâtisserie maison sans sel, glace et sorbet.

Épicerie sucrée et collations sucrées (sans lait ni céréales)

Sucre (toute variété), miel, sirop d'agave, sirop d'érable, confiture et gelée de fruits autorisés, poudre cacaotée sucrée, confiture de lait, desserts au soja.

Assaisonnements

Moutarde sans sel, épices (cannelle, cardamome, curcuma, curry, gingembre, clou de girofle, graines de carvi, de coriandre, de fenouil, de moutarde, de cumin, mélange 4 ou 5 épices, safran, paprika, piment, poivre), herbes (basilic, ciboulette, romarin séché de préférence, thym séché de préférence, sauge séchée de préférence, laurier, origan séché de préférence, menthe, oseille, estragon, cerfeuil, aneth, persil).

Matières grasses

Huile (toute variété), beurre doux, crème fraîche.

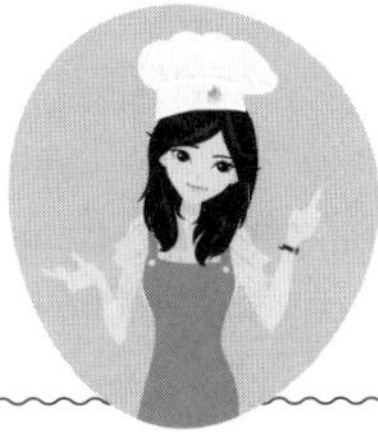

LES ALIMENTS À MODÉRER « FILLE »

Boissons

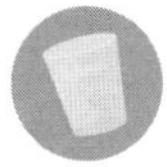

Soda, cola (toute variété) : max 2 verres/jour. Café, Red Bull®. Jus de fruits : max 1 verre/jour. Alcool (vin – blanc ou rosé plutôt que rouge, spiritueux...). Tisane (attention aux effets des plantes sur le pH).

Produits laitiers

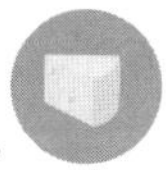

Fromage à pâte pressée (*de préférence* emmental, gruyère, comté, à défaut parmesan, abondance, beaufort, cantal, Ossau-Iraty, cheddar, tome, cantal, salers, fromage à raclette, laguiole, gouda, édam, morbier, reblochon, saint-paulin, saint-nectaire, masdaam, bleu de Bresse) ou à pâte molle (camembert, coulommiers, carré de l'est, pont-l'évêque, brie, munster, livarot, mont d'or) : max 1 petite portion/jour.

Légumes (frais ou surgelés)

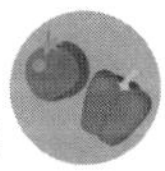

Asperge, avocat, betterave rouge, céleri branche, céleri-rave cru, carotte crue, châtaigne, citrouille, fenouil, iceberg (salade), poivron, pomme de terre, gombo, manioc, patate douce, banane plantain, potiron, potimarron, radis rouge, rutabaga, topinambour, tomate, tomate cerise, laitue de mer, nori : occasionnellement.

Légumes secs

Cuits à l'eau sans sel, max 1 à 2 fois/semaine.

→

Fruits

Abricot (frais, au sirop ou sec), cerise, coing, goyave, kaki, kiwi, litchi, melon, nectarine, pêche (frais ou au sirop), pastèque, figue séchée, datte séchée, noix de coco fraîche ou sèche, poire (frais ou au sirop), pomme (crue, cuite ou chips), prune, pruneau, raisin, banane (fraîche ou séchée) : occasionnellement.

Graines et noix

Noix de coco (fraîche ou sèche) : en petite quantité et occasionnellement.

Viandes

Non salées, non fumées, abats compris : max 120 g/jour sauf viandes dans les aliments interdits.

Poissons et fruits de mer

Poissons non salés, non fumés : max 120 g/jour et 3 fois/semaine + sardines (avec arêtes, en conserve) : 2 fois/semaine ; crevettes cuites, bulots cuits, langouste cuite, moules cuites, coquilles Saint-Jacques : 1 petite portion occasionnellement ; huîtres : max ½ douzaine et occasionnellement.

Épicerie sucrée et collations sucrées (sans lait ni céréales)

Levure chimique, levure alimentaire, levure de boulanger, chewing-gum, chocolat (toute variété), pâte à tartiner au chocolat (et noisettes), barre à la noix de coco chocolatée, biscuit sec chocolaté, brownie au chocolat, biscuit sec nappé chocolat, galette des rois (frangipane), crêpe nature préemballée, bonbon dur, sucette, bonbon gélifié : en quantité limitée et occasionnellement.

Assaisonnements

Coriandre fraîche : à parsemer.

LES ALIMENTS INTERDITS « FILLE »

Boissons

St-Yorre, Vichy Célestins, bouillon (salé).

Produits laitiers

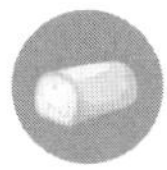

Fromage de chèvre (rocamadour, fromage frais, crottin, bûche, valençay, sainte-maure, chabichou), saint-marcellin, cancoillotte.

Légumes

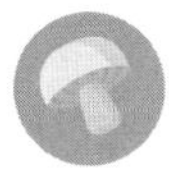

Champignons de Paris, igname, choucroute, légumes en conserve (appertisés), wakamé séché, kombu séché, spiruline séchée.

Graines et noix

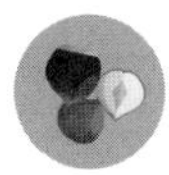

Graines grillées salées, noix grillées salées.

Viandes

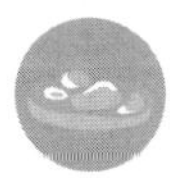

Toutes les charcuteries y compris le jambon blanc et les charcuteries de volaille, viandes salées, fumées ou séchées, saucisses (toute variété), ris de veau, rognon de veau, corned-beef, cervelle de veau, magret de canard, foie gras, plats à base de viande préparés dans le commerce (blanquette de veau, bœuf aux carottes, escalope panée, cordon-bleu).

Poissons et fruits de mer

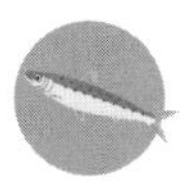

Poissons séchés, salés ou fumés, poissons panés du commerce, poissons en conserve (sauf sardines), œufs de poisson, homard, crabe, tourteau, langoustine, moules crues, palourdes, clams, praires, surimi, cuisses de grenouille. →

Œufs

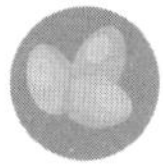

Blanc d'œuf (séparé du jaune).

Céréales, pains et pâtisseries

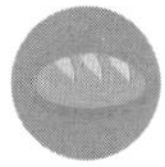

Pain « traditionnel » du commerce (toute variété, brioché, viennois, de mie, campagne, complet, seigle, baguette...), bagel, pita, tortilla (toute variété), biscotte, pain grillé, brioche « traditionnelle », chouquette, chapelure, maïs (en grains, en conserve), corn-flakes, Rice Krispies®, Special K®, pâtes à tarte du commerce (avec de la matière grasse végétale), feuilles de brick, crackers, bretzel, chips, pop-corn salé, cake salé, beignet préemballé, muffin anglais, viennoiserie, pain au chocolat, pain aux raisins, croissant, chausson aux pommes.

Épicerie sucrée et collations sucrées (sans lait ni céréales)

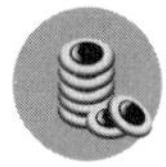

Crêpe fourrée chocolat, cookie aux pépites de chocolat, biscuit à la cuiller, boudoir, génoise du commerce, langue de chat, cigarette russe, muffin (tout parfum), guimauve, madeleine, petit-beurre, pain d'épices, meringue, crème de marrons.

Traiteur salé

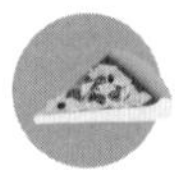

Quiche, tarte salée, pizza du commerce, soupe du commerce, friand, lasagnes à la viande, ravioli (en conserve).

Épicerie salée

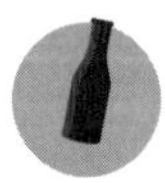

Sel, fleur de sel, bicarbonate de soude, olive, sauces du commerce (ketchup, mayonnaise, moutarde, sauce BBQ, vinaigrette, sauce soja, nuoc-mâm, Maggi®, Viandox®, sauce teriyaki, pesto, pistou, sauce Worcestershire, sauce tomate, concentré de tomate), cornichons, pickles, tomate séchée, câpres en saumure, cubes de bouillon traditionnels, fonds et fumets (déshydratés), tapenade, anchoïade, salicorne.

Matières grasses

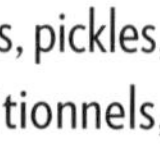

Beurre salé, margarine.

Le menu générique « fille »

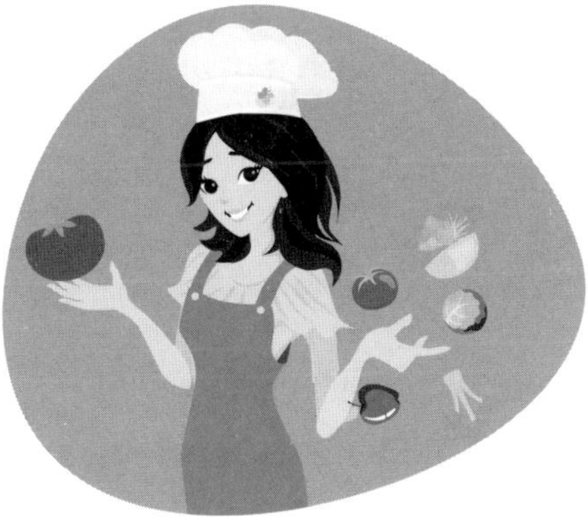

Quand on vous dit que l'on vous facilite la vie !

Répartition par jour

Sel et sels de substitution sont interdits
Eau riche en calcium et magnésium, faible en sodium et potassium

Petit-déjeuner

- **1 gros bol de lait (35 cl)**
- Thé ou café en petite quantité
- Tartines, toasts (pain classique sans sel) ou biscottes sans sel, beurre doux, confiture de fraises, pudding de pain (sans sel), pain (sans sel) perdu, pain aux noix sans sel, pain aux graines sans sel

ou

- Flocons d'avoine (nature, bowl cake, flapjacks, porridge, granola, milk-shake à l'avoine, biscuits), granola et muesli faits maison (céréales, graines et noix)

ou

- Céréales au lait (semoule, riz, quinoa...), pudding aux graines (chia, lin)

ou

- Viennoiseries au beurre sans sel (le dimanche)
- 1 petite portion de fruit

Déjeuner

- Viande*, poisson** ou œufs (ou équivalent veggie)
- Céréales, pâtes ou semoule
- Légumes
- **1 laitage ou 1 entremets lacté**
- 1 petite portion de fruit

Collation

- **1 grand verre de lait (20 cl)**
- **1 laitage ou 1 entremets lacté**

Dîner

- Salade, soupe ou plat aux légumes et aux céréales
- Sardines entières, en conserve ou grillées***
- Pain ou biscottes sans sel (facultatif)
- **1 grand verre de lait (20 cl)**
- 1 petite portion de fruit

---

* Limitez les portions de viande, en plat principal, à 130 g/jour maximum.
** Limitez les portions de poisson, en plat principal, à 130 g/jour maximum et 3 fois/semaine maximum.
*** Consommez des sardines entières (avec les arêtes), en conserve ou grillées, 2 fois/semaine.

RAPPEL : À RETENIR POUR LE MENU GÉNÉRIQUE « FILLE »

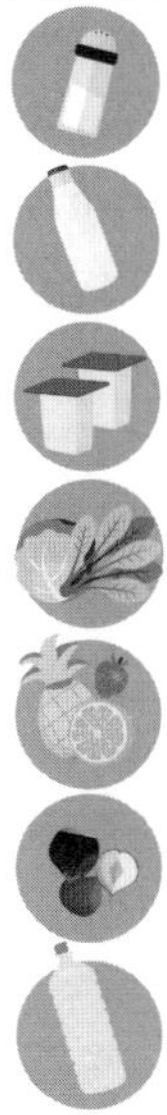

- Aucun aliment salé.
- 75 cl de lait par jour.
- 2 laitages ou entremets lactés par jour.
- 2 portions de légumes par jour ; consommez du chou tous les 2 à 3 jours (chou chinois, chou de Bruxelles, choux blanc et rouge, brocoli, chou frisé, chou kale) à défaut des légumes verts.
- 3 petites portions de fruits par jour.
- Choisissez des fruits et des légumes adaptés au régime *MyBuBelly* « filles ».
- Consommez sans excès quelques graines ou noix sans sel si vous avez faim.

Boostez votre fertilité avec votre méthode « fille » !

Comme on l'a vu précédemment, une alimentation saine est un formidable booster de fertilité !

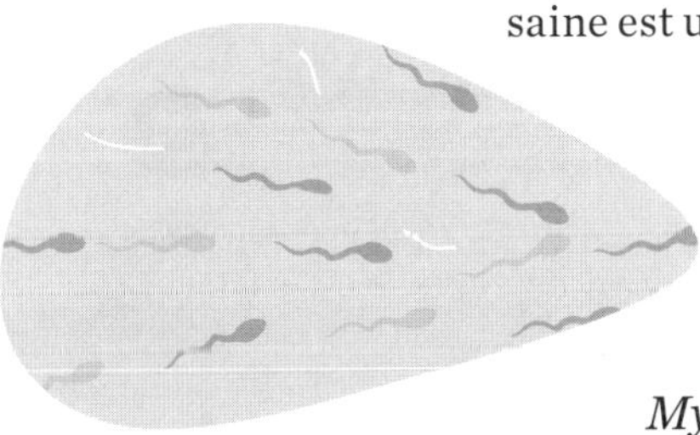

Le programme diététique va vous aider à obtenir le bon pH pour avoir votre petite fille. Mais suivre la méthode *MyBuBelly*, c'est aussi l'occasion de booster votre fertilité grâce à tous nos conseils.

Qui dit bon pour votre fertilité, dit bon pour votre santé.

L'alimentation est impliquée dans les phénomènes d'ovulation et de fécondation. La méthode *MyBuBelly* fait la part belle aux aliments stimulant la conception.

Adoptez les bons réflexes nutritionnels

- *Privilégiez les antioxydants,* la vitamine B9 ou acide folique, la vitamine B6, le fer et le calcium.
- *La vitamine B9 participe au bon déroulement du cycle menstruel,* donc aussi à celui de l'ovulation, de la fécondation et de la nidation. La vitamine B6 augmente le taux de progestérone par conséquent améliore la fertilité.
- *Le fer est un minéral essentiel* pour la santé de l'appareil reproducteur.
- *Haro sur les toxines défavorables à la reproduction.* Détoxifiez votre organisme grâce aux polyphénols, au bêta-carotène, aux vitamines A, E et C, au zinc, au sélénium.

N.B. Le calcium participe à l'équilibre des hormones et représente un élément essentiel de la méthode *MyBuBelly* régime « fille ».

Concrètement, privilégiez

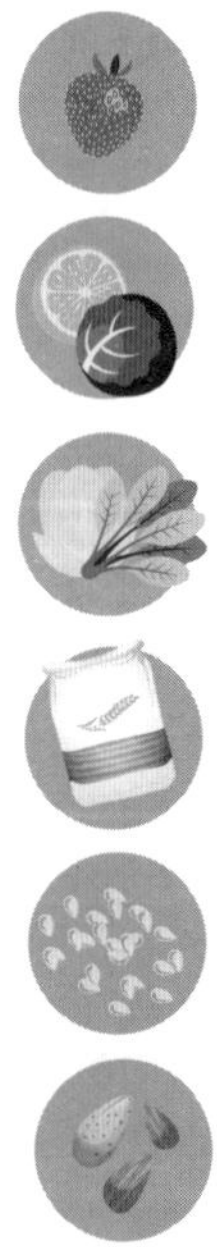

- Les fruits rouges (framboises, cassis, fraises, mûres, myrtilles...).
- Les aliments orange ou rouges (carottes cuites, courges butternut, mangues, papayes, choux rouges...).
- Les légumes, notamment les légumes verts (épinards, choux verts, choux frisés, brocolis, cresson, laitue, asperges, artichaut).
- Les céréales et farines complètes (sarrasin, quinoa, blé...).
- Les graines complètes (chia, sésame...).
- Les noix non mondées ou oléagineux (notamment amandes et noix du Brésil).

- Les œufs, notamment les jaunes d'œufs, les poissons*, les abats*, la viande rouge*.
- Les légumes secs* (haricots, lentilles).
- Le lait, l'eau minérale calcique.

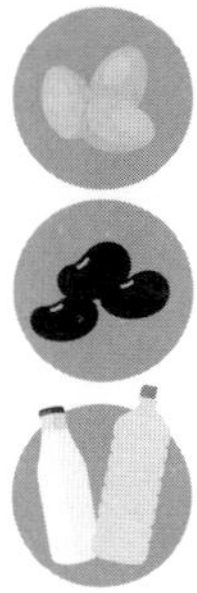

LE + DE SANDRA

La fraise est un antioxydant, booster de fertilité, bourrée de vitamine C, peu calorique avec plein de vitamines B9, donc très bonne pour la fertilité. Et comme l'envie de fraises est un classique pendant la grossesse, ça tombe bien c'est bon aussi avant !

Adoptez les bonnes graisses

Pour booster votre fertilité vous pouvez manger des matières grasses, mais en les choisissant correctement !

- *Préférez les aliments riches en oméga 3* qui favorisent la production des hormones et préserve la souplesse des membranes cellulaires (donc facilite le parcours des spermatozoïdes). Ce sont notamment les poissons gras (maquereau, anchois, hareng, sardine, saumon), les œufs, les huiles d'olive, de noix, de colza ou de lin. Les graisses poly-insaturées et oméga 6, en quantité raisonnable conviennent aussi.
- *En revanche, évitez les acides gras trans* (huiles végétales hydrogénées, margarine, aliments frits, produits industriels traités, pâtisseries) qui nuisent à la sensibilité à l'insuline.

---

* Tout en respectant les modérations de quantité ou de fréquence préconisées par la méthode.

Régulez la sécrétion d'insuline et luttez contre le surpoids

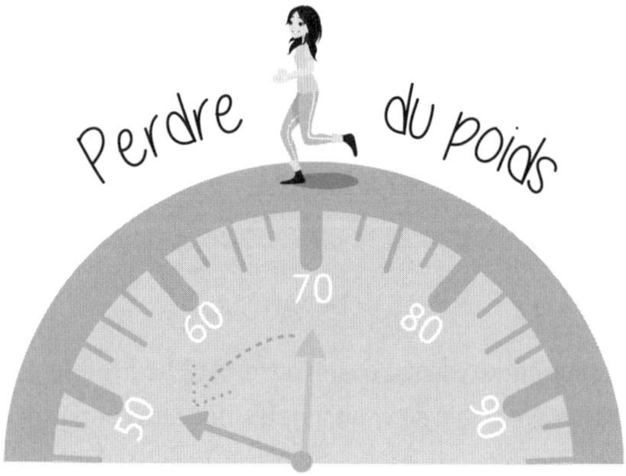

Maintenant voyons comment booster votre fertilité en veillant à l'index glycémique

- Le principe est de réduire l'hyperinsulinémie (les pics de glucose dans le sang) qui augmente la sécrétion d'hormones mâles et nuit à la fertilité.
- Pour cela, privilégiez les aliments riches en fibres et à index glycémique (IG) bas : céréales et farines complètes, petits pois, légumes et fruits, sirop d'agave... Les aliments à IG bas sont ceux dont le sucre est assimilé lentement par l'organisme. L'index glycémique dépend de plusieurs facteurs :
  - *La richesse en fibres.* Plus l'aliment contient des fibres, plus l'IG est bas.
  - *La complexité du bol alimentaire.* Si les glucides ingérés sont assimilés avec d'autres aliments, le passage des glucides dans le sang est ralenti. Il est donc déconseillé de consommer des aliments sucrés (même des fruits) isolément dans la journée.

- *Le temps de cuisson et la préparation de l'aliment.* Plus on cuit un aliment, plus on le rend disponible pour l'organisme, c'est-à-dire que le travail de digestion est facilité et les glucides arrivent plus rapidement dans le sang. De même lors de la préparation d'un aliment, il est préférable de conserver la peau du fruit ou du légume pour conserver un maximum de fibres.

- Évitez les aliments raffinés (farine blanche, pain blanc, sucre blanc...). En outre, les aliments à IG bas sont un atout pour lutter contre le surpoids, facteur d'infertilité.
- Selon certaines études, prendre un petit-déjeuner copieux, au détriment du dîner, serait aussi très positif pour réguler la sécrétion d'insuline.

Consommez sain !

Saviez-vous que vos habitudes au quotidien pouvaient avoir un impact sur votre fertilité ? Voici quelques informations pour y voir plus clair.

- *Fuyez les perturbateurs endocriniens.* Ils sont issus de la pollution environnante : les pesticides, les antibiotiques, le tabac, les cosmétiques... Ils sont partout ! Ces substances ingérées involontairement perturbent le fonctionnement hormonal de l'organisme en réduisant ou en augmentant la production des hormones notamment masculines et/ou féminines. Il est désormais prouvé que les perturbateurs endocriniens sont des facteurs d'hypofertilité. Pour y remédier, préférez les aliments et les produits « sains » (bio par exemple), même les cosmétiques, en particulier dans les 3 mois précédant la conception et durant toute la période de la grossesse.

- *Arrêtez de fumer !*
- *Supprimez ou limitez les addictions.*
- *Réduisez les apports en caféine* (café, cola, boissons énergisantes), en édulcorants, en alcool et en soda.
- *Méfiez-vous des produits à base de soja non-fermenté* et des produits laitiers allégés (lait écrémé, yaourt à 0 % MG). Certaines études auraient montré que leur consommation serait au détriment de la fertilité.
- *Réduisez les protéines animales* au profit des protéines végétales présentes dans les légumes secs.
- *Et privilégiez le « fait-maison »* plutôt que les plats industriels ou traiteurs du commerce.

Adoptez les bons réflexes physiques

Un mode de vie équilibré : rien de tel que des habitudes raisonnables pour booster sa fertilité !

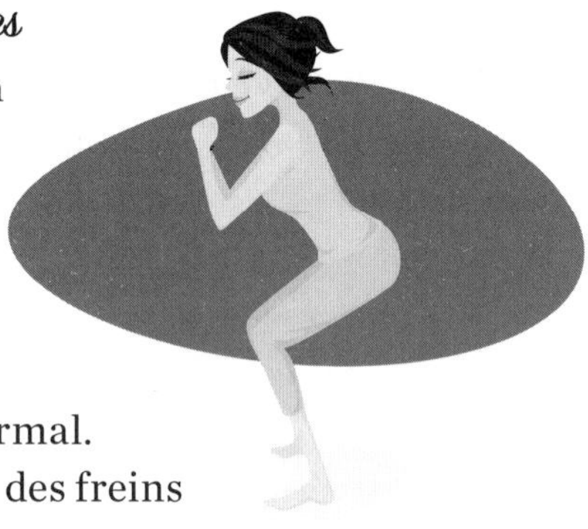

- *Un poids satisfaisant.* Essayez de vous stabiliser à un poids normal. La maigreur et le surpoids sont des freins à la fertilité.
- *Bougez !* Faites du sport, ni trop, ni trop peu. Pratiquez une activité sportive raisonnable, dans l'intensité, la fréquence ou la durée !
- *Relaxez-vous !* Favorisez les moments qui vous procurent du bien-être et qui réduisent votre état de stress et d'anxiété.

Un récapitulatif en questions sur le régime fille

Suivre une méthode pour avoir une fille n'est à prendre à la légère. Voici donc quelques précisions complémentaires qui pourront vous aider. L'équipe de *MyBuBelly* est à votre écoute pour répondre à toutes vos interrogations. Et pour les questions qui ne se trouveraient pas ici, vous pouvez consulter notre FAQ sur le site internet www.mybubelly.com ou nous envoyer un mail à eve@mybubelly.com

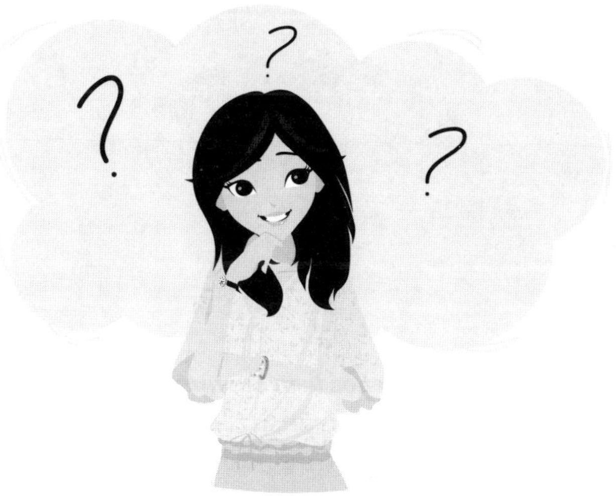

¿ *Est-il possible de maigrir ou de ne pas grossir en suivant le régime MyBuBelly « fille » ?*

- Limitez autant que possible les ajouts de matières grasses et n'abusez pas de produits sucrés ou de féculents (céréales, pain, pâtes, riz, etc.).
- Écoutez votre corps, accordez-vous du temps pour prendre vos repas et cessez de manger quand vous êtes rassasiée.
- Pratiquez une activité physique adaptée en combinant des exercices de cardio et de renforcement musculaire.
- Raphaël Gruman a élaboré des menus génériques et des conseils pour perdre ou alors prendre du poids tout en suivant la méthode *MyBuBelly* (dans l'application).

- Si vous suivez déjà un régime, avant de débuter un programme *MyBuBelly,* demandez l'avis de votre médecin traitant ou de votre nutritionniste afin de pouvoir combiner les contraintes de votre régime et celles de la méthode *MyBuBelly* « fille ».

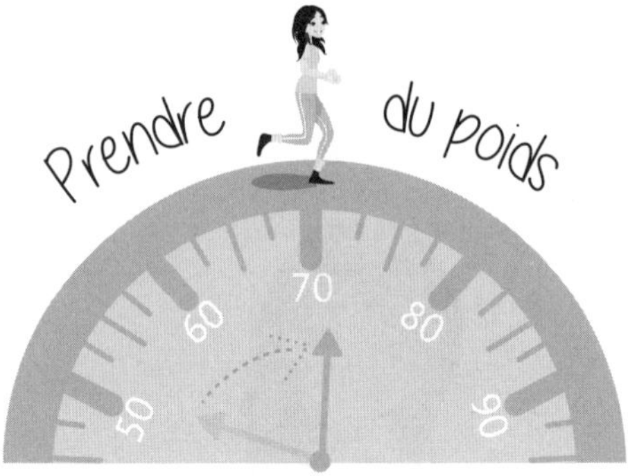

¿ Depuis que j'ai commencé le programme MyBuBelly « fille », j'ai des soucis de transit, ce n'est pas grave ?

Un changement brutal d'alimentation avec de nouvelles contraintes alimentaires peut engendrer des problèmes de constipation ou à l'inverse de diarrhée. Ceci est dû à une modification du bol alimentaire. Les bactéries du côlon ne sont plus en mesure de digérer les aliments ce qui provoque un ralentissement du transit ou une accélération du transit ou encore des gaz.

Dans ce cas, il est recommandé de faire une cure de probiotiques pendant une quinzaine de jours pour rééquilibrer la flore intestinale. De plus, n'oubliez pas de bien vous hydrater tout au long de la journée en consommant au moins 1,5 litre d'eau par jour. Ne négligez pas les apports en fibres que vous trouverez dans les fruits, les légumes et les céréales. En cas de transit difficile, consommez 3 pruneaux infusés dans un verre d'eau, le matin au petit-déjeuner, afin de retrouver un transit de qualité. Mais réservez la consommation de fruits séchés à ce cas de constipation.

Enfin, pratiquez une activité physique régulière. Cela aura pour effet d'augmenter le péristaltisme intestinal, c'est-à-dire la capacité qu'auront les intestins à se contracter pour faire transiter les selles dans le côlon.

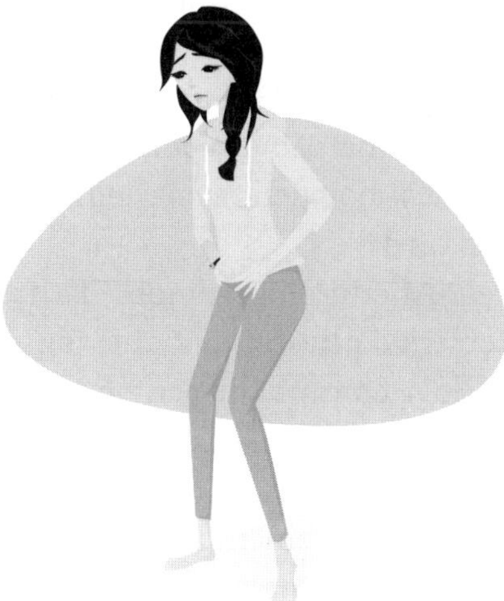

¿ *Le programme MyBuBelly « fille » ne présente aucun risque pour la santé ?*

Le programme *MyBuBelly* « fille » a été conçu et testé afin de respecter le confort et la santé des femmes (et de leur futur bébé bien sûr). Les menus proposés par *MyBuBelly* sont validés par un nutritionniste. En outre, l'équipe de *MyBuBelly* reste à votre écoute si vous rencontriez le moindre problème de santé ou autre.

Cependant, n'appliquez pas ce régime si vous souffrez de maladies rénales, d'excès de calcium, de nervosité, de maladie cardiaque ou d'immobilisation prolongée... Consultez au préalable un médecin avant de vous lancer.

Nous avons aussi mis au point plusieurs conseils pour celles qui auraient des douleurs gastriques ou intestinales (dans l'application).

¿ *Dans certains cas le régime MyBuBelly « fille » ne doit pas ou ne peut pas être suivi ?*

- *Si vous êtes enceinte.* Le choix du sexe du bébé se fait lors de la fécondation. C'est l'heureux élu spermatozoïde porteur d'un chromosome X (pour les filles) ou Y (pour les garçons) qui détermine le sexe. Le régime *MyBuBelly* « fille » modifie le milieu traversé par les spermatozoïdes afin de favoriser la progression des spermatozoïdes porteurs du chromosome X. Le régime *MyBuBelly* doit donc avoir lieu avant la fécondation. Après, c'est trop tard !
- *Si vous allaitez.* Aucun changement d'alimentation n'est conseillé en cours d'allaitement. Le régime alimentaire *MyBuBelly* « fille », comme tout autre régime alimentaire, risque de modifier le goût du lait et sa composition nutritionnelle. En effet, en modifiant votre alimentation, le lait maternel peut se modifier non seulement au niveau du goût (au risque d'avoir un refus du bébé) mais également créer des carences nutritionnelles qui pourraient affecter le nouveau-né. Enfin, en cas de changement brutal d'alimentation, la lactation peut se bloquer.
- *Si vous venez d'accoucher.* Le pH de l'utérus peut être perturbé après un accouchement, car la glaire cervicale est beaucoup plus poreuse, donc contrôle moins le passage des spermatozoïdes durant cette phase. On parle d'ailleurs de phase d'hyperfertilité. Il ne faut donc pas tenter la méthode *MyBuBelly* juste après un accouchement car l'efficacité sera moins fiable.
- *Si vous souffrez de maladies rénales,* d'excès de calcium, de nervosité, de maladies cardiaques ou d'immobilisation prolongée.
- *Si vous prenez des médicaments* qui empêchent le changement de pH.
- *Si vous ou votre partenaire souffrez d'infertilité.*

Le mieux est de consulter un médecin avant de vous lancer dans la belle aventure *MyBuBelly* !

¿ *Qu'en est-il de l'alimentation de mon partenaire ?*

Votre partenaire peut suivre vos menus ou non, selon ses envies. Il peut manger complètement différemment mais ce sera sans doute plus sympathique si vous partagez les mêmes bons petits plats. Évidemment, il pourra saler les plats, ne pas consommer autant de produits laitiers, ne pas se priver des aliments qui sont interdits par le régime *MyBuBelly* « fille », adapter les quantités à sa faim...

Il faut bien comprendre que le régime *MyBuBelly* « fille » n'aura aucune influence sur son sperme. Le régime *MyBuBelly* permet de changer le pH de l'utérus de la femme, et l'homme n'a pas un grand rôle à jouer au cours de ce processus. En revanche, il peut chercher à améliorer sa fertilité pour être prêt les jours J (autour de l'ovulation et après que l'utérus a atteint un bon pH) et multiplier les chances de réussite de la conception.

¿ *Est-ce que suivre les menus du programme MyBuBelly revient cher ?*

Les aliments proposés dans les menus sont des aliments « basiques », que vous pourriez consommer dans une alimentation quotidienne et « normale ». Ils ne reviennent dont pas plus cher. En outre, grâce aux menus génériques, il est possible de modifier la composition des menus et de substituer des aliments qui vous semblent onéreux par d'autres plus abordables.

¿ *Je mange sur mon lieu de travail tous les jours, puis-je suivre le programme MyBuBelly ?*

Les menus proposés dans la méthode *MyBuBelly* ont été choisis pour qu'ils soient simples et rapides à réaliser ou à adapter en chaque occasion. Nous avons pensé aux femmes actives mais aussi à celles qui aiment cuisiner, ce qui n'est pas toujours incompatible !

Les plats du commerce n'étant pas souvent favorables au régime *MyBuBelly* « fille », le mieux est de préparer votre déjeuner la veille au soir et l'emporter le lendemain sur votre lieu de travail. Les menus génériques vous permettent aussi de modifier la composition des menus selon vos envies et vous laissent donc une grande souplesse dans la préparation de vos repas. Et avec la liste des aliments autorisés, à modérer ou interdits, impossible de se tromper ! Et enfin, nous avons élaboré de nombreuses astuces pour suivre et même renforcer la méthode en toutes circonstances. Y compris dans les cas d'interdits ou de contraintes alimentaires (sans lactose, sans gluten, coutumes religieuses... à retrouver dans l'application).

¿ *Que faire en cas de fatigue ?*

Vous vous sentez anormalement fatiguée ? Des premiers signes de fatigue peuvent se faire parfois ressentir : somnolence, difficulté de concentration ou de mémorisation, irritabilité et sautes d'humeur... Parfois passagers, ces symptômes peuvent être facilement corrigés en modifiant certaines habitudes alimentaires et habitudes de vie. On n'y pense pas toujours, mais ce qu'on mange et comment on le mange peut avoir un gros impact sur notre état général. Il suffit alors d'avoir en tête quelques règles de base pour retrouver la forme. Nos astuces antifatigue pour avoir la pêche pendant votre méthode se trouvent dans l'application *MyBuBelly*.

LE PROGRAMME DIÉTÉTIQUE QUI VOUS DONNE TOUTES LES CHANCES D'AVOIR UN PETIT GARÇON

Pour la méthode « fille », se rendre directement à la page 306.

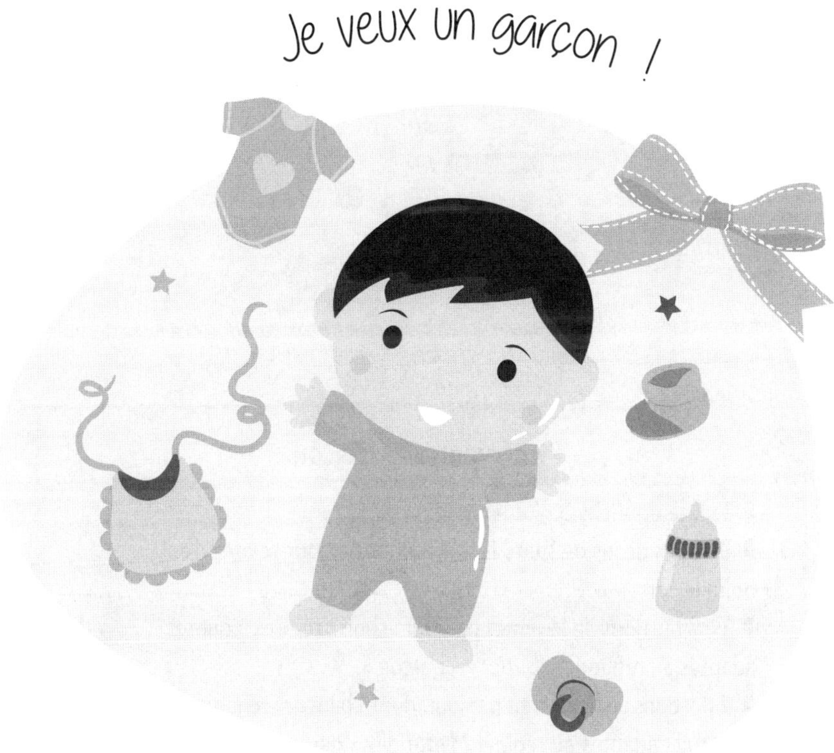

L'essentiel à retenir

Pour comprendre le régime garçon rien de tel qu'un joli tableau !

Le programme diététique « garçon », vous le verrez au fur et à mesure, est très simple à suivre. Voici ce que vous devez retenir dans les grandes lignes.

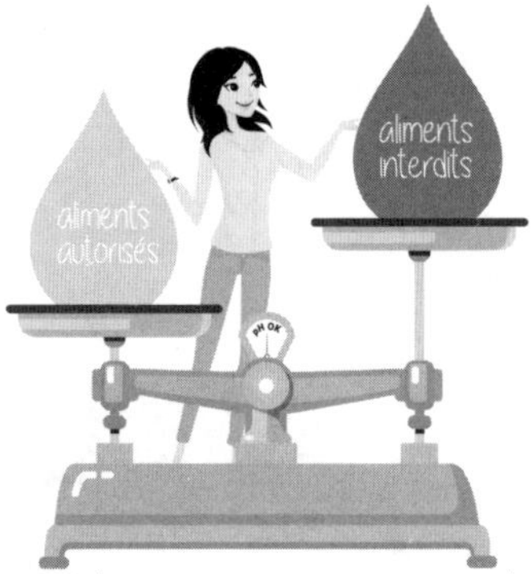

C'est comme une balance, si vous avez consommé un aliment interdit, compensez en prenant plus d'aliments autorisés !

VOUS VOULEZ UN GARÇON

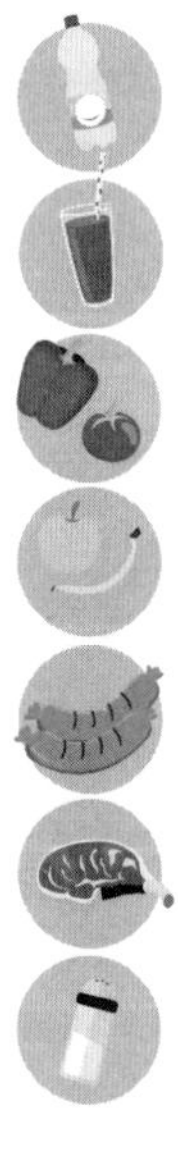

- ½ litre de Vichy St-Yorre par jour.
- 3 verres de jus de fruits 100 % pur jus par jour ; évitez d'en boire le soir.
- 1 à 2 portions de légumes par jour : choisissez des légumes adaptés au régime *MyBuBelly* « garçon ».
- 2 portions de fruits frais par jour (dont 1 banane) : choisissez des fruits adaptés au régime *MyBuBelly* « garçon », préférez les fruits séchés pour grignoter en cas de faim.
- 1 « plat salé » par jour, type charcuterie, saurisserie ou poisson en conserve.
- 1 portion de viande ou de poisson en plat principal par jour (ou blancs d'œufs ou équivalent veggie).
- Privilégiez les plats salés

Les aliments autorisés, à modérer et interdits pour avoir un garçon

Après un coup d'œil sur le principe du programme diététique dans son ensemble, je vous propose d'entrer un peu dans le détail.

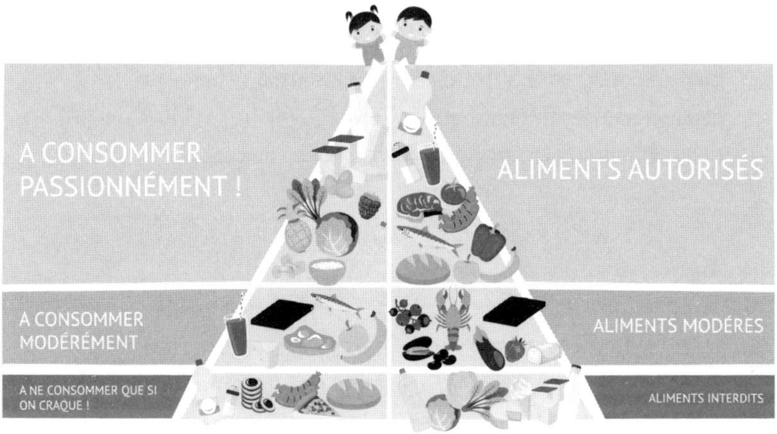

LA PYRAMIDE DU BON pH

Pour vous faciliter le quotidien et suivre votre régime aisément, voici la liste des aliments autorisés, à modérer et interdits pour le régime « garçon ». Si un aliment ne fait pas partie de cette liste, considérez-le comme interdit et remplacez-le par un aliment autorisé.

Pensez à toujours avoir votre liste sous les yeux au moment de faire vos courses !

Chez *MyBuBelly*, un régime alimentaire ne veut pas dire frustration !

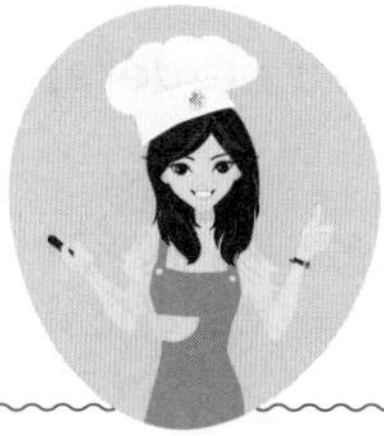

LES ALIMENTS AUTORISÉS « GARÇON »

Boissons

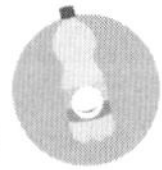

Eaux, de préférence St-Yorre, Vichy Célestins, à défaut eaux peu minéralisées (Mont Roucous, Volvic), jus de fruits (100 % pur jus), thé (noir plutôt que vert), sirop (à diluer), eau de coco.

Produits laitiers

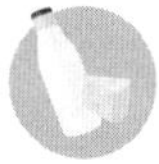

Aucun.

Légumes et herbes aromatiques (frais ou surgelés)

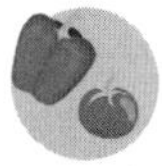

Asperge, navet, oignon cru, échalote cuite, poivron (tout type), céleri branche, chou-fleur, fenouil, courge, courgette, radis rouge, avocat, betterave rouge, céleri-rave (cru plutôt que cuit), carotte crue, châtaigne, citrouille, iceberg (salade), gombo, potiron, potimarron, topinambour, tomate, tomate cerise, champignons, pomme de terre, manioc, patate douce, igname, banane plantain, légumes en conserve (appertisés), séchés ou en saumure, choucroute, wakamé séché, kombu séché, spiruline séchée, salicorne, coriandre fraîche.

Fruits

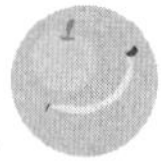

Abricot (frais, au sirop ou sec), citron (jus), cerise, coing, goyave, grenade, kaki, kiwi, litchi, melon, nectarine, pêche (fraîche ou au sirop), pastèque, figue séchée, datte séchée, poire (fraîche ou au sirop), pomme (crue, cuite ou chips), prune, pruneau, raisin, banane (fraîche ou séchée).

Graines et noix

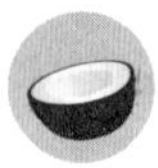

Noix de coco (de préférence fraîche).

Œufs

Blanc d'œuf.

Viandes et charcuterie

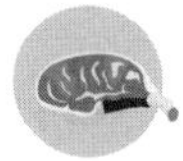

Toutes, y compris foie gras.

Poissons et fruits de mer

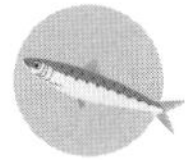

Poisson frais, salé, fumé ou en conserve, langouste, homard, crabe, tourteau, langoustine, palourde, clams, praire, cuisse de grenouilles, moule crue, œufs de poisson.

Traiteur salé

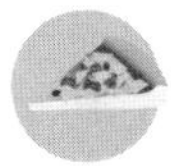

Quiche, tarte salée, pizza du commerce, soupe du commerce, friand, lasagnes à la viande, ravioli (en conserve).

Céréales

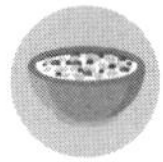

Grains de maïs en conserve, corn-flakes, Kellog's All Bran (pétales), Kellog's Rice Krispies, Kellog's Special K.

Pains, farines et aides à la pâtisserie

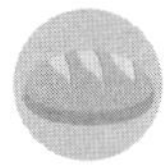

Pain (baguette tradition, boule de campagne, pain de seigle, pain brioché ou viennois), muffin anglais, biscotte, pain grillé suédois, bagel, pita, tortilla, blini, chapelure, pâtes à tartes (brisée, sablée, feuilletée, à pizza, de préférence à la matière grasse végétale), feuilles de brick, farine de blé (de préférence T45 ou T55), levure de boulanger (tout type), bicarbonate de soude.

Épicerie et collations sucrées

Sucre blanc, miel, sirop d'agave, confiture et gelée de fruits autorisés, crème de marrons, bonbons durs, sucettes, bonbons gélifiés, guimauve, compote de pommes, smoothie aux fruits autorisés, shake aux fruits autorisés et aux boissons végétales, sorbet, biscuits, gâteaux et viennoiseries du commerce (cookie, boudoir, langue-de-chat, quatre-quarts, génoise, crêpe, beignet, gaufre, madeleine, muffin, petit-beurre,

→

palmier, pain aux raisins, pain d'épices, brioche, croissant, pain au chocolat, meringue).

Épicerie salée

Sel, fleur de sel, bicarbonate de soude, olive, sauces du commerce (ketchup, mayonnaise, moutarde, sauce BBQ, vinaigrette, sauce soja, nuoc-mâm, Maggi®, Viandox®, sauce teriyaki, pesto, pistou, sauce Worcestershire, sauce tomate, concentré de tomate), cornichon, pickle, tomate séchée, câpre en saumure, cube de bouillon traditionnel, fonds et fumets (déshydratés), tapenade, anchoïade, salicorne.

Matières grasses

Huile (toute variété), matière grasse végétale (tout type, de préférence salée), margarine (tout type, de préférence salée).

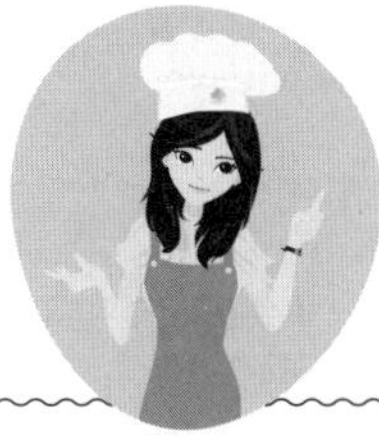

LES ALIMENTS À MODÉRER « GARÇON »

Boissons

Soda, cola (toute variété) : max 2 verres par jour. Café, Red Bull. Alcool (vin – rouge de préférence plutôt que blanc ou rosé –, spiritueux…). Tisane (attention aux effets des plantes sur le pH). Boissons végétales et laits végétaux non enrichis en calcium : max 2 verres par jour.

Produits laitiers

Beurre demi-sel : max 40 grammes par jour. Fromage de chèvre frais ou demi-sec, crottin, bûche, rocamadour, valençay, sainte-maure, chabichou, saint-marcellin, cancoillotte, époisses, langres : max 1 petite portion par jour.

Légumes et herbes aromatiques (frais ou surgelés)

Ail, artichaut, aubergine, bette verte, carotte cuite, chou romanesco, concombre, épi de maïs cuit, mâche, panais cuit, poireau, courge butternut, oignon cuit, échalote crue : occasionnellement. Thym frais, romarin frais, laurier frais, menthe, basilic, estragon, oseille, cerfeuil, ciboulette, cive, ciboule, aneth, persil : en petite quantité, uniquement pour parfumer.

Légumes secs (en conserve ou non)

Flageolet, haricot blanc, haricot mungo, haricot rouge, lentille, lentille corail, pois cassé, pois chiche : 2 à 3 fois par semaine.

Fruits

Ananas en conserve, fraise, myrtille : max 1 portion par jour. Airelles, ananas frais, cassis, clémentine, figue, framboise, groseille,

→

kumquat, mandarine, mûre, papaye, orange, açaï. En petite quantité et occasionnellement.

Graines et noix

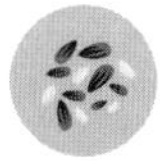

Graines de tournesol grillées salées : max 1 poignée par jour.

Œufs

1 à 2 par semaine.

Poissons et fruits de mer

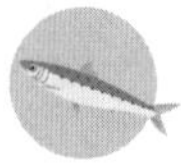

Bulot, langouste, moule cuite, coquille Saint-Jacques : 1 petite portion occasionnellement. Huîtres : max ½ douzaine et occasionnellement.

Céréales et semoule

Riz blanc, quinoa, épeautre, orge, blé, semoule (couscous), polenta, pâtes, soba, flocons d'avoine cuits : max 1 petite portion par jour.

Pains, farines et aides à la pâtisserie

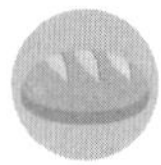

Pain de mie : max 2 petites tranches par jour. Levure chimique : max 1 pincée par jour. Fécule de maïs : max 2 cuillères à soupe par jour.

Épicerie sucrée et collations sucrées

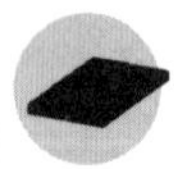

Chewing-gum, chocolat (toute variété), pâte à tartiner au chocolat (et noisettes), édulcorant, cacao, chicorée, sucre roux, galette des rois (frangipane) : en quantité limitée et occasionnellement.

Matières grasses

Beurre demi-sel : max 30 grammes par jour.

Épices

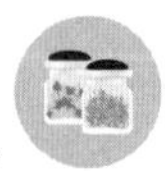

Cannelle, muscade, graines de fenouil, de cumin, de carvi, de coriandre, de moutarde, curry, girofle, cardamome, poivre, safran, curcuma, paprika, piment : en petite quantité, pour parfumer.

ALIMENTS INTERDITS « GARÇON »

Boissons

Lait, lait concentré, boissons lactées, chocolat, boissons cacaotées, boissons végétales enrichies en calcium.

Produits laitiers

Fromage à pâte pressée (emmental, gruyère, comté, parmesan, abondance, beaufort, cantal, Ossau-Iraty, cheddar, tome, cantal, salers, fromage à raclette, laguiole, gouda, édam, morbier, reblochon, saint-paulin, saint-nectaire, masdaam, bleu de Bresse) ou à pâte molle (camembert, coulommiers, carré de l'est, pont-l'évêque, brie, munster, livarot, mont d'or), beurre doux, yaourt, fromage blanc, faisselle, petit-suisse, crème (tout type), mascarpone, mozzarella, ricotta, crèmes dessert, liégeois ou viennois (tout parfum), flan aux œufs, riz au lait, gâteau de semoule, mousse (tout parfum), crème anglaise, crème pâtissière, crème Chantilly…

Légumes frais, légumes secs et herbes aromatiques

Haricots vert, haricot beurre, épinard, chou (vert, frisé, blanc, rouge, chinois, kale, brocoli), salade verte (roquette, laitue), cresson, fève, petit pois frais. Thym séché, sauge séchée, romarin séché, herbes de Provence, origan séché.

Fruits

Figue de Barbarie, rhubarbe.

→

Graines et noix

Graines de chia, de pavot, de sésame, de lin, de courge, de tournesol, tahin. Amande, noix de cajou, noix de macadamia, noix, noix de pécan, noisette, cacahuète, pistache, pignon de pin.

Œufs

Jaune d'œuf (séparé du blanc).

Céréales

Boulgour, riz complet, sarrasin, riz rouge, amarante, millet.

Pains, farines et aides à la pâtisserie

Pain sans sel, biscotte sans sel. Tapioca, fécule de pomme de terre, farine de riz, farine de sarrasin.

Poissons et fruits de mer

Sardine et saumon en conserve, crevettes.

Matières grasses

Beurre doux.

Épicerie sucrée et collations sucrées

Sirop d'érable, mélasse, poudre cacaotée sucrée, barre chocolatée biscuitée, barre aux céréales, brownie au chocolat, chou à la crème, produits laitiers, confiture de lait, glace, barre glacée chocolatée, desserts au soja.

Le menu générique « garçon »

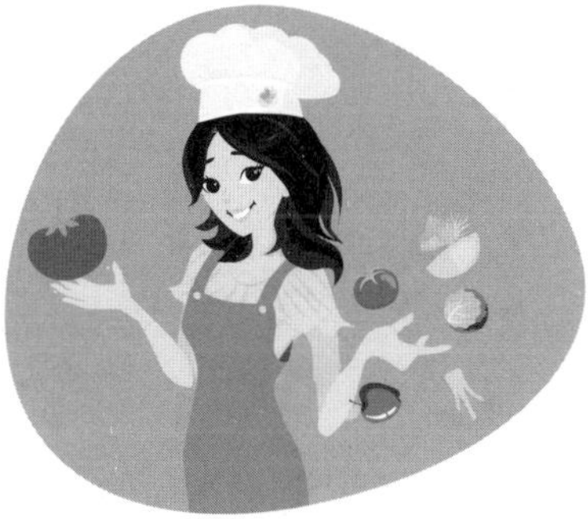

Quand on vous dit que l'on vous facilite la vie !

Répartition par jour

½ litre de Vichy Célestins ou de St-Yorre minimum

Petit-déjeuner

- **1 verre de jus de fruits 100 % pur jus**
- Thé ou café
- Tartines, toasts (pain classique) ou biscottes, beurre demi-sel (20 g maximum), confiture d'abricots

ou

- Corn-flakes (nature, aux fruits, smoothie bowl, barre de céréales, pudding bowl ou gâteau pudding)

ou

- Gâteau du petit-déjeuner (banana bread, gâteau à l'igname, pain ou pudding aux fruits séchés)

ou

- Croissant ordinaire, pain aux raisins ou brioche traditionnelle (pour le dimanche. Évitez les pâtisseries « pur beurre »)

Collation

1 verre de jus de fruits 100 % pur jus

Déjeuner

Viande ou poisson

Pommes de terre ou légumes secs en conserve et légumes

1 fruit ou 1 dessert riche en fruits

Collation

1 verre de jus de fruits 100 % pur jus

Dîner

Salade, soupe ou plat aux légumes

Charcuterie, poisson séché ou fumé ou en conserve

Pain ou biscottes (facultatif)

1 fruit ou 1 dessert riche en fruits

RAPPEL : À RETENIR POUR LE MENU GÉNÉRIQUE « GARÇON »

- ½ litre de Vichy Célestins ou de St-Yorre par jour.
- 3 verres de jus de fruits 100 % pur jus par jour ; évitez d'en boire le soir.
- 2 portions de fruits frais par jour (dont 1 banane) ; préférez les fruits séchés pour grignoter en cas de faim.
- 1 à 2 portions de légumes par jour.
- 1 « plat salé » par jour, type charcuterie, saurisserie ou poisson en conserve.
- 1 portion de viande ou de poisson en plat principal par jour (ou blancs d'œufs ou équivalent veggie).
- Choisissez des fruits et des légumes adaptés au régime *MyBuBelly* « garçon ».
- Privilégiez les plats salés.

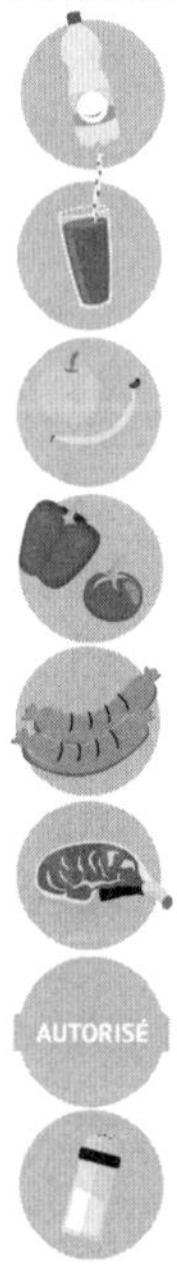

Boostez votre fertilité avec votre méthode « garçon » !

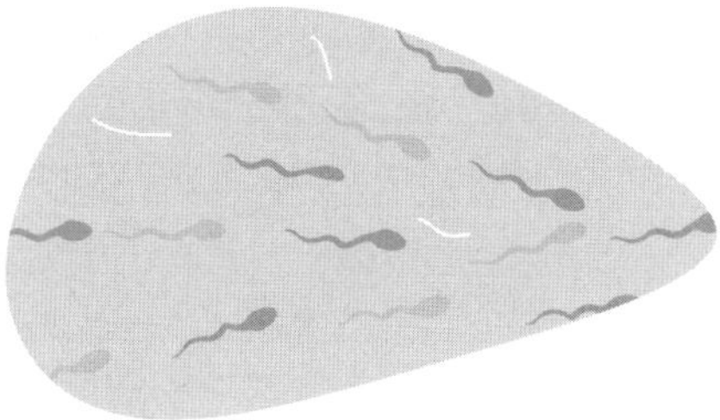

Comme on l'a vu précédemment, une alimentation saine est un formidable booster de fertilité !

Le programme diététique va vous aider à obtenir le bon pH pour avoir votre petit garçon. Mais suivre la méthode *MyBuBelly*, c'est aussi l'occasion de booster votre fertilité grâce à tous nos conseils.

Qui dit bon pour votre fertilité, dit bon pour votre santé. L'alimentation est impliquée dans les phénomènes d'ovulation et de fécondation. La méthode *MyBuBelly* fait la part belle aux aliments stimulant la conception.

Adoptez les bons réflexes nutritionnels

- *Privilégiez les antioxydants, la vitamine B9 ou acide folique, la vitamine B6 et le fer.* La vitamine B9 participe au bon déroulement du cycle menstruel, donc aussi à celui de l'ovulation, de la fécondation et de la nidation. La vitamine B6 augmente le taux de progestérone, par conséquent améliore la fertilité. Le fer est un minéral essentiel pour la santé de l'appareil reproducteur.
- *Haro sur les toxines défavorables à la reproduction !* Détoxifiez votre organisme grâce aux polyphénols, au bêta-carotène, aux vitamines A, E et C, au zinc, au sélénium.

Concrètement, privilégiez

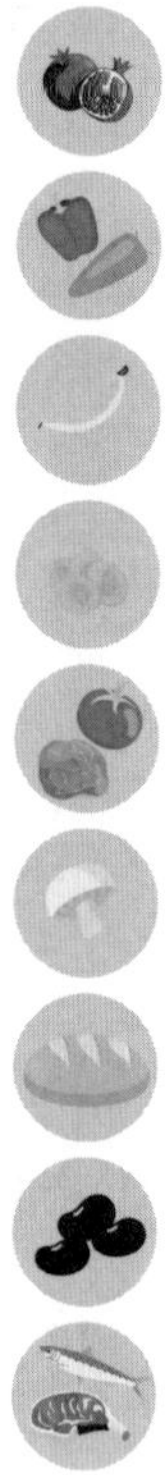

- Les fruits rouges (prune, grenade...).
- Les aliments orange ou rouges (carottes crues, patates douces, potimarron, kakis, melons, abricots, goyaves, betteraves rouges, poivrons rouges).
- La banane.
- Les fruits séchés.
- Les légumes : chou de Bruxelles, chou-fleur, mâche, avocat, artichaut, asperge, tomate, pomme de terre, notamment les pommes de terre de couleur.
- Les champignons.
- Le pain complet.
- Les légumes secs ou légumineuses selon la fréquence recommandée par la méthode *MyBuBelly*.
- Les poissons, les abats, la viande rouge sans abuser de protéines animales.

Adoptez les bonnes graisses

- *Préférez les aliments riches en oméga 3* qui favorisent la production des hormones et préserve la souplesse des membranes cellulaires (donc facilite le parcours des spermatozoïdes), notamment les poissons gras (maquereau, anchois, hareng, sardine, saumon), les œufs, les huiles d'olive, de noix, de colza ou de lin. Les graisses poly-insaturées et oméga 6, en quantité raisonnable conviennent aussi.
- *En revanche, évitez les acides gras trans* (huiles végétales hydrogénées, margarine, aliments frits, produits industriels traités, pâtisseries) qui nuisent à la sensibilité à l'insuline.

Régulez la sécrétion d'insuline et luttez contre le surpoids

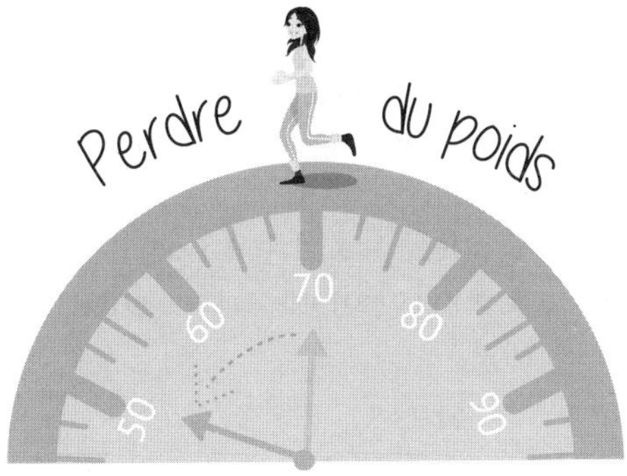

Maintenant voyons comment booster votre fertilité
en veillant à votre index glycémique (IG)

- Le principe est de réduire l'hyperinsulinémie (les pics de glucose dans le sang) qui augmente la sécrétion d'hormones mâles et nuit à la fertilité.
- Pour cela, privilégiez les aliments riches en fibres et à index glycémique (IG) bas : légumes secs, légumes et fruits, sirop d'agave… Les aliments à IG bas sont ceux dont le sucre est assimilé lentement par l'organisme. L'index glycémique dépend de plusieurs facteurs :
  - *La richesse en fibres.* Plus l'aliment contient des fibres, plus l'IG est bas.
  - *La complexité du bol alimentaire.* Si les glucides ingérés sont assimilés avec d'autres aliments, le passage des glucides dans le sang est ralenti. Il est donc déconseillé de consommer des aliments sucrés (même des fruits) isolément dans la journée.
  - *Le temps de cuisson et la préparation de l'aliment.* Plus on cuit un aliment, plus on le rend disponible pour l'organisme, c'est-à-dire que le travail de digestion est facilité et les glucides arrivent plus rapidement dans le sang. De

même lors de la préparation d'un aliment, il est préférable de conserver la peau du fruit ou du légume pour conserver un maximum de fibres.
- Oubliez les aliments raffinés (farine blanche, pain blanc, sucre blanc...). Les aliments à IG bas sont un atout pour lutter contre le surpoids, facteur d'infertilité.
- Selon certaines études, prendre un petit-déjeuner copieux, au détriment du dîner, serait aussi très positif pour réguler la sécrétion d'insuline.

Consommez sain !

Saviez-vous que vos habitudes au quotidien pouvaient avoir un impact sur votre fertilité ? Voici quelques informations pour y voir plus clair.

- *Fuyez les perturbateurs endocriniens.* Ils sont issus de la pollution environnante : les pesticides, les antibiotiques, le tabac, les cosmétiques... Ils sont partout ! Ces substances ingérées involontairement perturbent le fonctionnement hormonal de l'organisme en réduisant ou en augmentant la production des hormones notamment masculines et/ou féminines. Il est désormais prouvé que les perturbateurs endocriniens sont des facteurs d'hypofertilité. Pour y remédier, préférez les aliments et les produits « sains » (bio par exemple), même les cosmétiques, en particulier dans les 3 mois précédant la conception et durant toute la période de la grossesse.
- *Arrêtez de fumer !*
- *Supprimez ou limitez les addictions.*
- *Réduisez les apports en caféine* (café, cola, boissons énergisantes), en édulcorants, en alcool et en soda.
- *Méfiez-vous des produits à base de soja non-fermenté* et des produits laitiers allégés (lait écrémé, yaourt à 0 % MG).

Certaines études auraient montré que leur consommation serait au détriment de la fertilité.

- *Réduisez les protéines animales* au profit des protéines végétales présentes dans les légumes secs.
- *Et privilégiez le « fait-maison »* plutôt que les plats industriels ou traiteurs du commerce. Certes les plats du commerce sont souvent salés et donc efficaces pour orienter votre pH dans le régime « garçon ». Mais ils sont moins conseillés pour la fertilité. Tout est une histoire de bon dosage.

Adoptez les bons réflexes physiques

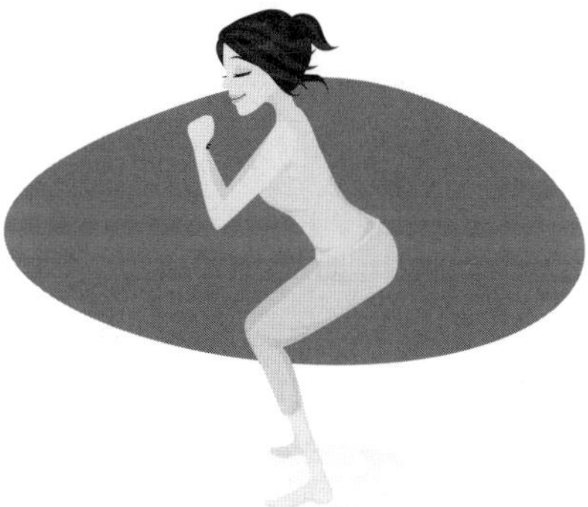

Un mode de vie équilibré : rien de tel que des habitudes raisonnables pour booster sa fertilité !

- *Un poids satisfaisant.* Essayez de vous stabiliser à un poids normal. La maigreur et le surpoids sont des freins à la fertilité.
- *Bougez !* Faites du sport, ni trop, ni trop peu. Pratiquez une activité sportive raisonnable, dans l'intensité, la fréquence ou la durée !
- *Relaxez-vous !* Favorisez les moments qui vous procurent du bien-être et qui réduisent votre état de stress et d'anxiété.

Un récapitulatif en questions sur le régime « garçon »

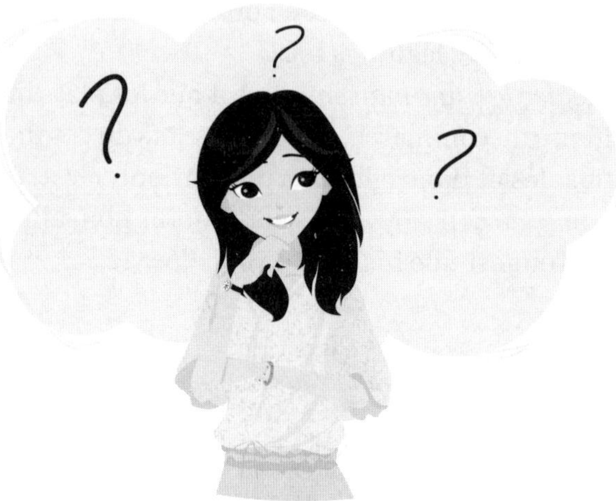

Suivre une méthode pour avoir un garçon n'est à prendre à la légère. Voici donc quelques précisions complémentaires qui pourront vous aider. L'équipe de *MyBuBelly* est à votre écoute pour répondre à toutes vos interrogations. Et pour les questions qui ne se trouveraient pas ici, vous pouvez consulter notre FAQ sur le site internet www.mybubelly.com ou nous envoyer un mail à eve@mybubelly.com.

¿ *Est-il possible de maigrir ou de ne pas grossir en suivant le régime MyBuBelly « garçon » ?*

- Limitez autant que possible les ajouts de matière grasse, préférez les viandes maigres plutôt que les viandes grasses, en quantité raisonnable, et n'abusez pas de produits sucrés ou de féculents (légumes secs, pain, etc.).

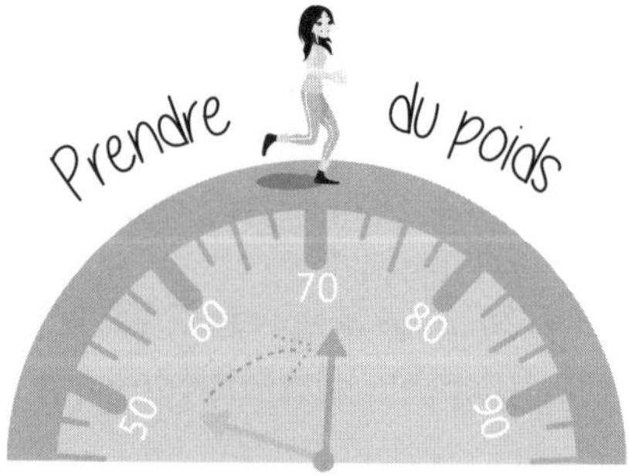

- Écoutez votre corps, accordez-vous du temps pour prendre vos repas et cessez de manger quand vous êtes rassasiée.
- Pratiquez une activité physique adaptée en combinant des exercices de cardio et de renforcement musculaire.
- Raphaël Gruman a élaboré des menus génériques et des conseils pour perdre ou alors prendre du poids tout en suivant la méthode *MyBuBelly* (dans l'application).
- Si vous suivez déjà un régime, avant de débuter un programme *MyBuBelly,* demandez l'avis de votre médecin traitant ou de votre nutritionniste afin de pouvoir combiner les contraintes de votre régime et celles de la méthode *MyBuBelly* « garçon ».

¿ *Depuis que j'ai commencé le programme MyBuBelly « garçon », j'ai des soucis de transit, ce n'est pas grave ?*

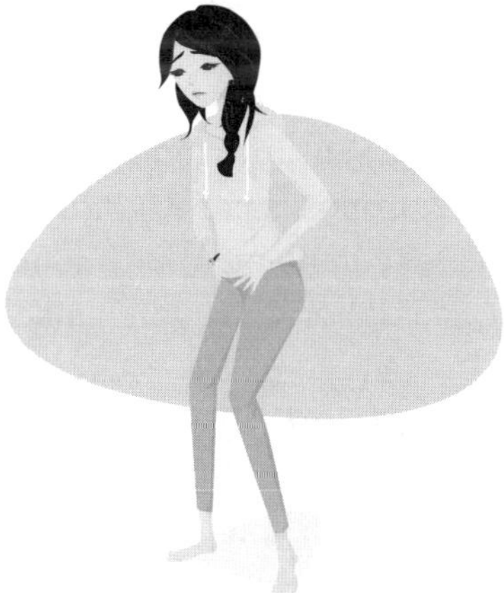

Un changement brutal d'alimentation avec de nouvelles contraintes alimentaires peut engendrer des problèmes de constipation ou à l'inverse de diarrhée. Cela est dû à une modification du bol alimentaire. Les bactéries du côlon ne sont plus en mesure de digérer les aliments, ce qui provoque un ralentissement du transit ou une accélération du transit ou encore des gaz.

Dans ce cas, il est recommandé de faire une cure de probiotiques pendant une quinzaine de jours pour rééquilibrer la flore intestinale. De plus, n'oubliez pas de bien vous hydrater tout au long de la journée en consommant au moins 1,5 litre d'eau par jour. Ne négligez pas les apports en fibres que vous trouverez dans les fruits, les légumes et les céréales. En cas de transit difficile, consommez 3 pruneaux infusés dans un verre d'eau, le matin au petit-déjeuner, afin de retrouver un transit de qualité.

Enfin, pratiquez une activité physique régulière. Cela aura pour effet d'augmenter le péristaltisme intestinal, c'est-à-dire la capacité qu'auront les intestins à se contracter pour faire transiter les selles dans le côlon.

¿ *Le programme MyBuBelly « garçon » ne présente aucun risque pour la santé ?*

Le programme *MyBuBelly* « garçon » a été conçu et testé afin de respecter le confort et la santé des femmes (et de leur futur bébé bien sûr). Les menus proposés par *MyBuBelly* sont validés par un nutritionniste et les compléments alimentaires sont réalisés en partenariat avec des laboratoires pharmaceutiques français.

En outre, l'équipe de *MyBuBelly* reste à votre écoute si vous rencontriez le moindre problème de santé ou autre. Cependant, n'appliquez pas ce régime si vous souffrez d'hypertension, de diabète, d'insuffisance rénale, de maladie cardiaque ou si vous avez une interdiction de consommer du sodium ou du potassium. Consultez au préalable un médecin avant de vous lancer. **Et surtout lisez nos recommandations en début de livre.**

Enfin, nous avons également mis au point plusieurs conseils pour celles qui auraient des douleurs gastriques ou intestinales (dans l'application).

¿ *Je ne vais pas avoir des carences en calcium (et en magnésium) en suivant le régime MyBuBelly « garçon » ?*

Le corps dispose d'énormément de ressources en calcium et en magnésium qui lui permettent de tenir durant de longues périodes sans en absorber. De plus, une grande majorité des aliments (notamment les végétaux) contiennent une quantité de calcium et de magnésium non négligeable. Cela permet à l'organisme d'obtenir les apports nutritionnels qui lui sont indispensables.

¿ *Le régime MyBuBelly « garçon » favorise-t-il la rétention d'eau ?*

Oui, en effet, le régime « garçon » peut favoriser la rétention d'eau en raison de sa forte teneur en sodium. Cependant, rassurez-vous, à l'arrêt du programme, l'eau accumulée sera vite éliminée et vous retrouverez votre poids. Durant le programme, vous avez également la possibilité de consommer un maximum d'eau et de thé afin de favoriser l'élimination de ce surplus d'eau.

¿ *J'ai tout le temps soif, à quoi cela est-il dû ?*

Le régime *MyBuBelly* « garçon » est un programme riche en sodium. Pour rééquilibrer ses apports en minéraux, le corps crée cette sensation de soif pour vous inciter à boire. Afin de diminuer cette sensation, pensez à vous hydrater tout au long de la journée, par petites gorgées. Vous n'êtes pas limitée dans la quantité d'eau à consommer par jour. Pour un effet désaltérant, vous pouvez ajouter quelques gouttes de citron dans l'eau et la consommer bien fraîche.

¿ *Dans quels cas le régime MyBuBelly « garçon » ne doit pas ou ne peut pas être suivi ?*

- *Si vous êtes enceinte.* Le choix du sexe du bébé se fait lors de la fécondation. C'est l'heureux élu spermatozoïde porteur d'un chromosome Y (pour les garçons) ou X (pour les filles) qui détermine le sexe. Le régime *MyBuBelly* « garçon » modifie le milieu traversé par les spermatozoïdes afin de favoriser la progression des spermatozoïdes porteurs du chromosome Y. Le régime *MyBuBelly* doit donc avoir lieu avant la fécondation. Après, c'est trop tard !
- *Si vous allaitez.* Aucun changement d'alimentation n'est conseillé en cours d'allaitement. Le régime alimentaire *MyBuBelly* « garçon », tout comme tout autre régime alimentaire, risque de modifier le goût du lait et sa composition nutritionnelle. En effet, en modifiant votre alimentation, le lait maternel peut se modifier non seulement au niveau du goût (au risque d'avoir un refus du bébé) mais également créer des carences nutritionnelles qui pourraient affecter le nouveau-né. Enfin, en cas de changement brutal d'alimentation, la lactation peut se bloquer.
- *Si vous venez d'accoucher.* Le pH de l'utérus peut être perturbé après un accouchement, car la glaire cervicale est beaucoup plus poreuse, donc contrôle moins le passage des spermatozoïdes durant cette phase. On parle d'ailleurs de phase d'hyperfertilité. Il ne faut donc pas tenter la méthode *MyBuBelly* juste après un accouchement car l'efficacité sera moins fiable.
- *Si vous souffrez d'hypertension, de diabète, d'insuffisance rénale, de maladie cardiaque* ou si vous avez interdiction de consommer du sodium ou potassium.
- *Si vous prenez des médicaments* qui empêchent le changement de pH.
- *Si vous ou votre partenaire souffrez d'infertilité.*

Le mieux est de consulter un médecin avant de vous lancer dans la belle aventure *MyBuBelly* !

¿ *Qu'en est-il de l'alimentation de mon partenaire ?*

Votre partenaire peut suivre vos menus ou non, selon ses envies. Il peut manger complètement différemment mais ce sera sans doute plus sympathique si vous partagez les mêmes bons petits plats. Évidemment, lui pourra ne pas consommer autant de fruits et jus de fruits, adapter les quantités à sa faim et ne pas se priver des aliments qui sont interdits par le régime *MyBuBelly* « garçon » Il devra notamment réintégrer des produits laitiers à son alimentation.

Il faut bien comprendre que le régime *MyBuBelly* « garçon » n'aura aucune influence sur son sperme. Le régime *MyBuBelly* permet de changer le pH de l'utérus de la femme, et l'homme n'a pas un grand rôle à jouer au cours de ce processus. En revanche, il peut chercher à améliorer sa fertilité pour être prêt les jours J (autour de l'ovulation et après que l'utérus a atteint un bon pH) et multiplier les chances de réussite de la conception.

¿ *Est-ce que suivre les menus du programme MyBuBelly revient cher ?*

Les aliments proposés dans les menus sont des aliments « basiques », que vous pourriez consommer dans une alimentation quotidienne et « normale ». Ils ne reviennent dont pas plus cher. En outre, grâce aux menus génériques, il est possible de modifier la composition des menus et de substituer des aliments qui vous semblent onéreux par d'autres plus abordables.

¿ *Je mange sur mon lieu de travail tous les jours, puis-je suivre le programme MyBuBelly ?*

Les menus proposés dans la méthode *MyBuBelly* ont été choisis pour qu'ils soient simples et rapides à réaliser ou à adapter en chaque occasion. Nous avons pensé aux femmes actives mais aussi à celles qui aiment cuisiner, ce qui n'est pas toujours incompatible !

Vous pouvez préparer votre repas de déjeuner la veille au soir et l'emporter le lendemain sur votre lieu de travail. Les plats du commerce étant souvent favorables au régime *MyBuBelly* « garçon », vous avez le loisir de vous nourrir sur place. Les menus génériques vous permettent aussi de modifier la composition des menus selon vos envies et vous laissent donc une grande souplesse dans l'élaboration de vos repas. Et avec la liste des aliments autorisés, à modérer ou interdits, impossible de se tromper !

Et enfin, nous avons élaboré de nombreuses astuces pour suivre et même renforcer la méthode en toutes circonstances. Y compris dans les cas d'interdits ou de contraintes alimentaires (sans lactose, sans gluten, coutumes religieuses... à retrouver dans l'application).

¿ *Que faire en cas de fatigue ?*

Vous vous sentez anormalement fatiguée ? Des premiers signes de fatigue peuvent se faire parfois ressentir : somnolence, difficulté de concentration ou de mémorisation, irritabilité et sautes d'humeur... Parfois passagers ces symptômes peuvent être facilement corrigés en modifiant certaines habitudes alimentaires et habitudes de vie. On n'y pense pas toujours mais ce que l'on mange et comment on le mange peut avoir un gros impact sur notre état général ! Il suffit alors d'avoir en tête quelques règles de base pour retrouver la forme !

Nos astuces antifatigue pour avoir la pêche pendant votre méthode se trouvent dans l'application *MyBuBelly*.

Après le régime, les câlins. Et on le fait quand ce bébé ?

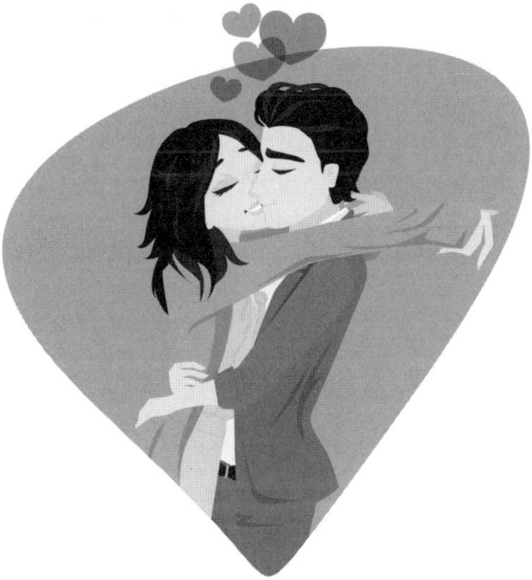

Il est très important de bien connaître le fonctionnement de son corps pour bien réussir la méthode *MyBuBelly*. Tout d'abord cela vous permettra de mieux vous connaître intimement en tant que femme : comprendre la durée de votre cycle, repérer votre ovulation... Ensuite, grâce aux recommandations que nous allons vous donner, **vous aurez la possibilité de concevoir votre bébé aux bonnes dates** afin de maximiser vos chances d'avoir une fille ou un garçon.

Et pour mieux comprendre les choses, **la gynécologue Véronique Bied Damon vous a préparé toute une série de fiches-conseils en annexe 1** *(voir p. 373)*. Ainsi, faire des bébés n'aura plus aucun secret pour vous. Alors au travail !

Cette partie de suivi du cycle va se faire en 2 phases :

- *Phase 1.* Apprendre à connaître son corps pendant les 2 premiers mois (au minimum) du programme diététique pour orienter son pH. Le temps d'atteindre et de stabiliser le bon pH.
- *Phase 2.* Concevoir aux bonnes dates tout en assurant la continuité du programme diététique pour maintenir le bon pH.

Attention : vérifiez bien que votre pH reste à une bonne moyenne lors de la phase de conception ! Il ne faut rien lâcher du régime pendant la période de conception.

Et si vous connaissiez mieux votre corps ? Un meilleur suivi de son cycle et de son ovulation permet aussi de mieux se connaître soi-même

COMPRENDRE LE FONCTIONNEMENT DE VOTRE CYCLE

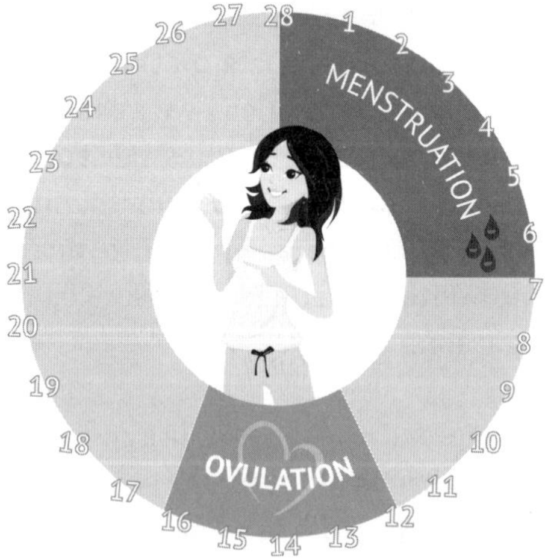

Tout savoir du cycle : il n'aura plus de secret pour vous !

C'est quoi le cycle ?

Le cycle menstruel, qui commence à la puberté et s'arrête à la ménopause, est l'ensemble des phénomènes physiologiques qui vont préparer votre organisme à la fécondation. En général la durée habituelle du cycle menstruel est de 28 jours, mais selon chaque femme, il peut être plus ou moins long et il n'est pas toujours régulier.

Au cours du cycle menstruel, plusieurs changements se produisent au niveau des hormones et c'est ce qui crée les différentes phases du cycle.

- *La phase des règles*. Ce sont les pertes de sang, en réalité l'expulsion naturelle par le corps de la membrane utérine (endomètre) qui se produit sous forme de sang et se fait par le vagin.
- *La phase folliculaire*. Cette phase caractérisée par une montée de l'hormone œstrogène se déroule du 6ᵉ jour au 14ᵉ jour du cycle. Elle se caractérise également par une glaire cervicale très fluide, car elle doit aider les spermatozoïdes à atteindre l'utérus et l'ovule pour qu'il soit fécondé. On appelle plus communément cette glaire « perte blanche ».
- *L'ovulation*. Elle se produit en général au 14ᵉ jour du cycle quand l'ovaire libère un ovule qui va rejoindre l'utérus en passant par la trompe de Fallope. Cette ovulation n'intervient qu'après un pic de l'hormone LH (annonciateur de l'ovulation). L'ovule, aussi appelé ovocyte, ne vit que 24 heures. Le jour d'ovulation varie en fonction de la durée du cycle.
- *La phase lutéale*. Sur la base d'un cycle de 28 jours, cette phase s'étend du 15ᵉ au 28ᵉ jour. Si l'ovule a été fécondé, il va s'installer dans l'endomètre et, dans le cas contraire, le corps va se préparer aux prochaines règles. Cette phase est caractérisée par la consistance plus épaisse de la glaire cervicale.

La durée du cycle

Comprendre votre cycle en comptant les jours.

La durée du cycle menstruel est la période située en le 1er jour des règles et le 1er jour des règles suivantes. Par exemple, si vos règles commencent le 2 mars et que le premier jour des règles suivantes est le 30 mars, votre cycle est donc de 28 jours.

Pour connaître la durée de votre cycle, Il ne faut pas se fier à un seul mois mais recommencer le calcul sur 3 ou 4 mois pour déterminer plus précisément la durée de vos cycles et en constater la régularité (sans quoi, le calcul pour connaître la date de votre ovulation peut être faussé).

Ce qui est important c'est surtout de repérer le 1er jour des règles car il correspond au 1er jour du cycle. Si vos règles sont généralement très abondantes et débutent par un jour de très faibles saignements pas toujours francs, démarrez le comptage le premier jour de saignements importants.

Le 1er jour du cycle est le 1er matin avec des pertes de sang rouge ! Par exemple, si ces pertes commencent un jeudi soir à 19 heures, le 1er jour des règles est considéré comme le lendemain, donc le vendredi.

Attention : les pertes de sang marron qui précèdent le début des règles ne comptent pas !

Si cette perte de sang marron dure plus de 4 à 5 jours, alors il faut faire un bilan chez le gynécologue car c'est souvent le signal d'un déséquilibre hormonal, d'une endométriose ou de fibromes.

Le dernier jour des règles n'a pas beaucoup d'importance par rapport au calcul du jour d'ovulation. L'ovulation se calcule par rapport au 1er jour des règles et donc du cycle. Mais nous verrons cela en détail plus loin.

À retenir

- Le 1er jour des règles = le 1er matin avec pertes de sang rouge.
- Le cycle féminin commence le 1er jour des règles et se termine le 1er jour des règles suivantes.
- En moyenne, un cycle menstruel dure 28 jours. Ainsi, si le 1er jour des règles est le 2 du mois, le 1er jour des règles suivantes sera le 30 du mois.

Pour bien suivre son ovulation, il est donc important de connaître et de noter :

- Le 1er jour des règles
- Le nombre de jours des règles
- La durée du cycle

LE + DE SANDRA

Prenez un carnet, notez les dates, comptez le nombre de jours entre les deux dates et après trois ou quatre mois vous saurez dire quelle est la durée théorique de votre cycle menstruel.

Pourquoi bien connaître son cycle est-il important dans la méthode *MyBuBelly* ?

Connaître son cycle, oui mais pourquoi ?

Lorsque vous aurez obtenu et stabilisé le bon pH grâce à notre programme diététique, il sera enfin temps de concevoir votre bébé. Mais pour cela, il est essentiel, si vous voulez une fille ou un garçon, de connaître et choisir les bonnes dates de conception.

> Vous le savez, les spermatozoïdes Y (garçon) sont les plus rapides, donc ils arriveront en premier si on cible pile le jour de l'ovulation. En revanche, si on est un petit peu décalé, vu que le spermatozoïde Y (garçon) va s'épuiser plus vite, c'est le spermatozoïde X (fille), plus résistant, qui arrivera à l'ovocyte.

Donc, en apprenant quelques mois avant de concevoir à bien connaître votre cycle et en sachant repérer votre ovulation, vous pourrez choisir la bonne date pour concevoir votre bébé, et ainsi favoriser le spermatozoïde Y ou X qui fécondera l'ovule pour avoir un beau garçon ou une jolie petite fille !

Tout ce que vous avez toujours voulu savoir sur le cycle

Vous avez très certainement des questions qui vous viennent à l'esprit concernant votre cycle alors on vous donne les clés nécessaires pour mieux le comprendre.

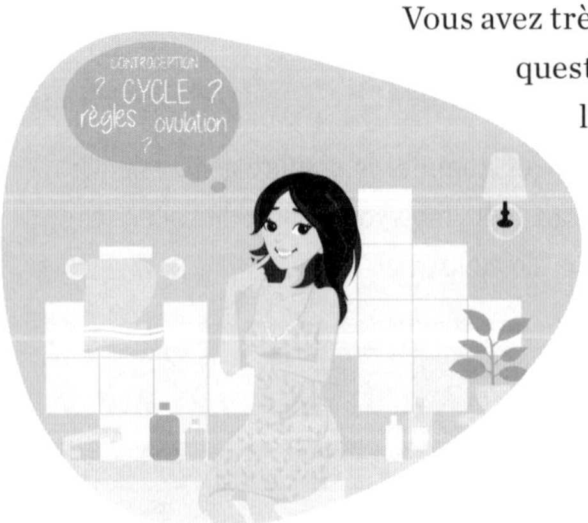

¿ *Combien de temps je dois arrêter ma pilule avant de tomber enceinte ?*

Prévoyez deux à trois cycles en moyenne. Le plus souvent, les cycles redeviennent ovulatoires environ six à huit semaines après l'arrêt de la pilule soit deux cycles. Certaines femmes ovuleront dès le premier cycle alors que d'autres mettront plusieurs mois pour retrouver des cycles ovulatoires. Tout dépend de votre état ovarien avant de prendre la pilule.

Attention : toujours arrêter sa pilule en finissant bien la plaquette entière et non pas au milieu.

¿ *À partir de combien de temps après l'arrêt de la pilule je dois m'inquiéter si mes cycles restent irréguliers ?*

Si vos cycles restent irréguliers au-delà de six à huit mois après l'arrêt de la pilule c'est qu'il existe probablement un trouble de l'ovulation. Vous pouvez vérifier si vous ovulez par la courbe de température *(voir p. 284)*. Si la courbe reste plate c'est qu'il n'y a pas d'ovulation. Il est donc conseillé de prendre contact avec votre gynécologue pour faire un bilan hormonal.

¿ *Après le retrait d'un stérilet, combien de temps faut-il attendre pour démarrer une grossesse ?*

Que le stérilet soit au cuivre ou hormonal il est préférable d'attendre deux ou trois cycles avant d'essayer de tomber enceinte afin de laisser le temps à votre endomètre de bien « repousser » pour accueillir l'embryon.

¿ *Comment repérer la période de mon ovulation ?*

Certains symptômes sont fréquents au moment de l'ovulation mais sont variables d'une femme à l'autre. Il est important de bien apprendre à connaître son corps pour les repérer. Les signes les plus fréquemment rencontrés dans les 2 à 3 jours qui précèdent l'ovulation sont les suivants :

- tension mammaire
- pesanteur dans le bas du ventre souvent unilatérale du côté de l'ovulation
- présence de sécrétion vaginale transparente comme du blanc d'œuf (glaire cervicale)
- col cervical ouvert

¿ *Est-ce qu'un traitement de stimulation ovarienne peut modifier mon pH ?*

Non les traitements de stimulation de l'ovulation favorisent simplement un bon équilibre hormonal avec une ovulation, mais ne modifie pas le pH du corps. Vous pouvez donc tout à fait, en parallèle, suivre la méthode *MyBuBelly* pour modifier dans un sens ou un autre votre pH et suivre votre traitement de stimulation ovarienne.

¿ *Quand faut-il consulter un médecin ?*

- Quand vous avez des cycles très irréguliers, au-delà de 35 jours, et que votre ovulation est difficile (ovaires polykystiques).
- Quand vous avez des cycles courts inférieurs à 25 jours (insuffisance ovarienne).
- Quand vous avez des saignements au cours du cycle.
- Quand vous ne tombez pas enceinte après un an d'essai.
- Quand vous avez de la fièvre ou des douleurs abdominales.
- Quand vous avez des rapports sexuels douloureux ou peu fréquents du fait des douleurs.

- Quand vous avez fait plus de deux ou trois fausses couches consécutives.
- Quand vous avez une endométriose qui se réactive (douleurs pendant les règles).

Maintenant que vous avez en tête le fonctionnement du cycle, il vous reste à savoir quand a lieu votre ovulation !

LE SUIVI DU CYCLE : CONNAÎTRE SON JOUR D'OVULATION

Saviez-vous que pour connaître le jour de votre ovulation il existe plusieurs méthodes ?

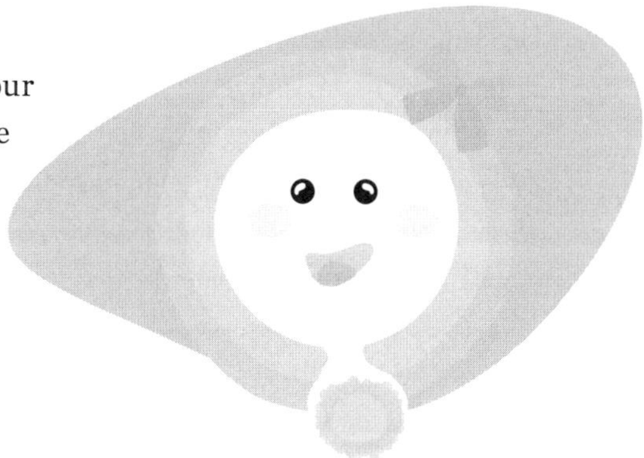

Par le calcul calendaire

Pour connaître le jour de son ovulation il y a la méthode toute simple du calcul !

Il s'agit d'utiliser un calendrier pour compter et dater les cycles menstruels afin de déterminer la période d'ovulation. La méthode utilise principalement la phase lutéale ou post-ovulatoire qui dure 14 jours et qui ne varie pas quelle que soit la nature d'un cycle régulier (classique, long ou court).

Pour connaître son jour d'ovulation, il suffit donc de retrancher 14 à la durée totale du cycle pour avoir le jour de l'ovulation.

Ainsi lorsque le cycle dure 35 jours : 35 - 14 = 21e jour
Lorsque le cycle dure 25 jours : 25 - 14 = 11e jour

FORMULE

Durée totale du cycle - 14 = jour de l'ovulation (pour les cycles compris entre 25 et 35 jours).

LE + DE SANDRA

Une femme n'ovule pas systématiquement tous les mois : les émotions fortes, la fatigue, les voyages, le stress et autres causes peuvent modifier son rythme. Donc, ne vous inquiétez pas si vous n'avez pas pendant un cycle un pic de fertilité, donc une ovulation. Relaxez-vous, faites-vous plaisir, accordez-vous des moments rien que pour vous (gym, Pilates, yoga, massage, marche, soins...).

Par la prise de température ou méthode sympto-thermique

Le cycle est aussi une histoire de variation de température !

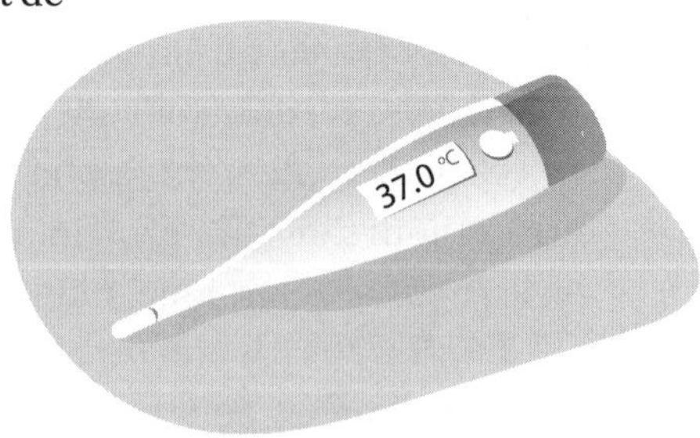

La courbe de température permet de savoir s'il y a une ovulation et à quel moment elle se produit. Au cours du cycle, il existe une période de température basse, puis une période où elle est haute. L'ovulation intervient au moment du passage de la température basse à la température haute, généralement vers le 14e jour en comptant à partir du 1er jour des règles.

Comment faire votre courbe de température ?

- Prenez votre température au réveil à jeun avec le même thermomètre sans être sortie de votre lit (il suffit de poser le pied par terre et de vous lever pour qu'elle monte de deux ou trois dixième) et notez-la sur votre courbe, au dixième près.
- Chaque jour, mettez une petite croix sur votre courbe, et quand vous aurez toutes les petites croix, reliez-les entre elles pour avoir la courbe. La précision est indispensable pour que votre courbe soit « lisible » et votre ovulation perceptible.
- Prenez votre température de façon rectale (au moins 2 minutes). La prise de la température sous le bras est déconseillée car elle n'est pas assez précise.
- La prise de votre température doit être précédée d'au moins six à huit heures de sommeil. Si vous avez dormi moins de quatre heures notez-le sur la feuille. Idem si vous êtes stressée, malade (la prise de médicaments peut modifier votre température) ou si vous avez bu de l'alcool.
- Quel thermomètre utiliser ? Choisissez de préférence un modèle numérique basique. Évitez les modèles numériques ultra-rapides, qui ne sont pas aussi fiables pour une lecture idéale de votre température. Si vous utilisez un (vieux) thermomètre à mercure, secouez-le la veille pour faire tomber le mercure. Précision importante : utilisez toujours le même thermomètre.

Voici un petit schéma pour illustrer tout ça.

Exemple de courbe de température pour une femme ovulant le 14e jour

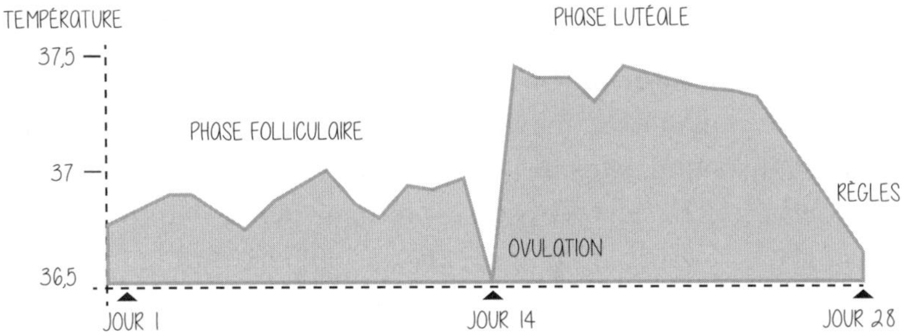

Pendant la première période de votre cycle (donc pendant la phase folliculaire), votre température est basse : entre 36,1 et 36,7 °C.

Ensuite elle chute et remonte à l'ovulation.

Puis elle reste au-dessus des 37 °C jusqu'en fin de cycle.

L'ovulation se déroule sur 48 heures et le pic de remontée marque l'ovulation (en liaison avec l'augmentation du taux de progestérone). À chaque début de cycle, en l'absence de grossesse, la température aura de nouveau retrouvé un niveau bas.

Cette méthode est efficace notamment en cas de cycles irréguliers.

TEMPÉRATURE EN °C

COURBE DE TEMPÉRATURE DU MOIS DE :																																									
Date dans le mois																																									
Jour du cycle	1	2	3	4	5	6	7	8	9	10	11	12	13	14	15	16	17	18	19	20	20	21	22	23	24	25	26	27	28	29	30	31	32	33	34	35	36	37	38	39	40
38																																									
37.9																																									
37.8																																									
37.7																																									
37.6																																									
37.5																																									
37.4																																									
37.3																																									
37.2																																									
37.1																																									
37																																									
36.9																																									
36.8																																									
36.7																																									
36.6																																									
36.5																																									
36.4																																									
36.3																																									
36.2																																									
36.1																																									
36																																									
Règles																																									
Rapports sexuels																																									
Résultat test ovulation																																									
Résultat test grossesse																																									

Remarques

L'astuce de la glaire

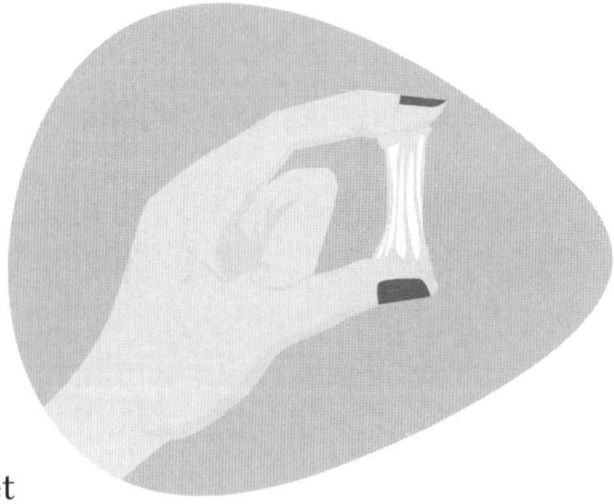

La glaire c'est quoi ?

Des sécrétions abondantes dont la consistance devient visqueuse, glissante (comme du blanc d'œuf cru), élastique, filante, étirable, incolore et inodore et de couleur transparente et claire. La glaire permet aux spermatozoïdes de circuler très rapidement dans le vagin.

L'ovulation se produit normalement 24 heures après le dernier jour des pertes abondantes de type « blanc d'œuf ». C'est la période la plus fertile du cycle. L'ovulation est toute proche.

> À l'approche de l'ovulation, la glaire devient crémeuse, plus claire et peut être étirée entre deux doigts sans se rompre. Cela correspond au pic de fertilité où la glaire laisse passer les spermatozoïdes.

Les différents états de la glaire

- *Quand la glaire est collante.* Après les règles, la femme n'observe en général aucune sécrétion : elle ne voit rien et se sent parfaitement sèche. Cette période est donc infertile, mais sa durée est très variable d'un cycle à l'autre et d'une femme à l'autre. Puis, la glaire que l'on commence à observer est souvent blanche et collante. Elle est encore peu favorable aux spermatozoïdes mais son arrivée annonce tout de même le début de la période fertile. Parfois, on ne voit pas cette glaire collante, mais on se sent brusquement humide : c'est le signe d'un léger écoulement de glaire liquide, qui annonce aussi le début de la période fertile.

- *Quand la glaire devient filante et transparente.* La glaire est sécrétée par des cryptes, sortes de replis, à l'intérieur du col de l'utérus et s'écoule dans le vagin sous l'action des œstrogènes. Puis la glaire évolue de jour en jour : de blanche, elle devient transparente. De collante, elle devient filante. On peut l'étirer légèrement entre deux doigts, ce qui forme un filament ou un voile. Parfois, certaines femmes n'arrivent pas à recueillir de glaire entre leurs doigts mais ressentent une sensation d'humidité à plusieurs reprises dans la journée. Tout cela est caractéristique de la période fertile. Ces signes indiquent que l'ovulation approche. En effet, ce sont les œstrogènes sécrétés par les ovaires qui rendent ainsi la glaire liquide et filante, et ce sont aussi ces hormones qui font mûrir les follicules contenant les ovules à l'intérieur de l'ovaire : le corps se prépare en différents endroits pour le même événement.

LE JOUR SOMMET : LE PLUS FERTILE DU CYCLE

Enfin, la glaire devient de plus en plus filante et transparente. La femme peut ressentir carrément la sensation d'être mouillée ou lubrifiée (comme si elle avait de l'huile). Ce moment du cycle est tellement caractéristique que la plupart des femmes le remarquent sans savoir forcément ce qu'il signifie. Cette période correspond au moment de plus grande fertilité. Cela correspond à un pic de sécrétion d'œstrogènes, suivi d'une brusque chute.

- Le lendemain, la deuxième hormone du cycle prend le relais et est sécrétée en quantité : c'est la progestérone qui fait coaguler la glaire et monter légèrement la température. Résultat : la glaire disparaît brusquement, ou redevient blanche et collante.

La période fertile est finie : on entre dans la période infertile post-ovulatoire qui dure 14 jours jusqu'aux règles suivantes.

L'ASTUCE QUI TUE. POUR RECONNAÎTRE SA GLAIRE : LE TEST DU VERRE D'EAU !

Si le doute persiste : le test du verre d'eau marche à tous les coups ! Contrairement à la glaire, tous les autres fluides de votre corps vont se dissoudre dans l'eau.

Faites tomber dans un verre d'eau ce que vous recueillez.

- Si ça reste « condensé », *pas de doute* : c'est de la glaire fertile.
- Si ça se dissout, *pas de doute* : ce n'est pas de la glaire fertile.

Avec un test d'ovulation

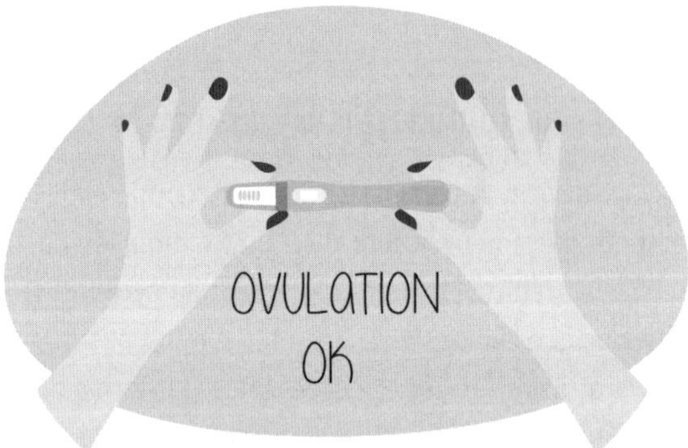

Le test d'ovulation : la méthode en plus pour préciser et valider votre date d'ovulation !

Nous vous recommandons, quelle que soit la méthode que vous utilisez pour connaître le jour de votre ovulation, de confirmer vos résultats avec un test d'ovulation. Il s'agit d'un test urinaire qui réagit aux taux de l'hormone LH, annonciateur d'ovulation. Il est conseillé de commencer à le réaliser environ deux jours avant la date présumée d'ovulation. En cas d'ovulation, le test est positif.

Puisque vous êtes maintenant en mesure de connaître le jour de votre ovulation, il faut maintenant apprendre à connaître les dates idéales pour concevoir votre petite fille ou votre petit garçon !

LE + DE SANDRA

Je vous conseille de démarrer les tests d'ovulation 2 à 3 jours avant la date d'ovulation théorique que vous avez calculée en fonction de votre cycle.
Les tests d'ovulations sont différents les uns des autres. En règle générale, il faut maintenir le test 15 secondes sous le jet d'urine, mais pas la première du matin. Puis il faut attendre 3 minutes. Lorsque les 2 traits pleins s'affichent, c'est le jour de votre pic LH (ovulation dans les 24 à 36 heures).

BIEN CHOISIR SES DATES DE CONCEPTION

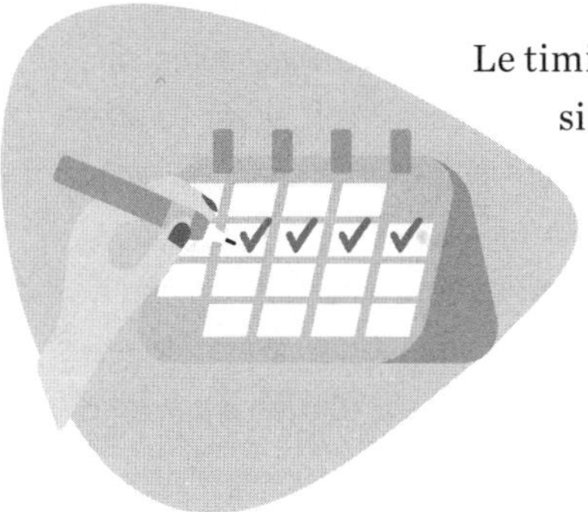

Le timing de conception est important si vous souhaitez mettre toutes les chances de votre côté pour avoir une petite fille ou un petit garçon.

Mais d'où vient cette idée de choisir les dates pour concevoir un bébé ?

Comme je vous l'expliquais dans la première partie du livre, plusieurs scientifiques ont travaillé sur le principe de ciblage de dates de conception permettant d'augmenter ses chances d'avoir un enfant du sexe désiré. Celui qui a popularisé cette méthode est le docteur Shettles, qui s'est basé sur de nombreuses recherches sur le sujet. Mais je vous ai déjà raconté tout ça.

Comment ça marche ?

Comme je vous le disais au début de cette deuxième partie du livre, tout se joue au niveau de l'acidité du vagin (et de la glaire cervicale). C'est le papa qui est porteur des 2 types de spermatozoïdes, mais la maman va avoir la possibilité de les sélectionner et de favoriser l'un ou l'autre à remporter la course vers l'ovule. Le sperme a un pH alcalin favorable à la survie, et des spermatozoïdes X et Y. Le vagin est plutôt acide et la variation de l'acidité du pH va jouer sur la sélection des spermatozoïdes X ou Y.

La sélection des spermatozoïdes X (fille) ou Y (garçon) dans le vagin se fait pour des raisons physiologiques.

Le Y étant plus fragile, il sera beaucoup plus sensible aux modifications de pH surtout dans le sens acide : *si le pH devient trop acide, les spermatozoïdes Y étant les plus fragiles seront détruits en premier* et auront une survie réduite car ils se complaisent mieux dans un pH alcalin comme celui du sperme. Les X, eux, sont plus résistants à l'acidification du vagin. Les Y étant détruits en premier dans un milieu acide, la concentration et la survie en spermatozoïdes « survivants » seront donc en faveur des X. **Le milieu acide favorise les spermatozoïdes X par altération des spermatozoïdes Y moins résistants, donc la conception d'une fille.**

À l'inverse, un milieu vaginal alcalin modifie moins la sélection entre X et Y. Or le Y est plus rapide. Et par sa rapidité (qui compense sa plus faible résistance en milieu acide) il se déplacera plus rapidement que les X. Et arrivera en toute logique en premier à l'ovule si la conception cible précisément celle-ci.
Le milieu alcalin favorise les spermatozoïdes Y plus rapides que les X tout en ayant une chance de survie identique, donc la conception d'un garçon.

Le + de la méthode *MyBuBelly*

La méthode *MyBuBelly* est la toute première méthode aidant à choisir naturellement le sexe de son bébé en combinant le programme alimentaire + les dates de conception.

La méthode *MyBuBelly* prend donc en compte l'ensemble des travaux réalisés ces dernières décennies pour démontrer les deux phénomènes, afin de mieux les réunir. Ainsi, il est possible d'obtenir un environnement vaginal acide ou alcalin grâce au programme diététique que vous suivrez au moins 2 mois ½ avant la conception, puis de maximiser vos chances d'avoir une petite fille ou un petit garçon quand vous concevrez votre bébé aux bonnes dates.

Le moment idéal pour concevoir une fille, c'est quand ?

Vous avez commencé les rapports juste après votre période de règles. L'idéal est de les intensifier avant la période d'ovulation prévue selon les calculs de cycle que vous allez faire grâce aux explications du chapitre précédent.

Dès que votre test d'ovulation est positif, il faut stopper les rapports. C'est le moment de votre pic LH et l'ovulation arrivera dans les 24 à 36 heures (cette étape dépend de la qualité du test d'ovulation que vous allez utiliser).

Astuce cas particulier : si après 3 mois, vous n'êtes pas encore enceinte (alors que votre cycle est régulier et que vous repérez votre ovulation), continuez les rapports aussi le jour des deux traits du test d'ovulation et arrêtez les rapports le lendemain. Vous avez donc une journée de plus pour concevoir.

ASTUCE FILLE

Pour la méthode « fille » : vous pouvez avoir plusieurs rapports le même jour (les spermatozoïdes X vivent longtemps) mais ce n'est pas obligatoire. À votre rythme et surtout selon vos envies à tous les deux.

Le moment idéal pour concevoir un garçon, c'est quand ?

Il est préférable de stopper tout rapport 4 jours avant l'ovulation, pour faire le plein de chromosomes Y.

Lorsque le test d'ovulation est positif, c'est le bon jour pour concevoir votre petit garçon. Ainsi que les 3 jours qui suivent. C'est le moment de votre pic LH et l'ovulation arrivera dans les 24 à 36 heures (cette étape dépend de la qualité du test d'ovulation que vous allez utiliser).

ASTUCE GARÇON

Pour la méthode « garçon », 1 rapport par jour est suffisant. Il faut le « plein » de spermatozoïdes Y qui ne vivent pas très longtemps dans le vagin.

Les conseils de Véronique

Notre gynécologue, Véronique Bied Damon, vous livre ici quelques conseils liés à ce moment évidemment primordial de la conception de votre bébé. Lisez aussi très attentivement ses fiches techniques situées en annexe 1 *(p. 373)*.

Concernant l'activité sexuelle

Il est toujours recommandé d'avoir des rapports par plaisir et non pas forcément pour se reproduire en sachant qu'il faut malgré tout cibler la période ovulatoire afin de ne pas rater le bon moment (surtout pour favoriser un garçon) : généralement un rapport un jour sur deux est largement suffisant pour tomber enceinte si l'on a des cycles réguliers. Il est inutile d'avoir des rapports plusieurs fois par jour. Aucune position sexuelle ne favorise la fertilité à partir du moment où l'éjaculation est vaginale. Cependant, pour favoriser la survenue d'un garçon le rapport doit être le plus proche possible du moment de l'ovulation.

LA PETITE ASTUCE EN +

La position du missionnaire est très pratique pour faire des bébés. Elle permet notamment à Monsieur d'éjaculer facilement au fond du vagin.

Si la durée du cycle n'est pas comprise en 25 et 35 jours

Les cycles sont ovulatoires lorsqu'ils sont compris entre 25 et 35 jours. Au-delà de ces limites, l'ovulation ou du moins sa qualité n'est pas certaine. Dans ce cas il est recommandé de faire un bilan hormonal afin de corriger d'éventuels déséquilibres et de proposer si besoin des stimulations ovariennes simples.

La stimulation ovarienne

Elle consiste à donner des hormones, en général de la FSH, qui va permettre la croissance des follicules que l'on contrôle ensuite par échographie et dosage d'ostéogènes. Généralement autour du 10e jour du cycle. Quand les critères de maturité du follicule sont atteints (follicule supérieur à 17 mm et estradiol > à 250 Pg/ml), une injection d'Ovitrelle est alors pratiquée : l'ovulation a lieu environ 36 heures après.

> La méthode *MyBuBelly* est tout à fait possible dans le cadre de stimulation de l'ovulation, car la fécondation a bien lieu dans le corps de la femme et donc son pH est déterminant ainsi que le ciblage de l'ovulation.
> **Pour une fille :** avoir des rapports dès qu'un follicule atteint 15 à 16 mm afin d'être 2 à 3 jours avant l'ovulation.
> **Pour un garçon :** avoir des rapports environ 30 à 40 heures après l'injection d'Ovitrelle pour vraiment cibler l'ovulation elle-même (délai le plus court possible entre l'ovulation et le rapport).

L'insémination artificielle intra-utérine

Elle consiste à stimuler l'ovulation comme évoqué précédemment mais en plus à déposer les spermatozoïdes (après préparation au laboratoire) au fond de l'utérus afin de court-circuiter la glaire cervicale et rapprocher les spermatozoïdes de leur lieu de fécondation.

Dans le cadre de la méthode *MyBuBelly,* l'insémination artificielle intra-utérine peut également s'appliquer avec quelques petits aménagements.

- *Concernant le pH,* même si la glaire est court-circuitée, les spermatozoïdes restent dans le liquide utérin et tubaire dont le pH reste influencé par le régime alimentaire.

- *Concernant le ciblage de l'ovulation :*
  - **Pour avoir un garçon,** c'est facile puisque l'insémination est programmée 36 à 40 heures après l'Ovitrelle, c'est-à-dire pile au moment de l'ovulation.
  - **Pour une fille,** c'est un peu plus compliqué car si l'on tient compte de la survie plus importante des spermatozoïdes X il serait logique de faire une insémination au moins deux jours avant l'ovulation. Ce qui est plus complexe puisque l'Ovitrelle a lieu 36 heures avant. Un bon gynécologue et un laboratoire bien organisé pourront vous aider pour cela.
- *Concernant la fécondation in vitro :* puisque la fécondation a lieu *in vitro,* en dehors du corps de la femme, son pH ne jouera pas sur la sélection des spermatozoïdes. De même, les spermatozoïdes sont directement mis à côté des ovocytes pour la fécondation, ils n'ont pas de trajet à effectuer et donc la sélection par la vitesse de déplacement ou la survie des spermatozoïdes n'est pas adaptée à la fécondation *in vitro.* La méthode *MyBuBelly* n'est donc pas adaptée à la FIV.

Peut-on faire la méthode après une fausse couche ?

À partir du moment où la durée du régime ne s'étend pas au-delà de 7 mois d'affilée, il est possible de faire la méthode après une fausse couche. Il n'y a aucune contre-indication en dehors de celle de prolonger un régime trop longtemps avec le risque de certaines carences, surtout pour le régime garçon. Après 7 mois d'affilée, il est recommandé de faire une pause de 3 mois, puis il est possible de reprendre.

Peut-on faire la méthode après avoir accouché et en cours d'allaitement ?

Lorsque l'on est en cours d'allaitement et au-delà de deux à trois tétées par jour, généralement l'ovulation n'est pas de bonne qualité et les chances de tomber enceinte sont réduites. Ce n'est donc pas la meilleure période pour démarrer un régime en vue d'une nouvelle grossesse. Il n'est pas conseillé de faire de régime trop strict pendant l'allaitement afin de ne pas transmettre de carence éventuelle au bébé.

Si les cycles sont redevenus réguliers il est déjà possible de faire un ciblage de l'ovulation. Tant que le bébé est en allaitement exclusif et sans diversification alimentaire, alors il est préférable de ne pas faire de régime trop strict. Tout dépend aussi de la durée prévue de l'allaitement. Il est possible d'anticiper et de commencer un éventuel régime 1 mois avant le sevrage et lorsque le bébé a déjà une alimentation diversifiée.

Rappel : il faut arrêter tout mode de contraception féminine dès le début de la méthode.

- *L'exemple du stérilet :* il y a deux types de stérilet, celui au cuivre et celui aux hormones. Le stérilet agit par une inflammation locale. On sait que l'inflammation sécrète plein de protéines et cela modifie le pH. Donc, si on veut faire un régime et avoir un pH dans un sens ou dans un autre, il ne faut pas avoir dans l'utérus un corps étranger qui va moduler ce pH. Le stérilet est à enlever dès le début de la méthode.
- *L'exemple de la pilule :* elle bloque l'ovulation. Il est important pendant cette période de régime durant laquelle la femme apprend à connaître son corps, qu'elle s'entraîne à reconnaître son ovulation. Si elle est sous pilule, ce sera bien sûr impossible. Il est conseillé d'arrêter dès le début de la méthode pour que le corps reprenne son fonctionnement après une longue période de blocage.

Et si on allait plus loin ? Le coaching en ligne MyBuBelly

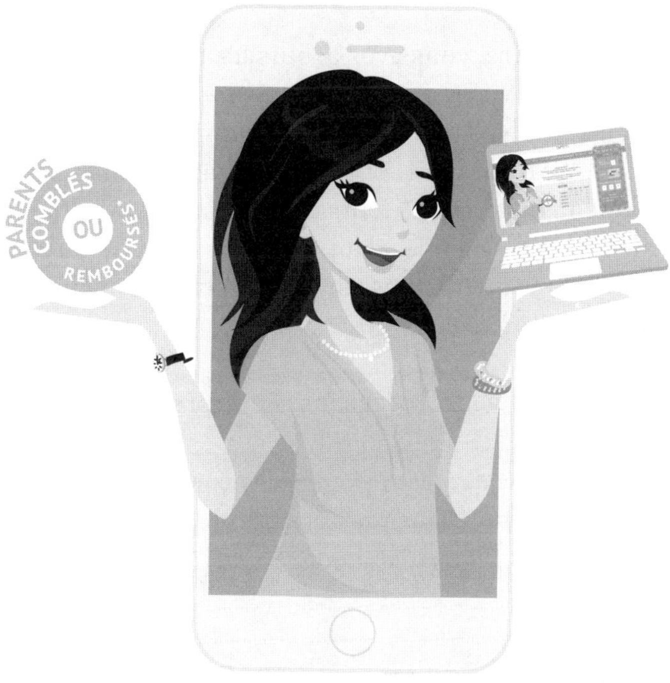

Notre souhait : faire un bout de chemin ensemble et se créer une expérience commune. Pour que vous ne soyez jamais seule dans cette aventure !

Comme je vous le disais en début de cette deuxième partie, la méthode *MyBuBelly* peut être perçue comme étant une méthode en 2 dimensions. **Vous avez entre les mains toute la technique nécessaire pour la suivre.** Que ce soit au niveau de l'alimentation ou du suivi du cycle. Nous avons aussi pris le soin de répondre aux questions essentielles que vous pouvez vous poser avant et pendant la méthode.

À ce stade du livre, vous avez acquis les bases pour préparer comme il le faut vos repas. Ainsi que tout le savoir nécessaire pour bien cibler vos dates de conception en fonction du sexe désiré de votre futur bébé. Et enfin, Raphaël Gruman a préparé spécialement pour vous 15 jours de programme diététique, soit pour avoir une petite fille, soit pour avoir un petit garçon, que vous retrouverez un peu plus loin dans le livre (et même 15 jours supplémentaires à télécharger).

Bref, vous pouvez vous lancer sans aucun problème.

> Mais la méthode *MyBuBelly* a été conçue pour aller bien plus loin encore. Nous avons élaboré un véritable coaching personnalisé de préconception.

LE COACHING PERSONNALISÉ *MYBUBELLY*

Pourquoi ?

La période de préconception est un moment très particulier de la vie. Et pas toujours simple à négocier. Comme je vous le disais en première partie du livre, la grande majorité des couples trouvent qu'ils manquent de structures d'accompagnement permettant d'avancer sur la bonne voie, de ne pas se tromper, de bien choisir son moment, d'être aidés sur le plan médical, physiologique ou psychologique. Et bien sûr, pour atteindre l'objectif qui est celui d'agrandir sa petite famille. Alors, lorsqu'il s'agit en plus de tout cela de choisir le sexe de son enfant, le besoin d'être guidé est d'autant plus important.

C'est ce que j'ai ressenti moi-même lorsque je me suis lancée dans l'aventure pour concevoir mon fils, puis ma fille. J'avais besoin de cette possibilité de poser des questions à des spécialistes sur des sujets qui m'inquiétaient.

- Comment adapter la méthode à mes habitudes alimentaires (j'ai des contraintes religieuses, mais cela pourrait être un régime végan par exemple) ?
- Comment respecter le programme pour avoir une fille tout en étant intolérante au lactose ?
- J'aime quand mon alimentation évolue souvent, j'ai toujours besoin de nouveautés.
- Comment bien apprendre le fonctionnement de mon cycle et à cerner mon ovulation, moi qui n'ai pas du tout l'habitude de cela ?
- Comment rester constante sur la durée, si la méthode dure plusieurs mois ?
- Comment gérer tel ou tel imprévu de la vie qui vient se glisser au beau milieu de la méthode ?
- J'ai peur de ne pas y arriver. J'ai besoin d'échanger avec quelqu'un régulièrement.
- J'ai peur d'y arriver car donner la vie est une aventure aussi belle qu'elle peut être inquiétante. Et là aussi, j'ai besoin d'en parler.

Même si votre mari, votre compagnon ou votre compagne est à vos côtés pour vous soutenir et vous aider à passer les bons comme les mauvais moments, la période de préconception est une étape de la vie pour laquelle il est important d'avoir avec soi une oreille attentive, neutre, qui ne vous juge pas et sait vous conseiller. C'est en ressentant tout cela que j'ai pensé à mettre en place le coaching personnalisé pour rendre la méthode *MyBuBelly* plus accessible à toutes, plus rassurante aussi. Cette oreille attentive, je l'ai nommée Ève, une guide virtuelle toujours disponible pour vous. Ainsi, non seulement vous ne serez jamais seule, mais en plus vous pourrez suivre VOTRE méthode. Celle qui sera forcément différente de celle suivie par quelqu'un d'autre.

Comment ?

> *MyBuBelly*, c'est aussi une méthode que l'on peut suivre en ligne. Sur une appli ou un site Web. Avec un suivi personnalisé grâce à Ève, votre coach.

L'idée était de créer la plateforme d'échanges la plus efficace possible. Un lieu numérique où vous pouvez évoluer dans votre méthode, suivre de près votre pH, votre cycle, votre programme diététique. L'ensemble évoluant au fil de vos besoins, de vos envies, des saisons ou des nouveautés culinaires. Tout cela en ayant la possibilité de poser autant de questions que cela est nécessaire. Des questions à Ève, à notre équipe de spécialistes (des nutritionnistes, médecins, gynécologues, psychologues). L'idée est que vous ne vous sentiez jamais seule. Comme moi je ne l'ai pas été lorsque j'ai suivi la méthode.

Et comme nous voulons que la communauté *MyBuBelly* se sente plus forte et plus solide, nous avons mis en place un forum de discussions pour que les futures mamans puissent s'échanger conseils et recettes personnelles.

QU'EST-CE QUE L'ON Y TROUVE ?

Le coaching en ligne *MyBuBelly* a été pensé pour que vous puissiez avoir tout sous la main.

Voici ce que vous recevrez chaque mois chez vous, dans une très belle box :

- *Des tests de pH et des tests d'ovulation* spécifiques à la méthode, qui permettent un suivi plus précis. Lorsque je dis spécifique à la méthode, je parle du niveau de la sensibilité qui n'est pas la même entre les différents tests de pH ou d'ovulation que vous trouvez dans le commerce. Sans parler de la fiabilité. Nous avons réglé la méthode avec ces tests-là.
- *Des compléments alimentaires* que nous avons élaborés avec un laboratoire français. Du calcium, du magnésium, du sodium, du potassium, de l'acide folique et plein de vitamines. Ces compléments viennent renforcer le programme diététique en orientant votre pH et en boostant votre fertilité. Ils n'ont aucun équivalent dans le commerce puisqu'ils ont été spécialement réglés pour compléter le régime. En plus, ils sont sans gluten, sans lactose, sans OGM, kasher et halal.

Ensuite, il y a votre espace personnel dans l'appli ou le site Web :

- *Un tableau de calcul et de suivi de votre moyenne pH,* avec de nombreux conseils pour le mesurer. Ce qui vous permet de maîtriser votre passage à la deuxième phase de la méthode : la conception (une fois le bon pH atteint).
- *Un tableau de suivi de votre cycle :* vous remplissez votre tableau de cycle chaque mois, vous obtiendrez automatiquement votre période de fécondité et votre jour d'ovulation. Ils apparaîtront toujours dans votre calendrier de cycle, ainsi que votre jour réel d'ovulation que vous noterez une fois celle-ci confirmée par le test. Le tout entouré de nombreux conseils pour suivre votre cycle.

- *Un tableau permettant de suivre au quotidien sa température* (pour cibler l'ovulation).
- *Un tableau de bord général,* permettant en un coup d'œil de vous situer dans votre méthode.
- *Vous aurez également accès au programme diététique complet :*
  - des centaines de recettes « fille » ou « garçon », des recettes par occasion (fêtes, événements, anniversaires...) ;
  - tous les conseils de notre nutritionniste et de notre agence culinaire pour suivre et renforcer votre régime ;
  - toutes les astuces pour renforcer la méthode avec des petits gestes au quotidien ;
  - le moteur de recherche pour trouver une recette en fonction de vos envies, de vos courses ;
  - le moteur de recherche des aliments autorisés, régulièrement remis à jour en fonction des études réalisées par notre équipe de nutritionnistes ; un espace spécialement étudié pour celles qui ont des contraintes ou habitudes alimentaires (végan, sans lactose, diabète, maux de ventre, kasher, halal...) ; et des nouveautés très régulièrement (pour grignoter par exemple) ;
- *Des plats de fêtes* qui se rajoutent en fonction des événements (Noël, Saint Valentin, fêtes religieuses...).
- *Des fiches conseils* en cas de douleurs de ventre, mycoses, fatigue, diabète, habitudes à prendre au fil des saisons, pour prendre du poids, pour perdre du poids...
- *La possibilité de demander à Ève de vous concocter tout spécialement un pla*t pour vous, pour une occasion particulière.
- *La possibilité de poser des questions* directement à Ève et à l'équipe.
- *L'accès au forum* de discussions.
- *Des notifications pour être tenue au courant* de toutes les nouveautés dans votre espace personnel, des recommandations...

- *La possibilité de recevoir tous les jours des SMS ou mails* pour vous rappeler de prendre vos compléments alimentaires, mesurer votre pH, votre ovulation, nos recommandations sur la conception...
- *Des vidéos et des modes d'emploi* pour que tout soit le plus facile possible pour vous.

Les membres de la communauté *MyBuBelly* viennent de partout en France, et même de partout dans le monde. Ils ont tous les profils, tous les âges, toutes les professions, toutes les cultures. Beaucoup suivent la méthode en famille, lorsque tout le monde à la maison se sent concerné, donne son avis, aide la future maman, prépare et partage les recettes. C'est souvent une jolie histoire à partager, comme je le fais avec vous, là. Certaines futures mamans ont même reçu la méthode en cadeau, de la part de leurs parents, de leur mari.

Voilà, vous savez tout ce qu'il faut savoir sur cette méthode que j'ai le bonheur de partager avec vous dans ce livre. Place à la pratique avec les menus de Raphaël Gruman.

Programme fille / Programme garçon

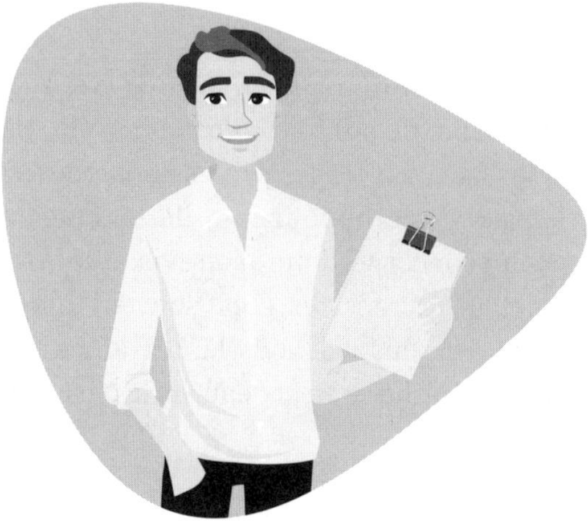

PROGRAMME FILLE

Voici, jour après jour, 2 semaines complètes de menus qui vous montrent comment appliquer tout ce que vous avez appris du programme diététique *MyBuBelly*.
Raphaël vous y a ajouté également des conseils bien-être.
2 semaines supplémentaires sont disponibles en téléchargement *(voir p. 337)*.
Et surtout, n'oubliez pas de suivre votre cycle comme nous vous l'avons expliqué dans la partie consacrée à cela dans le livre.
Attention, il ne faut pas concevoir votre bébé avant 2 mois ½ de régime au minimum.

Alors vous rêvez d'avoir une petite fille ?
Nous allons mettre toutes les chances de votre côté pour cela.

SEMAINE 1

LUNDI

Move your body ! Cardio

Pratiquez la course à pied pendant 30 minutes sur un terrain plat et non accidenté. N'allez pas trop vite, il est préférable que votre rythme cardiaque reste bas (environ 80 à 100 pulsations par minute).

Petit-déjeuner

- 1 grand bol de lait demi-écrémé ou entier
- 1 *bowl-cake aux flocons d'avoine et aux figues**

LA RECETTE : BOWL-CAKE AUX FLOCONS D'AVOINE ET AUX FIGUES

POUR 1 PERSONNE • PRÉPARATION : 5 MINUTES • CUISSON : 3 MINUTES

Ingrédients : 3 figues fraîches ; 100 g de fromage blanc ; 30 g de flocons d'avoine ; 1 œuf ; 2 c. à s. de sucre ; 1 pincée de cannelle selon le goût ; 1 c. à s. de lait ; 1 c. à c. de levure chimique.

1. Détaillez les figues en petits cubes.
2. Dans un bol, mélangez tous les ingrédients. Versez la levure en dernier.
3. Faites cuire le bol contenant la préparation pendant 2 minutes au four à micro-ondes, à 700-750 W. Ouvrez la porte du four pendant quelques secondes puis prolongez la cuisson de 1 minute.
4. Dégustez rapidement.

Déjeuner

- 200 g de carottes Vichy
- 200 g de riz cuit aux petits pois
- 1 verre de lait demi-écrémé ou entier
- 1 clémentine

CONSEIL POUR LE DÉJEUNER : OPTION TRAITEUR

Si vous êtes au bureau et que vous n'avez pas accès à une restauration d'entreprise, l'option traiteur doit être envisagée. Dans ce cas, je vous conseille de prendre un plat composé d'une viande ou d'un poisson avec un accompagnement de légumes et de féculents « autorisés ». Privilégiez les plats les plus bruts possibles afin de bien connaître les ingrédients utilisés pour ne pas consommer un aliment interdit. Un demi-poulet rôti avec un accompagnement de légumes « autorisés » et de riz conviendront très bien. En dessert, préférez un dessert lacté.

Collation

- 1 pot de fromage blanc
- 2 cuillères à soupe de coulis de framboises

Dîner

- 200 g de salade d'endives aux noix
- 100 g de filet de poulet grillé
- 1 tranche de pain sans sel
- 1 yaourt nature

Keep cool... Relaxation de la nuque

Votre journée a été longue, et vous êtes restée en position assise toute la journée ? Vous sentez des tensions dans votre nuque et c'est normal. Nous allons vous aider à détendre votre cou et vos épaules.

- Commencez par appliquer une bouillotte sur l'arrière du cou. Sa chaleur réconfortante vous aidera à vous détendre. Laissez-la en place pendant 5 minutes.
- Ensuite, le buste bien droit, exercez des petites pressions avec le bout des doigts et la paume de la main, en dessinant des mouvements circulaires sur votre nuque et le haut de vos

épaules. Pratiquez ces mouvements pendant 5 minutes ou, mieux encore, demandez à quelqu'un de le faire pour vous...

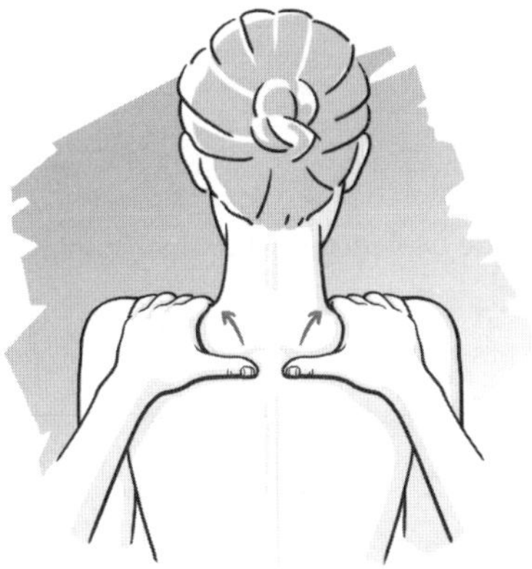

MARDI

Move your body ! Renforcement musculaire

Gainage du ventre : 5 minutes

- Munissez-vous d'une serviette ou d'un tapis de sol.
- Prenez appui sur le sol avec vos avant-bras et la pointe des pieds (plus vous les écarterez, plus l'exercice sera facile). Maintenez la position 30 secondes, reposez-vous 30 secondes puis répétez 3 fois de plus cet exercice.

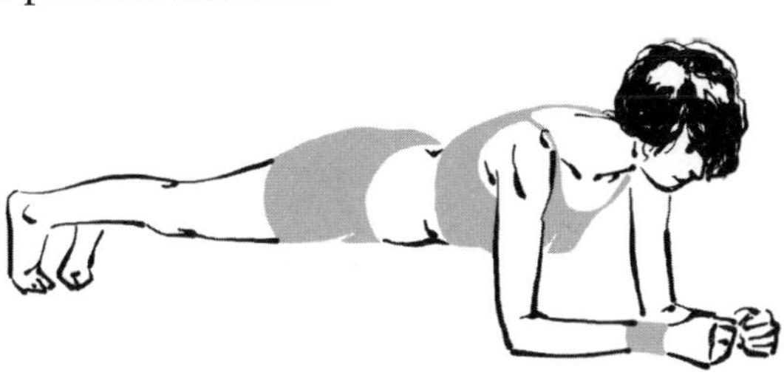

Petit-déjeuner

1 grand bol de lait demi-écrémé ou entier

1 poignée de *granola maison**

LA RECETTE : GRANOLA MAISON

POUR 2 PERSONNES • PRÉPARATION : 10 MINUTES • CUISSON : 30 MINUTES

Ingrédients : 200 g de flocons d'avoine ; 2 c. à s. d'huile d'olive ; 2 c. à s. de sirop d'érable.

1. Préchauffez le four à 160 °C (th. 5-6).
2. Disposez une feuille de papier cuisson sur la plaque à four.
3. Dans un saladier mélangez tous les ingrédients.
4. Étalez la préparation sur la plaque et faites cuire 30 minutes en mélangeant au bout de 15 minutes, puis encore une fois en fin de cuisson.
5. Laissez refroidir et versez le granola dans un bocal hermétique.

Déjeuner

- 120 g de steak de bœuf grillé
- 200 g de *haricots verts à la provençale**
- 200 g de coquillettes
- 1 verre de lait demi-écrémé ou entier
- 1 mandarine

LA RECETTE : HARICOTS VERTS À LA PROVENÇALE

POUR 2 PERSONNES • PRÉPARATION : 20 MINUTES • CUISSON : 15 MINUTES

Ingrédients : 100 g de courgette ; ½ petit poivron rouge ; 2 gousses d'ail ; 500 g de haricots verts surgelés ; 1 c. à s. d'herbes de Provence ; ¼ de c. à c. de curcuma ; ½ c. à s. d'huile d'olive ; poivre noir fraîchement moulu.

1. Lavez la courgette et le poivron. Détaillez les courgettes en rondelles et le poivron en fines en lanières. Pelez les gousses d'ail et écrasez-les.
2. Dans une sauteuse, chauffez l'huile à feu vif. Faites sauter les haricots encore surgelés pendant 5 minutes. Ajoutez les rondelles de courgettes, le poivron, l'ail, les herbes de Provence et le curcuma. Poivrez et mélangez. Laissez cuire

à couvert et à feu moyen pendant environ 10 minutes. Surveillez la cuisson et ajoutez un peu d'eau si besoin.

3. Rectifiez l'assaisonnement et servez chaud, froid ou tiède.

Collation

- 1 poignée d'amandes (environ 10)
- 1 milk-shake à la fraise

Dîner

- Salade de chou, pousses de soja, tofu (facultatif), mangue et basilic
- 1 pot de semoule au lait
- 2 petits-suisses avec coulis de framboises

Keep Cool… L'automassage

Rien de tel qu'un bon massage pour se détendre et évacuer les tensions après une journée stressante et fatigante… Et si personne n'est disponible pour prendre soin de vous, optez pour l'automassage !

- *Pour les mains :* appliquez sur vos mains une noisette de crème hydratante. Massez ensuite toute la longueur de la paume d'une main, de la lisière du poignet jusqu'à la base des doigts, avec le pouce de la main opposée. Pour finir, exercez des petites pressions sur le bout de chaque doigt. Procédez de la même manière pour l'autre main.
- *Pour les pieds :* appliquez une fine couche de crème hydratante sur un de vos pieds et malaxez-le énergiquement avec vos deux mains. Massez ensuite la plante du pied avec votre poing fermé. Puis remontez jusqu'aux orteils. Terminez en étirant légèrement vos orteils

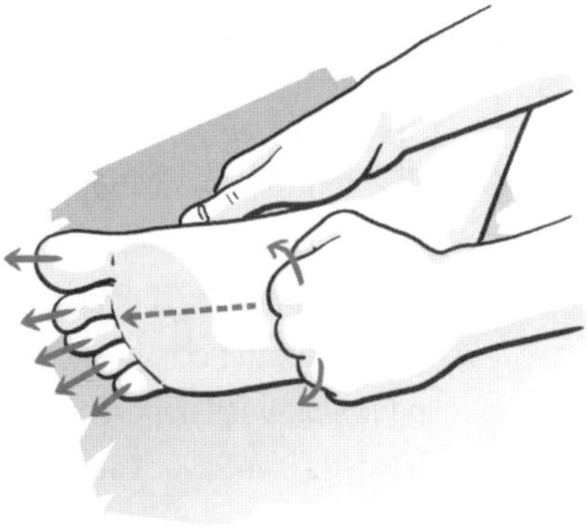

un à un et en exerçant sur chacun d'eux une petite pression. Procédez de la même manière avec l'autre pied.

MERCREDI

Move your body ! Cardio

Sur un vélo d'appartement ou en plein air, faites une sortie à vélo de 30 minutes. Choisissez un parcours légèrement vallonné pour enchaîner des montées et des descentes afin de faire varier votre rythme cardiaque. Si vous vous entraînez sur un vélo d'appartement, vous pouvez serrer la molette afin de durcir le pédalage.

Petit-déjeuner

- 1 grand bol de lait demi-écrémé ou entier
- 2 tranches de pain sans sel
- 10 g de beurre doux
- 1 cuillère à soupe de confiture de fraises

Déjeuner

- 300 g de spaghettis à la crème et aux épinards ou au cresson
- 1 fromage blanc au sucre roux

CONSEIL POUR LE DÉJEUNER : OPTION BOULANGERIE

Si vous êtes au bureau et que vous n'avez pas accès à une restauration d'entreprise, l'option boulangerie doit être envisagée. Dans ce cas, je vous conseille de prendre une salade composée. Choisissez-la avec une base de protéines comme du poulet. Pour l'assaisonnement, restez sur les vinaigrettes classiques. Laissez de côté le morceau de pain proposé pour limiter les apports en sel. Enfin, pour le dessert, optez pour le fromage blanc avec coulis de framboises.

Collation
- 1 milk-shake à la fraise
- 1 poignée de noix

Dîner
- 150 g de wok de thon
- 200 g de petits légumes sautés au wok : carottes, pois gourmands et pousses de soja
- 1 compote de rhubarbe

Keep Cool… Le bain relaxant
- Commencez par couper votre téléphone portable. Éteignez tous les appareils ménagers susceptibles de perturber ce moment de détente. Allumez une bougie parfumée et plongez-vous dans une lumière tamisée.
- Faites couler un bain chaud (38 °C environ).
- Préparez l'huile essentielle qui va rendre votre bain tout à fait relaxant. L'huile essentielle étant, comme son nom l'indique, une substance huileuse, elle a besoin d'être mélangée à une base qui améliorera sa diffusion dans l'eau, faute de quoi les gouttes resteront éparpillées à la surface du bain. Plusieurs produits peuvent faire l'affaire : 1 cuillère à soupe de bicarbonate ou de gros sel marin, 1 jaune d'œuf, 1 tasse de lait écrémé en poudre… Ma préférée reste la plus simple : un bouchon de base lavante pour le bain, dans laquelle vous versez 8 gouttes d'huile essentielle de bergamote. Mélangez bien puis versez sous les robinets ouverts.
- Plongez-vous dans l'eau et fermez les yeux.
- Restez-y au moins 15 minutes pour en ressentir les effets bénéfiques.
- Sortez du bain sans vous rincer. Enveloppez-vous dans un peignoir ou une grande serviette éponge afin de sécher sans avoir besoin de frotter. Les principes actifs relaxants contenus dans l'huile essentielle de bergamote continueront ainsi de pénétrer dans votre corps pendant les minutes qui suivent.

JEUDI

Move your body ! Renforcement musculaire

Gainage des cuisses : 5 minutes

- Placez-vous debout, le dos et les jambes collés contre un mur. Tenez-vous bien droit.
- Avancez vos pieds d'une cinquantaine de centimètres puis descendez lentement en flexion en gardant le dos collé au mur. Continuez jusqu'à ce que vos cuisses soient horizontales, parallèles au sol.
- Maintenez la position 30 secondes, puis remontez et respirez profondément pendant 2 minutes avant de recommencer.
- Répétez le mouvement complet 3 fois.

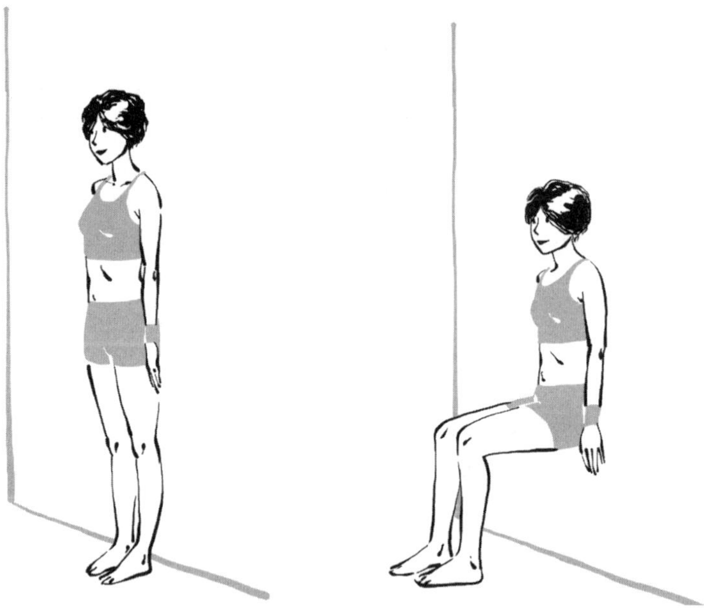

Petit-déjeuner

1 grand bol de lait demi-écrémé ou entier

Bowl-cake aux flocons d'avoine et aux mûres

Déjeuner

- 150 g de filet de merlan en papillote et ses légumes (carottes, brocolis, oignons)
- 200 g de riz cuit
- 150 g d'ananas frais

CONSEIL POUR LE DÉJEUNER :
OPTION RESTAURANT D'ENTREPRISE

C'est l'idéal pour avoir un repas, complet et bien équilibré. Si vous avez bon appétit, dirigez-vous vers le salad-bar pour débuter votre repas par une entrée de crudités (« autorisées » bien sûr). En plat, choisissez celui qui ne contient pas de sauce, en préférant les grillades de viande ou de poisson avec un accompagnement de légumes « autorisés ». En dessert, vous pouvez choisir un laitage nature ou un fruit, ou les deux si vous avez encore faim.

Collation

- 1 yaourt à la cannelle
- 1 poignée de noix

Dîner

- 200 g de concombre au fromage blanc et citron
- 200 g de taboulé parfumé *(voir recette p. 334)*
- 1 mandarine

Keep Cool... Inspirez, expirez

- Isolez-vous dans une pièce au calme et dans l'obscurité.
- Allongez-vous sur le dos, sur votre lit ou votre canapé, de manière confortable. Détendez vos jambes et vos bras puis fermez les yeux.

- Concentrez-vous sur votre respiration et posez vos mains sur votre ventre afin de sentir lorsqu'il se gonfle et se vide.
- Commencez par vider entièrement les poumons en expirant par la bouche. Vous sentez votre ventre qui se creuse. Tenez 3 secondes avec les poumons vides.
- Ensuite, inspirez doucement par le nez en gonflant le ventre jusqu'à ce que vos poumons s'emplissent d'air. Tenez la position 3 secondes et expirez par la bouche.
- Répétez ces inspirations et expirations pendant au moins 10 minutes.

VENDREDI

Move your body ! Renforcement musculaire

Musculation des triceps : 5 minutes

- Asseyez-vous sur le bord d'un fauteuil ou d'une chaise, puis posez vos mains de part et d'autre des fesses.
- En resserrant vos omoplates, décollez les fesses du fauteuil et descendez en fléchissant vos coudes au maximum de vos possibilités.
- Remontez en expirant.
- Faites 4 séries de 12 flexions.

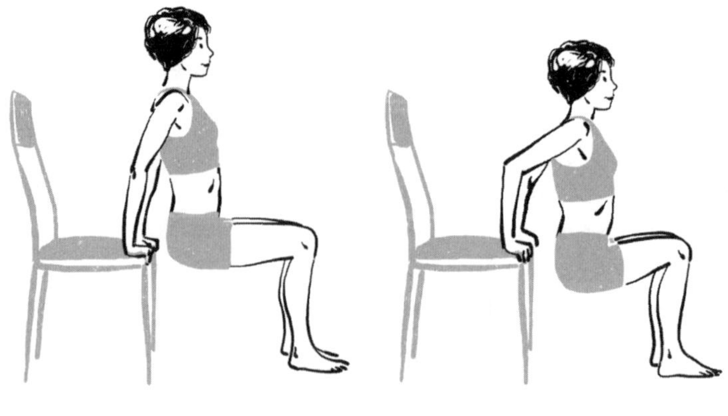

Petit-déjeuner

- 1 grand bol de lait demi-écrémé ou entier
- 2 tranches de pain sans sel
- Beurre doux
- Confiture de fraises
- ½ pamplemousse rose

Déjeuner

- 200 g de *poulet au curry et aux épinards**
- 200 g de coquillettes (cuites)
- 1 fromage blanc

LA RECETTE : POULET AU CURRY ET AUX ÉPINARDS

POUR 2 PERSONNES • PRÉPARATION : 15 MINUTES • CUISSON : 25 MINUTES

Ingrédients : 1 oignon ; 200 g de blanc de poulet ; ½ c. à s. de curry en poudre ; 200 g d'épinards décongelés et égouttés ; 1 c. à c. d'huile d'olive ; poivre du moulin.

1. Préchauffez le four à 180 °C (th. 6).
2. Pelez et émincez l'oignon. Coupez le poulet en gros dés.
3. Dans une poêle, faites revenir l'oignon dans l'huile pendant 2 minutes. Ajoutez les dés de poulet et faites-les dorer pendant 3 minutes.
4. Poivrez, incorporez le curry en poudre tout en mélangeant. Baissez le feu et poursuivez la cuisson pendant 15 minutes à feu doux.
5. Ajoutez les épinards 4 minutes avant la fin de la cuisson.

Collation

- 1 tasse de fruits rouges (framboises, groseilles, mûres, myrtilles)
- 1 yaourt nature

Dîner

- Omelette aux herbes (2 œufs)
- 200 g de choux de Bruxelles
- 1 faisselle au miel

Keep Cool... L'allégement des jambes

- Allongez-vous sur le sol, les fesses à ras d'un mur de manière à pouvoir étendre vos jambes à la verticale contre la cloison.
- Plaquez vos fesses sur le sol, et gardez vos talons en appui sur le mur.
- Fermez les yeux et restez dans cette position une dizaine de minutes.
- Ensuite, dans votre douche ou votre baignoire, pratiquez la « douche écossaise » sur vos jambes avec votre douchette à main, en partant des chevilles et en remontant jusqu'en haut des cuisses. Alternez 2 minutes d'eau chaude et 2 minutes d'eau froide.
- Enfin, avec une crème hydratante massez-vous la plante des pieds *(voir p. 342)* afin d'activer la circulation sanguine.

SAMEDI

Move your body ! Cardio

Course fractionnée : 15 minutes

Vous allez alterner des phases de course rapide et des phases plus lentes.

- Commencez par courir à allure moyenne pendant 5 minutes pour augmenter progressivement mais légèrement votre fréquence cardiaque.
- Puis, pendant 3 minutes, accélérez en courant au moins 2 fois plus vite. Tenez le rythme pendant ces 3 minutes, puis relâchez votre effort en ralentissant votre rythme de moitié pendant 2 minutes.

- Reprenez ensuite votre course plus rapide pendant 3 minutes avant de faire redescendre votre rythme cardiaque en marchant pendant les 2 dernières minutes.

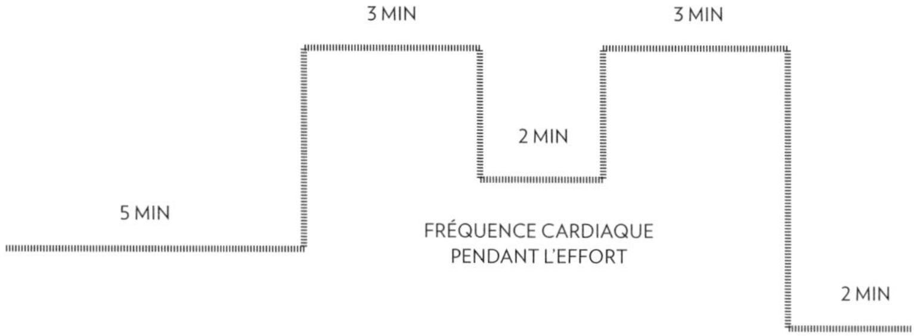

Petit-déjeuner
- 2 pancakes
- 1 fromage blanc
- Sirop d'érable
- ½ pamplemousse rose

Déjeuner
- 200 g de haricots verts au beurre et à l'ail
- 120 g de (palets de) polenta à l'origan
- 150 g de salade de fruits (« autorisés ») de saison
- 2 petits-suisses nature

Collation
- 1 yaourt nature
- 1 poignée d'amandes

Dîner
- 100 g de carpaccio de saumon frais mariné
- 50 g de salade verte, vinaigrette
- 1 grand bol de lait demi-écrémé ou entier

Keep Cool... Les étirements

Il est important de vous détendre et de relâcher les tensions pendant et après votre journée de travail, surtout si vous exercez une activité sédentaire et que vous passez de longues heures en position assise derrière un bureau. À la fin de la journée, les muscles du dos et des épaules se retrouvent bloqués. Il faut donc les étirer régulièrement.

- Mettez-vous debout, les jambes jointes.
- Entrecroisez vos doigts, puis retournez vos mains paumes vers le ciel. En inspirant, levez-les le plus haut possible. Votre corps s'étire dans sa verticalité comme pour se grandir.

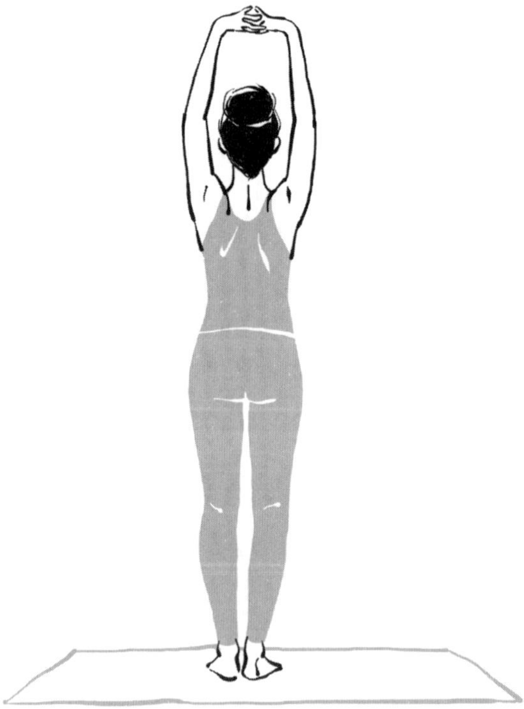

- Puis dans une longue expiration, penchez votre buste vers l'avant et descendez votre tête le plus près possible du sol en enroulant votre dos.

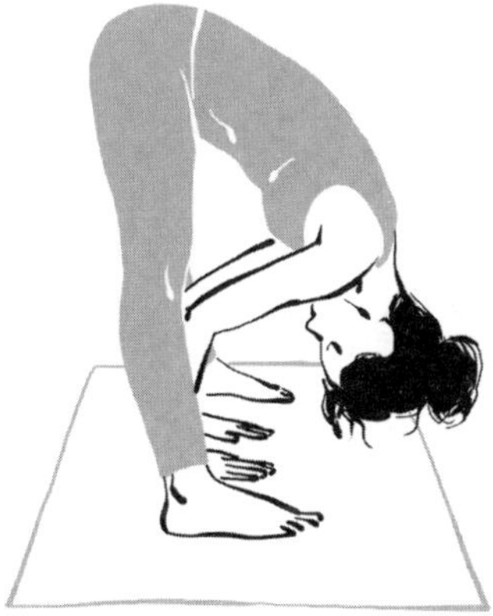

- Répétez le mouvement plusieurs fois de suite.

DIMANCHE

Move your body ! Cardio

Marche en randonnée : 1 heure

C'est dimanche ! Prenez du temps pour vous et profitez-en pour aller marcher seule ou avec les enfants. Marchez d'un bon pas pendant au moins 1 heure dans un endroit agréable et si possible à distance de la circulation pour pouvoir bien respirer. Si vous le souhaitez, vous pouvez également vous équiper de bâtons de marche pour réaliser de la marche nordique en faisant travailler le haut du corps.

Petit-déjeuner

- 1 grand bol de lait demi-écrémé ou entier
- 1 poignée de flocons d'avoine
- 1 poignée de noix
- 150 g de salade de fruits « autorisés » de saison

Déjeuner

- 120 g de côte de porc ou d'agneau grillée
- 150 g de brocolis à la vapeur
- 150 g de quinoa
- 1 yaourt à la cannelle

Collation

- 1 yaourt nature
- 1 mandarine

Dîner

- Grande salade composée à la semoule : 100 g de semoule cuite, 100 g de concombre, 40 g de roquette, le zeste de 1 citron jaune non traité, 1 poignée de cranberries séchées, 1 cuillère à soupe de coriandre ou de menthe émincée.
- Assaisonnement : jus de citron, huile de noix
- 1 fromage blanc, coulis de framboises

Keep Cool... Soirée détente

Ce soir faites un break et reposez-vous. Éteignez les écrans (télévision, ordinateur, console de jeux...), installez-vous dans votre canapé ou votre lit, prenez un bon bouquin et lisez. Dès que vous sentez monter la fatigue, éteignez la lumière. Ce sera votre soirée récupération de la semaine.

SEMAINE 2

LUNDI

Move your body ! Cardio

Aujourd'hui c'est montée d'escalier ! Pendant 15 minutes, montez et descendez les escaliers. Accélérez pendant la montée et reprenez votre souffle dans la descente. Gérez votre effort pour pouvoir tenir 15 minutes sans pause !

Petit-déjeuner

- 1 grand bol de lait demi-écrémé ou entier
- 2 tranches de pain sans sel
- Beurre doux
- Confiture de fraises

Déjeuner

- 300 g de risotto safrané aux petits pois
- 2 petits-suisses au miel

CONSEIL POUR LE DÉJEUNER : OPTION BRASSERIE

Déjeuner dans une brasserie n'est pas un problème en soi. Il est tout à fait possible de suivre le programme en choisissant les bons plats. Il est toujours plus simple de prendre une entrée et un plat qu'un plat et un dessert. En entrée, vous avez le choix : tartare de saumon, carpaccio de bœuf, salade de crudités « autorisées »... Pour le plat, préférez les grillades de viande ou de poisson sans sauce, en choisissant comme accompagnement des légumes « autorisés », aussi peu cuisinés que possible. En fin de repas, n'hésitez pas à prendre un café (mais pas gourmand) pour clore le déjeuner.

Collation

Mousse à la framboise

LA RECETTE : MOUSSE À LA FRAMBOISE*

POUR 4 PERSONNES • PRÉPARATION : 20 MINUTES • CUISSON : 3 MINUTES • REPOS : 4 H 30

Ingrédients : 3 feuilles de gélatine, 150 g de crème semi-épaisse, 500 g de framboises surgelées, 90 g de sucre, 2 blancs d'œufs.

1. Plongez les feuilles de gélatine dans un bol d'eau froide. Versez la crème dans un saladier et réservez au frais avec un fouet.
2. Mixez les framboises. Versez-les dans une casserole et ajoutez le sucre. Portez le coulis à la limite de l'ébullition. Hors du feu, ajoutez les feuilles de gélatine essorées et mélangez jusqu'à dissolution complète. Laissez le mélange refroidir à température ambiante.
3. Quand la crème est bien froide, fouettez-la énergiquement puis réservez-la au frais. Battez les blancs d'œufs en neige. Mélangez la purée de framboises et la crème puis incorporez délicatement les blancs en neige. Versez la mousse dans des coupes individuelles et réservez au frais pendant au moins 4 h 30.

➔ *Suggestion MyBuBelly :* ajoutez un jaune d'œuf dans le coulis refroidi.

Dîner

- Grande salade composée : 80 g de concombre, 50 g de laitue, 100 g de dés de poulet grillé, 50 g de radis noir
- Mayonnaise légère au yaourt
- 1 fromage blanc à la vanille

* Recette de S'Cuiz in.

Keep cool... Relaxation des épaules

Vous ressentez peut-être des tensions dans vos épaules liées au stress ou à une mauvaise position durant la journée.

- Pour relâcher les muscles des épaules, mettez-vous en position debout, le corps droit, les jambes dans l'alignement des hanches. Penchez-vous en faisant le dos rond et en gardant les jambes tendues. Laissez pendre les bras vers l'avant et secouez les épaules doucement. Faites ce mouvement pendant 2 petites minutes, puis redressez-vous tout en douceur.

MARDI

Move your body ! Renforcement musculaire

Des abdos en béton

- Allongée sur le dos, approchez vos genoux de votre ventre afin de former un angle droit.
- Placez vos mains sur vos tempes et non derrière la nuque (pour éviter de tirer sur vos cervicales), décollez les épaules du sol et réalisez de petits mouvements de flexion en relevant votre buste vers vos genoux.
- Faites 3 séries de 20 mouvements.

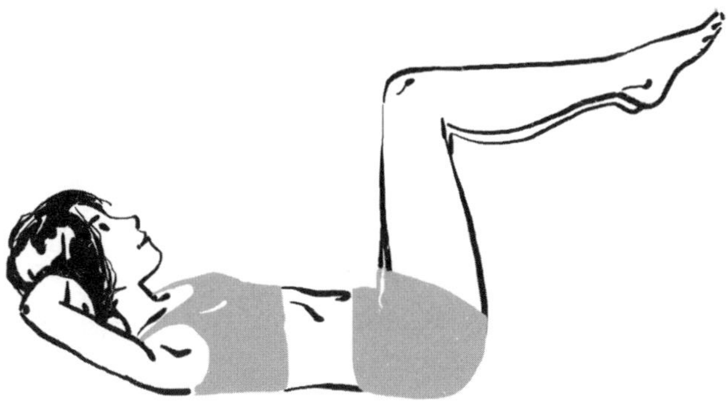

Petit-déjeuner
- 1 grand bol de lait demi-écrémé ou entier
- 1 poignée de flocons d'avoine
- 1 poignée de noix
- 150 g de fruits en morceaux (fraises, ananas et clémentine)

Déjeuner
- 150 g de pavé de cabillaud rôti au four
- 200 g de purée de petits pois
- 150 g de papaye, sucre blond et zeste de citron vert non traité ou ½ mangue

Collation
- 1 yaourt avec coulis de fruits rouges
- 1 clémentine

Dîner
- 300 g de *quinoa gourmand**
- 1 faisselle nature

LA RECETTE : QUINOA GOURMAND

POUR 4 PERSONNES • PRÉPARATION : 15 MINUTES • CUISSON : 20 MINUTES

Ingrédients : ½ petit poivron rouge ; 2 carottes ; 1 gros oignon ; 2 gousses d'ail ; 250 g de quinoa ; 1 cube de bouillon de légumes sans sel ; 1 c. à s. de vinaigre balsamique ; 2 c. à s. de persil ciselé ; 2 c. à s. d'huile de tournesol ; 3 à 4 tours de moulin à poivre.

1. Coupez et épépinez le poivron. Détaillez-le en petits morceaux. Épluchez et coupez les carottes en petits dés. Pelez et émincez l'oignon et l'ail.
2. Dans une poêle, faites revenir l'oignon et le quinoa avec 1 c. à s. d'huile.

3. Faites fondre le cube de bouillon dans un grand verre d'eau et versez-le dans la poêle. Ajoutez de l'eau froide pour recouvrir le quinoa et laissez cuire à couvert pendant 10 minutes.
4. Pendant ce temps, dans une seconde poêle, faites dorer le poivron et les carottes avec le reste d'huile pendant quelques minutes. Ajoutez l'ail émincé et le poivre en fin de cuisson.
5. Versez la préparation aux légumes dans le quinoa cuit et déglacez la seconde poêle avec le vinaigre balsamique. Versez ce jus sur le quinoa et mélangez délicatement en incorporant le persil ciselé.

Keep Cool... La relaxation au travail ou dans la voiture

Vous allez évacuer la fatigue de la semaine par un petit étirement simple et efficace. Profitez de quelques minutes de pause au bureau, de repos devant la télé ou d'attente dans un embouteillage pour effectuer cet exercice.

- Le buste bien droit, relâchez la nuque et laissez doucement tomber la tête en avant. Maintenez cette position et, du bout des doigts (utilisez les deux mains), massez de la base de la nuque vers le cuir chevelu. Faites cet exercice pendant 2 à 3 minutes.
- Vous pouvez également vous préparer un bain relaxant avec 5 gouttes d'huile essentielle d'eucalyptus citronné et 5 gouttes d'huile essentielle de gaulthérie couchée mélangées dans 1 cuillère à soupe de base pour bain. L'eucalyptus citronné renferme des substances aux vertus anti-inflammatoires et antalgiques. La gaulthérie est antispasmodique, anti-inflammatoire et relaxante.

MERCREDI

Move your body ! Cardio

Sur un vélo d'appartement ou en plein air, faites une sortie à vélo de 30 minutes. Choisissez un parcours légèrement vallonné pour enchaîner des montées et des descentes afin de faire varier votre rythme cardiaque. Si vous vous entraînez sur un vélo d'appartement, vous pouvez serrer la molette afin de durcir le pédalage.

Petit-déjeuner

- 1 grand bol de lait demi-écrémé ou entier
- 1 œuf brouillé à la ciboulette
- 2 tranches de pain sans sel
- 1 yaourt à la vanille

Déjeuner

- 300 g de penne au saumon
- 1 compote de rhubarbe

Collation

- 1 poignée d'amandes
- 2 petits-suisses

Dîner

- 300 g de chou chinois et de courge butternut sautés
- 1 fromage blanc à la cannelle

Keep Cool... La musicothérapie

Envie de vous détendre et d'évacuer le stress de la journée ? Installez-vous dans un endroit calme, loin de tout bruit ! Écoutez des sons naturels (bruits de l'eau, ressac des vagues, chants des oiseaux...) ou musique relaxante de votre choix. Fermez les yeux et imaginez-vous dans l'endroit de vos rêves pendant au moins une demi-heure.

JEUDI

Move your body ! Renforcement musculaire

Gainage du ventre : 5 minutes

- Munissez-vous d'une serviette ou d'un tapis de sol.
- Prenez appui sur le sol avec vos avant-bras et la pointe des pieds (plus vous les écarterez, plus l'exercice sera facile). Maintenez la position 30 secondes, reposez-vous 30 secondes puis répétez 3 fois de plus cet exercice.

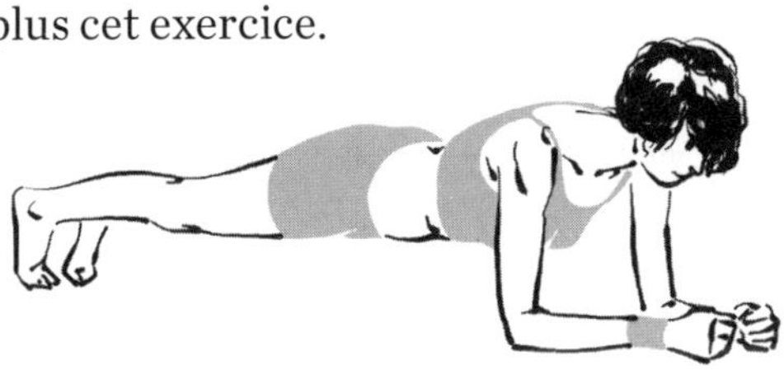

Petit-déjeuner

- 1 grand bol de lait demi-écrémé ou entier
- 1 fromage blanc
- 1 poignée de flocons d'avoine
- 100 g de framboises

Déjeuner

- 150 g d'aiguillettes de poulet au miel
- 200 g de pousses de soja
- 1 tranche d'ananas

Collation

- 1 verre de lait demi-écrémé avec 1 c. à c. de grenadine
- 1 poignée d'amandes

Dîner

- 200 g de *curry d'aubergines**
- 200 g de riz basmati
- 1 fromage blanc à la vanille

LA RECETTE : CURRY D'AUBERGINES

POUR 2 PERSONNES • PRÉPARATION : 20 MINUTES • CUISSON : 30 MINUTES

Ingrédients : 2 aubergines ; 1 oignon ; 1 c. à s. de curry en poudre ; 200 g d'épinards frais lavés ; 3 c. à c. d'huile d'olive ; 200 ml de crème liquide ; 1 c. à s. de coriandre hachée ; yaourt nature.

1. Préchauffez le four à 180 °C (th. 6). Lavez les aubergines et détaillez-les en cubes. Déposez-les sur une plaque allant au four et arrosez-les avec 2 c. à s. d'huile. Enfournez pour environ 12 minutes de cuisson.
2. Dans une sauteuse, faites revenir l'oignon ciselé dans le reste d'huile pendant 3 à 4 minutes. Ajoutez le curry et poursuivez la cuisson à feu moyen pendant 2 à 3 minutes.
3. Ajoutez les épinards, les aubergines et mélangez. Versez la crème et faites cuire à feu doux et à couvert pendant environ 10 minutes ou jusqu'à épaississement.
4. Parsemez de coriandre et servez avec du yaourt (pour adoucir le curry).

Keep Cool... Exercice de respiration

- Pour vous relaxer, asseyez-vous confortablement. Rentrez légèrement le menton de façon à redresser la colonne vertébrale. Votre dos doit être bien droit, la colonne étirée.
- Sur l'inspiration, haussez les épaules puis, comme si vous aviez des poussières dans les narines, soufflez énergiquement par le nez pour les chasser (la bouche est fermée). Relâchez les épaules sur chaque expiration. Votre respiration doit être énergique et assez rapide. Répétez l'exercice 7 à 10 fois.
- Pour terminer, prenez une inspiration lente et profonde, bloquez l'air 2 secondes dans vos poumons puis expirez lentement et profondément.

VENDREDI

Move your body ! Renforcement musculaire

Musculation des fesses : 5 minutes

- Mettez-vous à quatre pattes sur le sol, puis prenez appui sur vos avant-bras.
- Inspirez, puis expirez en tendant la jambe droite vers l'arrière. Revenez à la position de départ en inspirant.
- Recommencez 25 fois.
- Procédez de la même manière avec l'autre jambe.

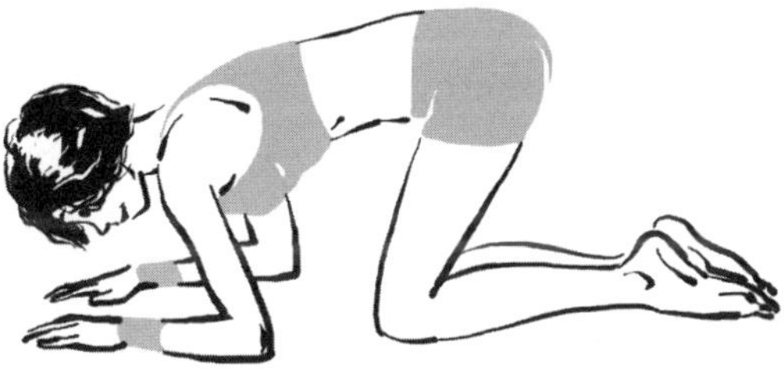

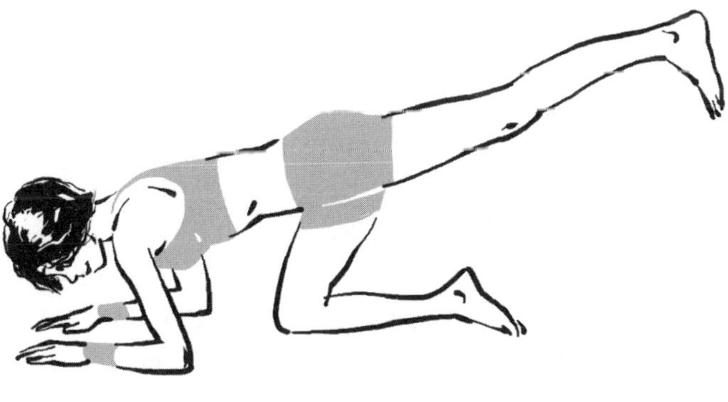

Petit-déjeuner

- 1 grand bol de lait demi-écrémé ou entier
- 2 tranches de pain sans sel
- 10 g de beurre doux
- 1 cuillère à soupe de miel
- 1 tranche d'ananas

Déjeuner

- 200 g de quinoa aux petits légumes (carottes, céleri-rave, panais)
- 1 yaourt à la mûre

Collation

- 1 poignée d'amandes
- 1 mandarine ou 1 clémentine

Dîner

- 1 petite dorade grillée
- 200 g de fondue de poireaux
- 1 yaourt au lait de chèvre

Keep cool... Relaxation des épaules

Vous ressentez peut-être des tensions dans vos épaules liées au stress ou à une mauvaise position durant la journée.

- Pour relâcher les muscles des épaules, mettez-vous en position debout, le corps droit, les jambes dans l'alignement des hanches.
- Penchez-vous en faisant le dos rond et en gardant les jambes tendues. Laissez pendre les bras vers l'avant et secouez les épaules doucement. Faites ce mouvement pendant 2 petites minutes, puis redressez-vous tout en douceur.

SAMEDI

Move your body ! Cardio

Course fractionnée : 30 minutes

Vous allez alterner des phases de course rapide et des phases plus lentes.

- Commencez par courir à allure moyenne pendant 10 minutes pour augmenter progressivement mais légèrement votre fréquence cardiaque.
- Puis, pendant 10 minutes, vous alternez des courses rapides et des courses de récupération toutes les minutes.
- Reprenez ensuite votre course à une allure normale pendant 8 minutes avant de faire redescendre votre rythme cardiaque en marchant pendant les 2 dernières minutes.

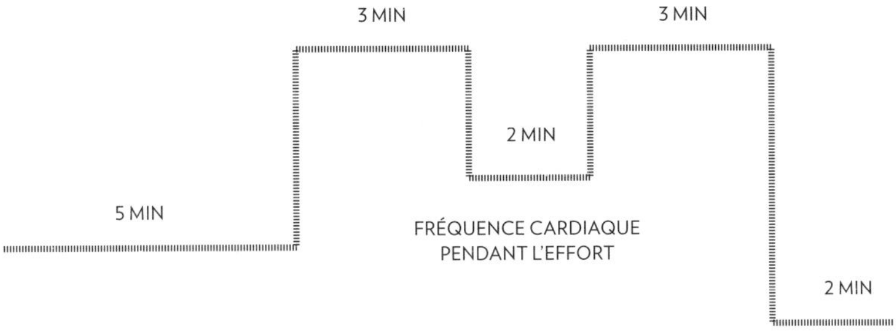

Petit-déjeuner

- 1 fromage blanc nature
- 1 bowl-cake aux flocons d'avoine et aux figues *(voir recette p. 307)*
- 1 poignée d'amandes

Déjeuner

- 120 g de boulettes de bœuf au basilic
- 150 g d'aubergines grillées
- 150 g de semoule aux épices
- 1 yaourt nature

Collation

- 1 yaourt aux framboises
- 1 tranche d'ananas

Dîner

- 150 g de pavé de saumon grillé
- 200 g de *taboulé parfumé**
- 2 petits-suisses à la cannelle

LA RECETTE : TABOULÉ PARFUMÉ

POUR 2 PERSONNES • PRÉPARATION : 25 MINUTES • REPOS : 2 HEURES MINIMUM

Ingrédients : 80 g de boulgour ; 50 g de roquette ; 1 échalote ; 3 brins de basilic ; 2 brins de menthe ; 2 c. à c. de zeste râpé de 1 citron non traité ; 2 c. à s. d'huile d'olive ; poivre ou piment d'Espelette.

1. Dans un saladier, versez le boulgour et recouvrez-le d'eau froide, laissez reposer une demi-heure pour qu'il gonfle.
2. Pendant ce temps, pelez et hachez finement l'échalote. Lavez et ciselez les pousses de roquette, les feuilles de basilic et de menthe.
3. Égouttez le boulgour et versez-le dans le saladier avec tous les légumes. Ajoutez le zeste de citron, 2 c. à s. d'eau calcique et l'huile d'olive, poivrez puis mélangez.
4. Couvrez d'un film alimentaire et laisser reposer le plat au frais pendant au moins 1 h 30.
5. Rectifiez l'assaisonnement juste avant de servir.

Keep Cool… Les étirements

Il est important de vous détendre et de relâcher les tensions pendant et après votre journée de travail, surtout si vous exercez une activité sédentaire et que vous passez de longues heures en position assise derrière un bureau. À la fin de la journée, les muscles du dos et des épaules se retrouvent bloqués. Il faut donc les étirer régulièrement.

- Mettez-vous debout, les jambes jointes.
- Entrecroisez vos doigts, puis retournez vos mains paumes vers le ciel. En inspirant, levez-les le plus haut possible. Votre corps s'étire dans sa verticalité comme pour se grandir.

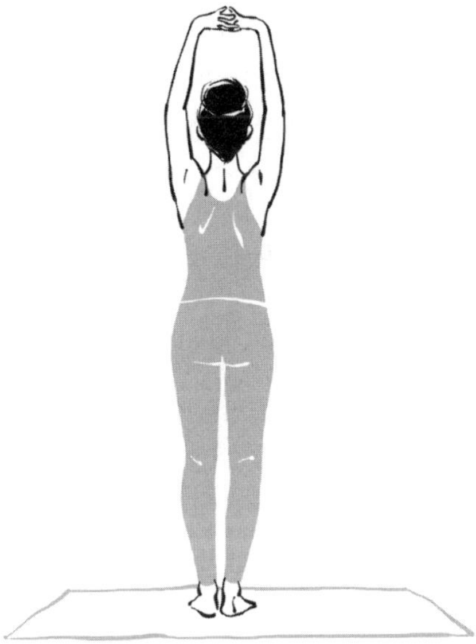

- Puis dans une longue expiration, penchez votre buste vers l'avant et descendez votre tête le plus près possible du sol en enroulant votre dos.

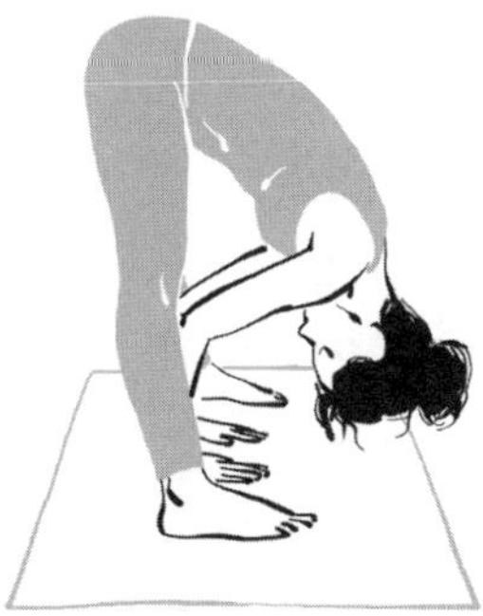

- Répétez le mouvement plusieurs fois de suite.

DIMANCHE

Move your body ! Cardio

Faites une sortie à vélo de 1 heure (ou plus) à une cadence légère. L'important est de maintenir l'activité le plus longtemps possible à un rythme cardiaque bas. Choisissez un parcours légèrement vallonné pour enchaîner des montées et des descentes afin de faire varier votre rythme cardiaque.

Petit-déjeuner

- 1 grand bol de lait demi-écrémé ou entier
- 1 œuf au plat
- 2 tranches de pain complet ou aux céréales
- 4 figues (fraîches ou surgelées)

Déjeuner

- 1 velouté de cresson
- 100 g de sardines grillées
- 150 g de riz
- 1 fromage blanc nature

Collation

- 1 petit bol de fruits rouges (groseilles, mûres, framboises, myrtilles)
- 1 poignée d'amandes

Dîner

- 1 soupe à l'oignon
- 1 grande tranche de pain sans sel, à l'ail, grillée
- 50 g de roquette
- 1 yaourt au miel

Keep Cool... Soirée détente

Ce soir faites un break et reposez-vous. Éteignez les écrans (télévision, ordinateur, console de jeux...), installez-vous dans votre canapé ou votre lit, prenez un bon bouquin et lisez. Dès que vous sentez monter la fatigue, éteignez la lumière. Ce sera votre soirée récupération de la semaine.

15 jours de régime en + ?

Flashez ici

http://blog.editionsleduc.com/avoirungarcon-avoirunefille.html

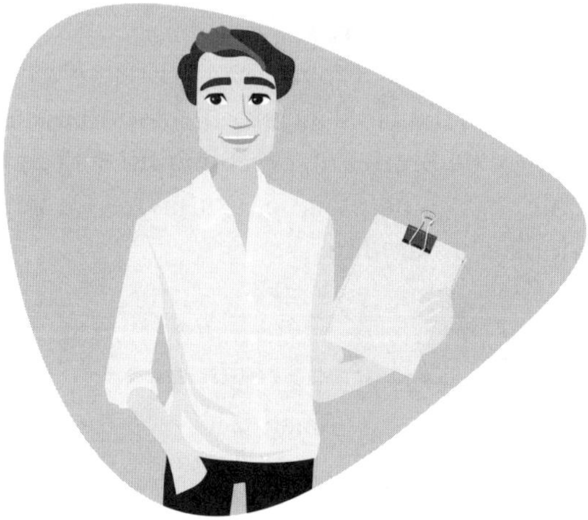

PROGRAMME GARÇON

Voici, jour après jour, 2 semaines complètes de menus qui vous montrent comment appliquer tout ce que vous avez appris du programme diététique *MyBuBelly*.
Raphaël vous y a ajouté également des conseils bien-être.
2 semaines supplémentaires sont disponibles en téléchargement *(voir p. 371)*.
Et surtout, n'oubliez pas de suivre votre cycle comme nous vous l'avons expliqué dans la partie consacrée à cela dans le livre.
Attention, il ne faut pas concevoir votre bébé avant 2 mois ½ de régime au minimum.

Alors vous rêvez d'avoir un petit garçon ?
Nous allons mettre toutes les chances
de votre côté pour cela.

SEMAINE 1

LUNDI

Move your body ! Cardio

Pratiquez la course à pied pendant 30 minutes sur un terrain plat et non accidenté. N'allez pas trop vite, il est préférable que votre rythme cardiaque reste bas (environ 80 à 100 pulsations par minute).

Petit-déjeuner

- 1 grand verre de jus de fruits 100 % pur jus
- 1 poignée de pétales de maïs (corn-flakes)
- 1 cuillère à soupe de miel ou de sirop d'agave
- 1 poire

Déjeuner

- 2 tomates farcies
- 1 grand verre de jus de fruits 100 % pur jus
- 1 pomme

CONSEIL POUR LE DÉJEUNER OPTION TRAITEUR

Si vous êtes au bureau et que vous n'avez pas accès à une restauration d'entreprise, l'option traiteur doit être envisagée. Dans ce cas, je vous conseille de prendre un plat composé d'une viande ou d'un poisson avec un accompagnement de légumes et de féculents. Privilégiez les plats les plus bruts possibles afin de bien connaître les ingrédients utilisés pour ne pas consommer un aliment « interdit ». Un demi-poulet rôti avec un accompagnement de légumes « autorisés » et de pommes de terre conviendra très bien. En dessert, préférez un dessert aux fruits « autorisés ».

Collation

- 1 grand verre de jus de fruits 100 % pur jus
- 1 compote de pomme

Dîner

- 300 g de salade de lentilles vertes aux tomates cerises, sauce vinaigrette au citron et à la coriandre
- 1 banane
- 1 grand verre de jus de fruits 100 % pur jus

Keep cool… Relaxation de la nuque

Votre journée a été longue, et vous êtes restée en position assise toute la journée ? Vous sentez des tensions dans votre nuque et c'est normal. Nous allons vous aider à détendre votre cou et vos épaules.

- Commencez par appliquer une bouillotte sur l'arrière du cou. Sa chaleur réconfortante vous aidera à vous détendre. Laissez-la en place pendant 5 minutes.
- Ensuite, le buste bien droit, exercez des petites pressions avec le bout des doigts et la paume de la main, en dessinant des mouvements circulaires sur votre nuque et le haut de vos épaules. Pratiquez ces mouvements pendant 5 minutes ou, mieux encore, demandez à quelqu'un de le faire pour vous…

MARDI

Move your body ! Renforcement musculaire

Gainage du ventre : 5 minutes

- Munissez-vous d'une serviette ou d'un tapis de sol.
- Prenez appui sur le sol avec vos avant-bras et la pointe des pieds (plus vous les écarterez, plus l'exercice sera facile). Maintenez

la position 30 secondes, reposez-vous 30 secondes puis répétez 3 fois de plus cet exercice.

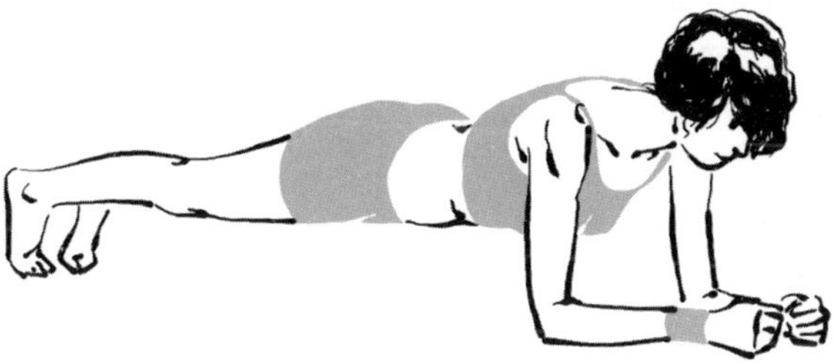

Petit-déjeuner

- 1 grand verre de jus de fruits 100 % pur jus
- 2 parts de cake au citron

LA RECETTE : CAKE AU CITRON

POUR 1 PETIT MOULE À CAKE • PRÉPARATION : 20 MINUTES • CUISSON : 45 MINUTES

Ingrédients : 65 g de beurre demi-sel ; 3 œufs ; 1 citron non traité ; 160 g de sucre ; 1 c. à s. de rhum (facultatif) ; 180 g de farine ; 1 c. à c. de levure chimique ; 1 pincée de sel.

1. Préchauffez le four à 160 °C (th. 5-6).
2. Faites fondre le beurre et laissez-le refroidir. Pressez le jus du citron et prélevez-en le zeste.
3. Dans un saladier, fouettez le sucre avec les œufs jusqu'à ce que la préparation mousse et ajoutez le sel. Incorporez ensuite, au fur et à mesure, le beurre fondu, le rhum, le jus et le zeste de citron, la farine et la levure.
4. Versez la préparation dans un moule à cake antiadhésif. À défaut, badigeonnez les parois intérieures du moule de beurre fondu et saupoudrez-les de farine.
5. Faites cuire au four pendant environ 45 minutes. Surveillez la cuisson après 35 minutes de cuisson.

Déjeuner

- 150 g de steak de bœuf grillé
- 200 g de poivrons grillés
- 200 g de pommes de terre sautées
- 1 grand verre de jus de fruits 100 % pur jus

Collation

- 1 smoothie banane, grenade (à défaut, fraises), jus d'orange (lait végétal)

Dîner

- Laitue iceberg aux pommes de terre et aux lardons
- 1 compote de pomme ou de poire
- 1 grand verre de jus de fruits 100 % pur jus

Keep Cool... L'automassage

Rien de tel qu'un bon massage pour se détendre et évacuer les tensions après une journée stressante et fatigante... Et si personne n'est disponible pour prendre soin de vous, optez pour l'automassage !

- *Pour les mains :* appliquez sur vos mains une noisette de crème hydratante. Massez ensuite toute la longueur de la paume d'une main, de la lisière du poignet jusqu'à la base des doigts, avec le pouce de la main opposée. Pour finir, exercez des petites pressions sur le bout de chaque doigt. Procédez de la même manière pour l'autre main.
- *Pour les pieds :* appliquez une fine couche de crème hydratante sur un de vos pieds et malaxez-le énergiquement avec vos deux mains. Massez ensuite la plante du pied avec votre poing fermé. Puis remontez

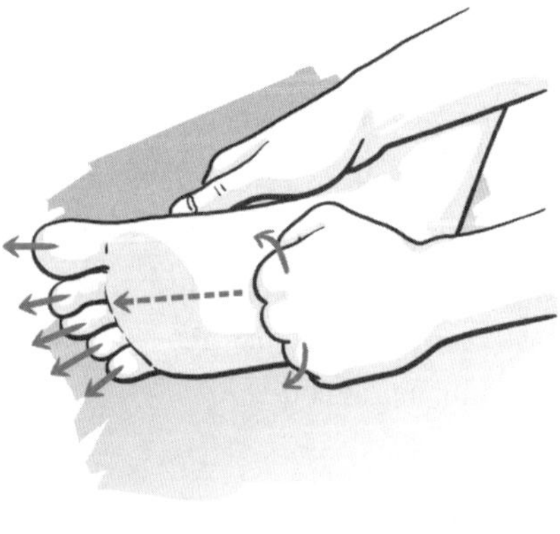

jusqu'aux orteils. Terminez en étirant légèrement vos orteils un à un et en exerçant sur chacun d'eux une petite pression. Procédez de la même manière avec l'autre pied.

MERCREDI

Move your body ! Cardio

Sur un vélo d'appartement ou en plein air, faites une sortie à vélo de 30 minutes. Choisissez un parcours légèrement vallonné pour enchaîner des montées et des descentes afin de faire varier votre rythme cardiaque. Si vous vous entraînez sur un vélo d'appartement, vous pouvez serrer la molette afin de durcir le pédalage.

Petit-déjeuner

- 1 grand verre de jus de fruit 100 % pur jus
- 1 bowl-cake aux pétales de maïs (corn-flakes) et à la banane
- 1 cuillère à soupe de miel ou de sirop d'agave

Déjeuner

- 150 g de filet mignon de porc
- 250 g de choucroute avec quelques pommes de terre vapeur
- 1 grand verre de jus de fruits 100 % pur jus
- Quelques abricots (frais ou en conserve)

CONSEIL POUR LE DÉJEUNER OPTION BOULANGERIE

Si vous êtes au bureau et que vous n'avez pas accès à une restauration d'entreprise, l'option boulangerie doit être envisagée. Dans ce cas, je vous conseille de prendre soit un sandwich au poulet ou au thon soit une salade composée. Si vous optez pour une salade, choisissez-la avec

→

une base de protéines comme du poulet. Pour l'assaisonnement, restez sur les vinaigrettes classiques. Enfin, pour le dessert, optez pour un fruit ou une salade de fruits « autorisés ».

Collation

- 1 grand verre de jus de fruits 100 % pur jus
- 1 compote de pomme

Dîner

- Velouté de lentilles corail, croûtons
- 1 tranche de saumon fumé
- 1 poire

Keep Cool... Le bain relaxant

- Commencez par couper votre téléphone portable. Éteignez tous les appareils ménagers susceptibles de perturber ce moment de détente. Allumez une bougie parfumée et plongez-vous dans une lumière tamisée.
- Faites couler un bain chaud (38 °C environ).
- Préparez l'huile essentielle qui va rendre votre bain tout à fait relaxant. L'huile essentielle étant, comme son nom l'indique, une substance huileuse, elle a besoin d'être mélangée à une base qui améliorera sa diffusion dans l'eau, faute de quoi les gouttes resteront éparpillées à la surface du bain. Plusieurs produits peuvent faire l'affaire : 1 cuillère à soupe de bicarbonate ou de gros sel marin, 1 jaune d'œuf, 1 tasse de lait écrémé en poudre... Ma préférée reste la plus simple : un bouchon de base lavante pour le bain, dans laquelle vous versez 8 gouttes d'huile essentielle de bergamote. Mélangez bien puis versez sous les robinets ouverts. Plongez-vous dans l'eau et fermez les yeux.
- Restez-y au moins 15 minutes pour en ressentir les effets bénéfiques.

- Sortez du bain sans vous rincer. Enveloppez-vous dans un peignoir ou une grande serviette éponge afin de sécher sans avoir besoin de frotter. Les principes actifs relaxants contenus dans l'huile essentielle de bergamote continueront ainsi de pénétrer dans votre corps pendant les minutes qui suivent.

JEUDI

Move your body ! Renforcement musculaire

Gainage des cuisses : 5 minutes

- Debout, le dos et les jambes collés contre un mur, tenez-vous bien droite.
- Avancez vos pieds d'une cinquantaine de centimètres puis descendez lentement en flexion en gardant le dos collé au mur. Continuez jusqu'à ce que vos cuisses soient horizontales, parallèles au sol.
- Maintenez la position 30 secondes, puis remontez et respirez profondément pendant 2 minutes avant de recommencer.
- Répétez le mouvement complet 3 fois.

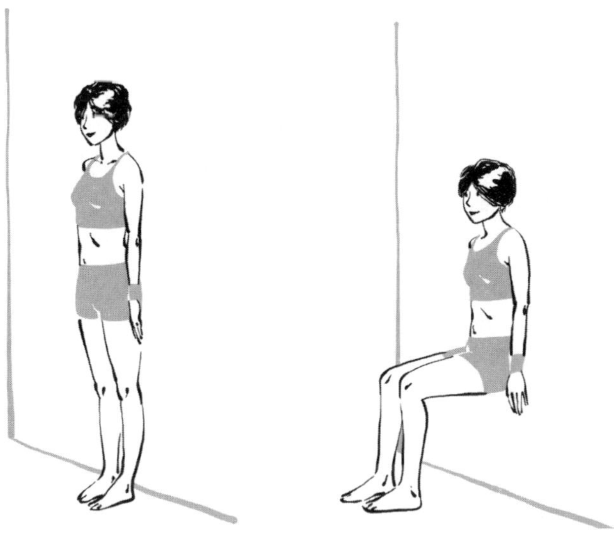

Petit-déjeuner
- 1 grand verre de jus de fruits 100 % pur jus
- 2 tranches de pain
- 10 g de beurre demi-sel
- 1 cuillère à soupe de miel

Déjeuner
- 150 g de blanquette de poisson aux champignons
- 200 g de chou-fleur à la vapeur
- 1 pêche
- 1 grand verre de jus de fruits 100 % pur jus

LA RECETTE : BLANQUETTE DE POISSON AUX CHAMPIGNONS

POUR 4 PERSONNES • PRÉPARATION : 30 MINUTES • CUISSON : 25 MINUTES

Ingrédients : 400 g de champignons de Paris ; 20 oignons grelots ; 5 c. à s. de farine ; 8 à 12 médaillons de lotte ou morceaux épais de filet de cabillaud (600 à 800 g) ; 5 cl de vin blanc sec ; 1 c. à s. de fumet de poisson ; 80 ml de boisson à l'avoine ; 1 c. à s. de fécule (de maïs ou arrow-root) ; 1 c. à c. de jus de citron vert ; 8 feuilles de coriandre ; 1,5 c. à s. d'huile d'olive ; sel et poivre du moulin.

1. Lavez les légumes. Coupez les champignons en 2 ou en 4 après avoir éliminé la base des pieds. Pelez les oignons.
2. Versez la farine et un peu de sel dans une assiette creuse. Roulez-y morceaux de poisson puis tapotez-les pour faire tomber l'excédent de farine.
3. Dans une petite cocotte ou une petite sauteuse, chauffez l'huile à feu moyen. Faites-y dorer les morceaux de poisson de tous côtés. Retirez-les de la cocotte, réservez-les à couvert.
4. Incorporez les oignons et les champignons dans la cocotte ou la sauteuse. Salez, versez le vin blanc. Faites cuire à feu vif pendant 5 minutes. Grattez le fond de la casserole en début de cuisson avec une spatule.
5. Versez 10 cl d'eau, le fumet de poisson, poivrez et couvrez. Baissez le feu et laissez mijoter 5 à 10 minutes.

6. Dans un bol, délayez la fécule dans la boisson à l'avoine froide, puis versez ce mélange et le jus de citron dans la cocotte en remuant. Ajoutez les morceaux de poisson. Poursuivez la cuisson sur feu doux jusqu'à ce que la sauce épaississe et que le poisson soit cuit. Rectifiez l'assaisonnement de la sauce, parsemez de feuilles de coriandre ciselées et servez chaud.

CONSEIL POUR LE DÉJEUNER OPTION RESTAURANT D'ENTREPRISE

C'est l'idéal pour avoir un repas, complet et bien équilibré. Si vous avez bon appétit, dirigez-vous vers le salad-bar pour débuter votre repas par une entrée de crudités. En plat, choisissez celui qui ne contient pas de sauce, en préférant les grillades de viande ou de poisson avec un accompagnement de légumes « autorisés ». En dessert, vous pouvez choisir entre un fruit ou un entremets aux fruits (compotes) « autorisés ».

Collation

- 1 grand verre de jus de fruits 100 % pur jus
- 1 pomme

Dîner

- 2 tranches de jambon fumé
- 60 g de salade iceberg
- 1 poire

Keep Cool... Inspirez, expirez

- Isolez-vous dans une pièce au calme et dans l'obscurité.
- Allongez-vous sur le dos, sur votre lit ou votre canapé, de manière confortable. Détendez vos jambes et vos bras puis fermez les yeux.
- Concentrez-vous sur votre respiration et posez vos mains sur votre ventre afin de sentir lorsqu'il se gonfle et se vide.

- Commencez par vider entièrement les poumons en expirant par la bouche. Vous sentez votre ventre qui se creuse. Tenez 3 secondes avec les poumons vides.
- Ensuite, inspirez doucement par le nez en gonflant le ventre jusqu'à ce que vos poumons s'emplissent d'air. Tenez la position 3 secondes et expirez par la bouche.
- Répétez ces inspirations et expirations pendant au moins 10 minutes.

VENDREDI

Move your body ! Renforcement musculaire

Musculation des triceps : 5 minutes

- Asseyez-vous sur le bord d'un fauteuil ou d'une chaise, puis posez vos mains de part et d'autre des fesses.
- En resserrant vos omoplates, décollez les fesses du fauteuil et descendez en fléchissant vos coudes au maximum de vos possibilités.
- Remontez en expirant.
- Faites 4 séries de 12 flexions.

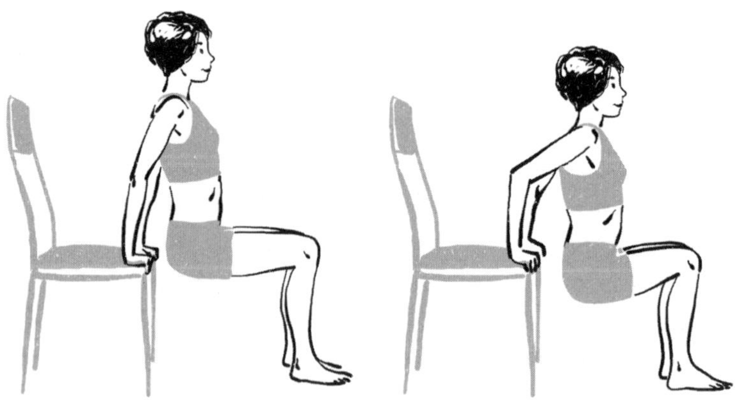

Petit-déjeuner

- 1 grand verre de jus de fruits 100 % pur jus
- 1 bowl-cake aux pétales de maïs (corn-flakes) et à la banane
- 1 cuillère à soupe de miel ou sirop d'agave

Déjeuner

- 200 g de *poulet au curry et aux poivrons**
- 100 g de coquillettes cuites
- 1 salade de fruits « autorisés » de saison

LA RECETTE : POULET AU CURRY AUX POIVRONS

POUR 2 PERSONNES • TEMPS DE PRÉPARATION : 25 MINUTES • CUISSON : 25 MINUTES

Ingrédients : 2 oignons ; 200 g de blanc de poulet ; ½ c. à s. de curry en poudre ; 350 g de poivrons ; 1 c. à c. d'huile d'olive ; sel, poivre.

1. Pelez et émincez les oignons. Coupez le poulet en gros dés. Rincez les poivrons, épépinez-les et découpez-les en lanières.
2. Dans une poêle, faites revenir les oignons dans l'huile pendant 2 minutes. Ajoutez les dés de poulet, salez et faites-les dorer pendant 3 minutes.
3. Retirez les oignons et le poulet du feu et réservez-les au chaud.
4. Versez les poivrons dans la poêle, salez et faites-les sauter à feu moyen pendant 10 minutes.
5. Remettez les dés de poulet et les oignons, ajoutez le curry, poivrez et poursuivez la cuisson à feu doux pendant 5 à 10 minutes.

Collation

- 1 grand verre de jus de fruits 100 % pur jus
- 1 compote de poire

Dîner
- 1 omelette de blancs d'œufs
- 1 tranche de pain
- 200 g de crème de potiron
- 2 kiwis

Keep Cool... L'allégement des jambes
- Allongez-vous sur le sol, les fesses à ras d'un mur de manière à pouvoir étendre vos jambes à la verticale contre la cloison.
- Plaquez vos fesses sur le sol, et gardez vos talons en appui sur le mur.
- Fermez les yeux et restez dans cette position une dizaine de minutes.
- Ensuite, dans votre douche ou votre baignoire, pratiquez la « douche écossaise » sur vos jambes avec votre douchette à main, en partant des chevilles et en remontant jusqu'en haut des cuisses. Alternez 2 minutes d'eau chaude et 2 minutes d'eau froide.
- Enfin, avec une crème hydratante massez-vous la plante des pieds *(voir p. 342)* afin d'activer la circulation sanguine.

SAMEDI

Move your body ! Cardio

Course fractionnée : 15 minutes

Vous allez alterner des phases de course rapide et des phases plus lentes.
- Commencez par courir à allure moyenne pendant 5 minutes pour augmenter progressivement mais légèrement votre fréquence cardiaque.
- Puis, pendant 3 minutes, accélérez en courant au moins 2 fois plus vite. Tenez le rythme pendant ces 3 minutes, puis relâchez

votre effort en ralentissant votre rythme de moitié pendant 2 minutes.

- Reprenez ensuite votre course plus rapide pendant à nouveau 3 minutes avant de faire redescendre votre rythme cardiaque en marchant pendant les 2 dernières minutes.

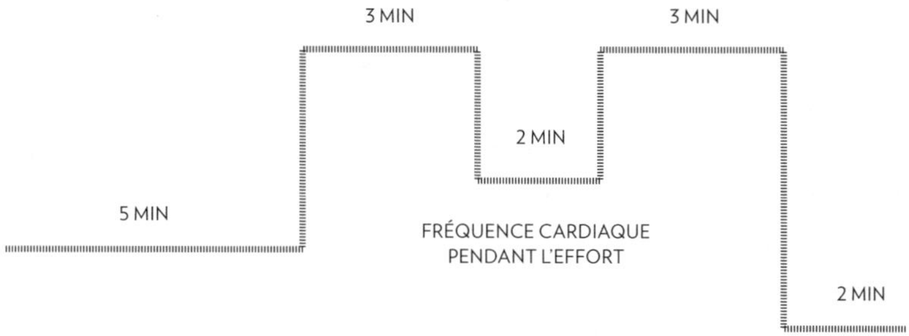

Petit-déjeuner

- 1 grand verre de jus de fruits 100 % pur jus
- 1 bol de lait d'avoine ou de riz
- 1 poignée de pétales de maïs (corn-flakes)
- 1 pêche ou 1 poire

Déjeuner

- 150 g de rôti de bœuf
- 150 g de potatoes
- 150 g de tomates à la provençale
- 150 g de salade de fruits de saison « autorisés »
- 1 grand verre de jus de fruits 100 % pur jus

Collation

- 1 grand verre de jus de fruits 100 % pur jus
- 1 pomme

Dîner

- 2 tranches de truite fumée
- 150 g d'asperges vertes
- 150 g de litchis

Keep Cool... Les étirements

Il est important de vous détendre et de relâcher les tensions pendant et après votre journée de travail, surtout si vous exercez une activité sédentaire et que vous passez de longues heures en position assise derrière un bureau. À la fin de la journée, les muscles du dos et des épaules se retrouvent bloqués. Il faut donc les étirer régulièrement.

- Mettez-vous debout, les jambes jointes.
- Entrecroisez vos doigts, puis retournez vos mains paumes vers le ciel. En inspirant, levez-les le plus haut possible. Votre corps s'étire dans sa verticalité comme pour se grandir.

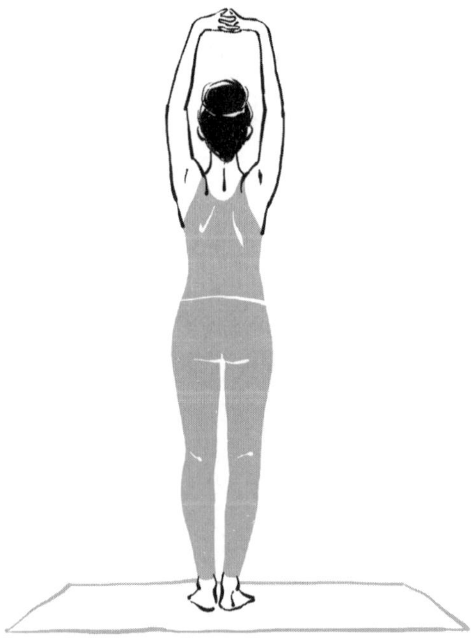

- Puis dans une longue expiration, penchez votre buste vers l'avant et descendez votre tête le plus près possible du sol en enroulant votre dos.

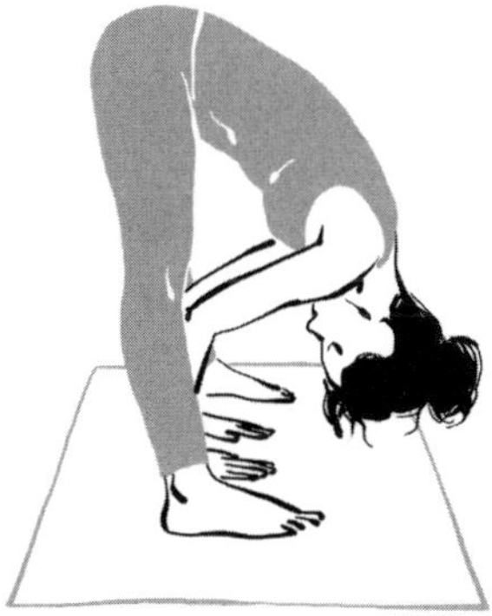

- Répétez le mouvement plusieurs fois de suite.

DIMANCHE

Move your body ! Cardio

Marche en randonnée : 1 heure

C'est dimanche ! prenez du temps pour vous et profitez-en pour aller marcher seule ou avec les enfants. Marchez d'un bon pas pendant au moins 1 heure dans un endroit agréable et si possible à distance de la circulation pour pouvoir bien respirer. Si vous le souhaitez, vous pouvez également vous équiper de bâtons de marche pour réaliser de la marche nordique en faisant travailler le haut du corps.

Petit-déjeuner

- 1 grand verre de jus de fruits 100 % pur jus
- 1 bowl-cake aux pétales de maïs (corn-flakes) et à la banane
- 1 cuillère à soupe de miel ou de sirop d'agave

Déjeuner

- 150 g de merguez grillées
- 150 g de semoule
- 150 g de légumes grillées (courgettes, poivrons)
- 1 tranche de melon
- 1 grand verre de jus de fruits 100 % pur jus

Collation

- 1 grand verre de jus de fruits 100 % pur jus
- 1 compote de pommes et de fraises

Dîner

- 2 tranches de blanc de volaille fumée
- 200 g de *carpaccio de betterave et salade iceberg**
- 1 pomme

LA RECETTE : CARPACCIO DE BETTERAVE ET SALADE ICEBERG

POUR 1 PERSONNE • PRÉPARATION : 5 MINUTES

Ingrédients : 1 betterave cuite ; 1 poignée de laitue iceberg ; 1 c. à s. de feuilles de coriandre ciselées ; 1 à 2 c. à c. d'huile d'olive ; sel et poivre.

1. Coupez la betterave en fines lamelles. Disposez-les en rosace sur une assiette.
2. Ajoutez les feuilles de salade iceberg grossièrement coupées et la coriandre. Salez, poivrez et arrosez d'un filet d'huile. Placez au frais jusqu'au moment de servir.

➔ *Suggestion :* utilisez des poivres originaux comme des poivres frais ou citronnés (Sansho, Sichuan, Timut...) ou de façon plus classique un mélange de baies roses, graines de coriandre et grains de poivre vert.

Keep Cool... Soirée détente

Ce soir faites un break et reposez-vous. Éteignez les écrans (télévision, ordinateur, console de jeux...), installez-vous dans votre canapé ou votre lit, prenez un bon bouquin et lisez. Dès que vous sentez monter la fatigue, éteignez la lumière. Ce sera votre soirée récupération de la semaine.

SEMAINE 2

LUNDI

Move your body ! Cardio

Aujourd'hui c'est montée d'escalier ! Pendant 15 minutes, montez et descendez les escaliers. Accélérez pendant la montée et reprenez votre souffle dans la descente. Gérez votre effort pour pouvoir tenir 15 minutes sans pause !

Petit-déjeuner

- 1 grand verre de jus de fruits 100 % pur jus
- 1 bol de boisson de riz ou d'avoine
- 1 poignée de pétales de maïs (corn-flakes)
- 1 pêche ou 1 pomme

Déjeuner

- 150 g de suprême de poulet
- 200 g de *patates douces duchesses**
- 2 abricots

LA RECETTE : PATATES DOUCES DUCHESSES

POUR ENVIRON 20 PATATES DOUCES DUCHESSES • PRÉPARATION : 25 MINUTES • CUISSON : 1 H 10

Ingrédients : 200 g de patates douces ; 200 g de pommes de terre ; 4 c. à s. de farine (de blé, riz, pois chiches ou châtaignes) ; 40 g de beurre demi-sel ou de margarine végétale ; 1 blanc d'œuf ; 3 c. à s. de boisson végétale (avoine, riz) ; sel et poivre.

1. Préchauffez le four à 180 °C (th. 6).
2. Lavez les patates douces et les pommes de terre. Piquez-les avec la pointe d'un couteau puis enveloppez-les individuellement dans du papier d'aluminium

(2 à 3 épaisseurs de papier) en serrant bien. Faites cuire pendant 40 minutes à 1 heure (selon la variété et la grosseur). Vérifiez la cuisson, la pointe d'un couteau doit s'enfoncer facilement.

3. Laissez un peu tiédir avant de prélever la chair puis écrasez-la finement et incorporez la farine. Versez la préparation dans une casserole et faites-la chauffer à feu doux. Incorporez le beurre détaillé en morceaux et poursuivez la cuisson 5 minutes en remuant sans cesse. Le but est de dessécher la préparation. Retirez du feu puis incorporez le blanc d'œuf. Salez, poivrez et mélangez.
4. Préchauffez le four à 200 °C (th. 6-7) et déposez une feuille de papier sulfurisé sur la plaque du four. Versez la préparation dans une poche à douille cannelée (12 mm) et formez des rosaces sur la plaque.
5. Badigeonnez délicatement les patates douces duchesses avec la boisson végétale. Enfournez pour 20 minutes de cuisson ou jusqu'à ce qu'elles soient dorées. Dégustez rapidement.

➔ *Suggestion :* relevez les saveurs des patates douces duchesses en ajoutant à la préparation 2 gousses d'ail pressées, des herbes aromatiques ou des épices.

CONSEIL POUR LE DÉJEUNER
OPTION BRASSERIE

Déjeuner dans une brasserie n'est pas un problème en soi. Il est tout à fait possible de suivre le programme en choisissant les bons plats. Il est toujours plus simple de prendre une entrée et un plat qu'un plat et un dessert. En entrée, vous avez le choix : tartare de saumon, carpaccio de bœuf, salade de crudités « autorisées »... Pour le plat, préférez les grillades de viande ou de poisson sans sauce, en choisissant comme accompagnement des légumes « autorisés » aussi peu cuisinés que possible. En fin de repas, n'hésitez pas à prendre un café (mais pas gourmand) pour clore le déjeuner.

Collation

- 1 smoothie à la banane et à la pêche ou poire, jus de fruits 100 % pur jus

Dîner

- 200 g de tian de légumes (tomate, oignon, poivron, courgette)
- 150 g de thon cuit au naturel
- 1 compote de poire

Keep cool... Relaxation des épaules

Vous ressentez peut-être des tensions dans vos épaules liées au stress ou à une mauvaise position durant la journée.

- Pour relâcher les muscles des épaules, mettez-vous en position debout, le corps droit, les jambes dans l'alignement des hanches. Penchez-vous en faisant le dos rond et en gardant les jambes tendues. Laissez pendre les bras vers l'avant et secouez les épaules doucement. Faites ce mouvement pendant 2 petites minutes, puis redressez-vous tout en douceur.

MARDI

Move your body ! Renforcement musculaire

Des abdos en béton

- Allongée sur le dos, approchez vos genoux de votre ventre afin de former un angle droit.
- Placez vos mains sur vos tempes et non derrière la nuque (pour éviter de tirer sur vos cervicales), décollez les épaules du sol et réalisez de petits mouvements de flexion en relevant votre buste vers vos genoux.
- Faites 3 séries de 20 mouvements.

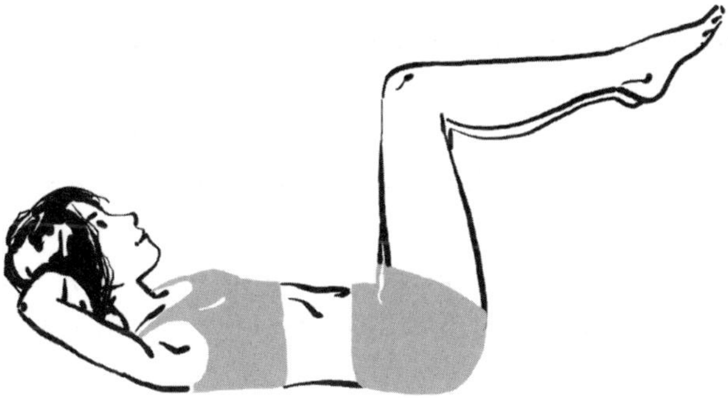

Petit-déjeuner
- 1 grand verre de jus de fruits 100 % pur jus
- 2 tranches de pain
- 10 g de beurre demi-sel
- 1 cuillère à soupe de confiture d'abricots

Déjeuner
- 150 g de bavette à l'échalote
- 200 g de chou-fleur grillé à l'ail et à la tomate
- 1 poire
- 1 grand verre de jus de fruits 100 % pur jus

Collation
- 150 g de salade de fruits « autorisés » de saison
- 1 grand verre de jus de fruits 100 % pur jus

Dîner
- 150 g de chiffonnade de jambon de Bayonne
- 200 g d'asperges à la vinaigrette
- 1 banane

Keep Cool... La relaxation au travail ou dans la voiture

Vous allez évacuer la fatigue de la semaine par un petit étirement simple et efficace. Profitez de quelques minutes de pause au bureau, de repos devant la télé ou d'attente dans un embouteillage pour effectuer cet exercice.

- Le buste bien droit, relâchez la nuque et laissez doucement tomber la tête en avant. Maintenez cette position et, du bout des doigts (utilisez les deux mains), massez de la base de la nuque vers le cuir chevelu. Faites cet exercice pendant 2 à 3 minutes.
- Vous pouvez également vous préparer un bain relaxant avec 5 gouttes d'huile essentielle d'eucalyptus citronné et 5 gouttes d'huile essentielle de gaulthérie couchée mélangées à 1 cuillère à soupe de base pour bain. L'eucalyptus citronné renferme des substances aux vertus anti-inflammatoires et antalgiques. La gaulthérie est antispasmodique, anti-inflammatoire et relaxante.

MERCREDI

Move your body ! Cardio

Sur un vélo d'appartement ou en plein air, faites une sortie à vélo de 30 minutes. Choisissez un parcours légèrement vallonné pour enchaîner des montées et des descentes afin de faire varier votre rythme cardiaque. Si vous vous entraînez sur un vélo d'appartement, vous pouvez serrer la molette afin de durcir le pédalage.

Petit-déjeuner

1 grand verre de jus de fruits 100 % pur jus
1 bol de boisson de riz ou d'avoine
1 poignée de pétales de maïs (corn-flakes)
1 banane écrasée au miel

Déjeuner

- 2 tranches de saumon fumé
- 300 g de lentilles
- 1 compote de poire
- 1 grand verre de jus de fruits 100 % pur jus

Collation

- 1 pomme cuite au four avec 1 cuillère à soupe de confiture d'abricots
- 1 grand verre de jus de fruits 100 % pur jus

Dîner

- 150 g de pavé de cabillaud rôti au four
- 200 g d'écrasé de potimarron ou de potiron
- 1 pêche ou 1 kiwi

Keep Cool... La musicothérapie

Envie de vous détendre et d'évacuer le stress de la journée ? Installez-vous dans un endroit calme, loin de tout bruit ! Écoutez des sons naturels (bruits de l'eau, ressac des vagues, chants des oiseaux...) ou musique relaxante de votre choix. Fermez les yeux et imaginez-vous dans l'endroit de vos rêves pendant au moins une demi-heure.

JEUDI

Move your body ! Renforcement musculaire

Gainage du ventre : 5 minutes

- Munissez-vous d'une serviette ou d'un tapis de sol.
- Prenez appui sur le sol avec vos avant-bras et la pointe des pieds (plus vous les écarterez, plus l'exercice sera facile). Maintenez

la position 30 secondes, reposez-vous 30 secondes puis répétez 3 fois de plus cet exercice.

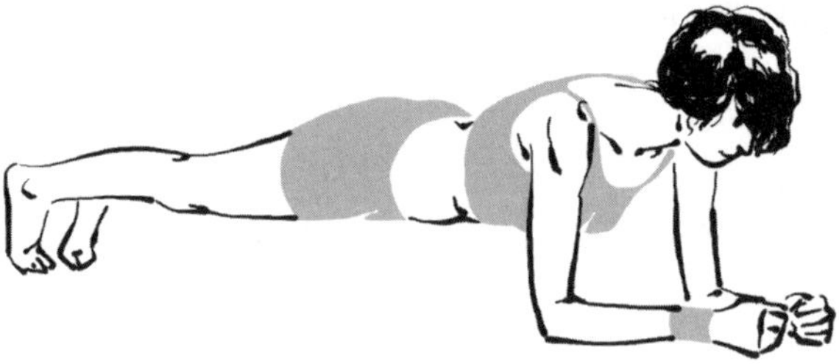

Petit-déjeuner

- 1 grand verre de jus de fruits 100 % pur jus
- 1 bol de boisson de riz ou d'avoine
- 1 poignée de pétales de maïs (corn-flakes)
- 1 poignée de fruits séchés

Déjeuner

- 150 g de *côte de porc au miel et au thym**
- 4 demi-tomates à la provençale
- 200 g de pommes de terre sautées à l'ail
- 1 banane

LA RECETTE : CÔTES DE PORC AU MIEL ET AU THYM

POUR 2 PERSONNES • PRÉPARATION : 10 MINUTES • CUISSON : 15 MINUTES • MARINAGE : 1 HEURE

Ingrédients : 3 c. à s. de miel liquide ; 2 c. à s. de ketchup ; 1 branche de thym ; 2 côtes de porc ; 2 c. à s. d'huile d'olive ; sel et poivre.

1. Dans un bol, mélangez le miel, le ketchup, l'huile et le thym effeuillé. Salez, poivrez cette marinade.

2. Déposez les côtes de porc dans un plat et badigeonnez-les généreusement de la préparation au miel sur les deux faces. Recouvrez de film alimentaire et placez au frais pendant 1 heure.
3. Égouttez les côtes de porc. Dans une poêle, faites-les dorer pendant 15 minutes en les badigeonnant régulièrement de la marinade. Salez, poivrez au goût.

Collation

- 1 grand verre de jus de fruits 100 % pur jus
- 1 compote de poire

Dîner

- Grande salade niçoise : 100 g d'anchois, 200 g de pommes de terre cuites, 100 g de laitue iceberg, 100 g de tomates
- 1 grand verre de jus de fruits 100 % pur jus

Keep Cool... Exercice de respiration

- Pour vous relaxer, asseyez-vous confortablement. Rentrez légèrement le menton de façon à redresser la colonne vertébrale. Votre dos doit être bien droit, la colonne étirée.
- Sur l'inspiration, haussez les épaules puis, comme si vous aviez des poussières dans les narines, soufflez énergiquement par le nez pour les chasser (la bouche est fermée). Relâchez les épaules sur chaque expiration. Votre respiration doit être énergique et assez rapide. Répétez l'exercice 7 à 10 fois.
- Pour terminer, prenez une inspiration lente et profonde, bloquez l'air 2 secondes dans vos poumons puis expirez lentement et profondément.

VENDREDI

Move your body ! Renforcement musculaire

Musculation des fesses : 5 minutes

- Mettez-vous à quatre pattes sur le sol, puis prenez appui sur vos avant-bras.
- Inspirez, puis expirez en tendant la jambe droite vers l'arrière. Revenez à la position de départ en inspirant.
- Recommencez 25 fois.
- Procédez de la même manière avec l'autre jambe.

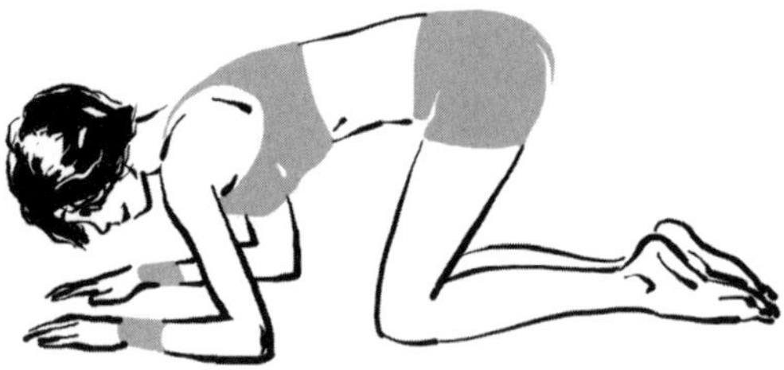

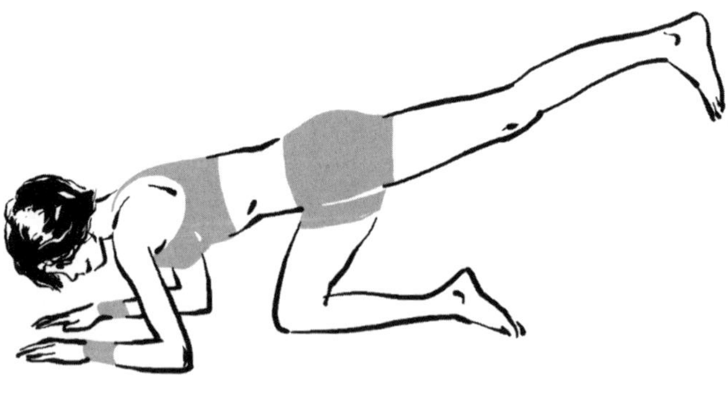

Petit-déjeuner

- 1 grand verre de jus de fruits 100 % pur jus
- 2 tranches de pain
- 10 g de beurre demi-sel
- 1 cuillère à soupe de miel
- 1 pomme

Déjeuner

- 150 de filet de dorade
- 200 g de riz blanc
- 1 poire
- 1 grand verre de jus de fruits 100 % pur jus

Collation

- 1 smoothie à la banane et à la pêche ou poire, jus de fruits 100 % pur jus

Dîner

- 150 g d'émincé de poulet grillé
- 200 g de frites
- 1 petit bol de cerises (fraîches, surgelées ou en conserve)

Keep cool... Relaxation des épaules

Vous ressentez peut-être des tensions dans vos épaules liées au stress ou à une mauvaise position durant la journée.

- Pour relâcher les muscles des épaules, mettez-vous en position debout, le corps droit, les jambes dans l'alignement des hanches. Penchez-vous en faisant le dos rond et en gardant les jambes tendues. Laissez pendre les bras vers l'avant et secouez les épaules doucement. Faites ce mouvement pendant 2 petites minutes, puis redressez-vous tout en douceur.

SAMEDI

Move your body ! Cardio

Course fractionnée : 30 minutes

Vous allez alterner des phases de course rapide et des phases plus lentes.

- Commencez par courir à allure moyenne pendant 10 minutes pour augmenter progressivement mais légèrement votre fréquence cardiaque.
- Puis, pendant 10 minutes, vous alternez des courses rapides et des courses de récupération toutes les minutes.
- Reprenez ensuite votre course à une allure normale pendant 8 minutes avant de faire redescendre votre rythme cardiaque en marchant pendant les 2 dernières minutes.

Petit-déjeuner

- 1 grand verre de jus de fruits 100 % pur jus
- 1 bol de boisson de riz ou d'avoine
- 1 poignée de pétales de maïs (corn-flakes)
- 1 banane

Déjeuner

- 300 g de *curry de potiron et de lentilles corail**
- 200 g de riz thaï
- 1 compote de pomme et de fraises
- 1 grand verre de jus de fruits 100 % pur jus

LA RECETTE : CURRY DE POTIRON ET DE LENTILLES CORAIL

POUR 2 PERSONNES • PRÉPARATION : 20 MINUTES • CUISSON : 35 MINUTES

Ingrédients : 400 g de chair de potiron ; 1 petit oignon ; 2 gousses d'ail ; 1 cube de bouillon de légumes ; 2 c. à s. d'huile d'olive ; 1 c. à c. de curcuma en poudre ; 1 c. à c. de graines de cumin ; 1 c. à c. de curry en poudre ; 1 c. à c. de graines de coriandre concassées ; 1 pincée de piment de Cayenne en poudre ; 100 g de lentilles corail ; 2 c. à s. de sauce tomate ; coriandre fraîche ; 1 tasse de crème de riz ou d'avoine ; sel.

1. Détaillez la chair de potiron en cubes. Pelez l'oignon et l'ail. Émincez l'oignon et écrasez l'ail. Faites dissoudre le cube de bouillon dans 300 ml d'eau.
2. Dans une sauteuse, chauffez l'huile à feu moyen. Faites-y revenir l'oignon, l'ail et les épices pendant environ 5 minutes. Ajoutez le potiron, les lentilles et la sauce tomate. Mélangez et versez le bouillon. Laissez cuire pendant 20 à 30 minutes à feu doux et à moitié couvert, jusqu'à ce que tout le liquide soit absorbé. Au contraire, ajoutez un peu d'eau si la préparation dessèche trop vite. Salez en fin de cuisson.
3. Parsemez de coriandre ciselée et servez avec de la crème végétale (pour adoucir le curry).

Collation

- 1 grand verre de jus de fruits 100 % pur jus
- 1 poire

Dîner

- 2 tranches de saumon fumé
- 200 g de taboulé
- 1 pomme ou 1 pêche

👌 ***Keep Cool... Les étirements***

Il est important de vous détendre et de relâcher les tensions pendant et après votre journée de travail, surtout si vous exercez une activité sédentaire et que vous passez de longues heures en position assise derrière un bureau. À la fin de la journée, les muscles du dos et des épaules se retrouvent bloqués. Il faut donc les étirer régulièrement.

- Mettez-vous debout, les jambes jointes.
- Entrecroisez vos doigts, puis retournez vos mains paumes vers le ciel. En inspirant, levez-les le plus haut possible. Votre corps s'étire dans sa verticalité comme pour se grandir.

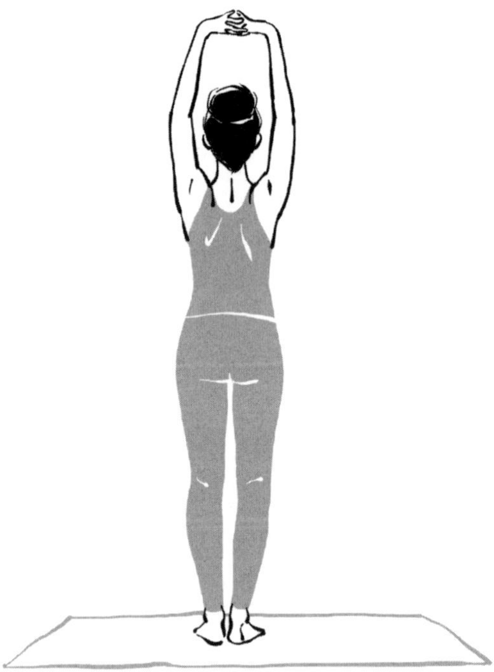

- Puis dans une longue expiration, penchez votre buste vers l'avant et descendez votre tête le plus près possible du sol en enroulant votre dos.

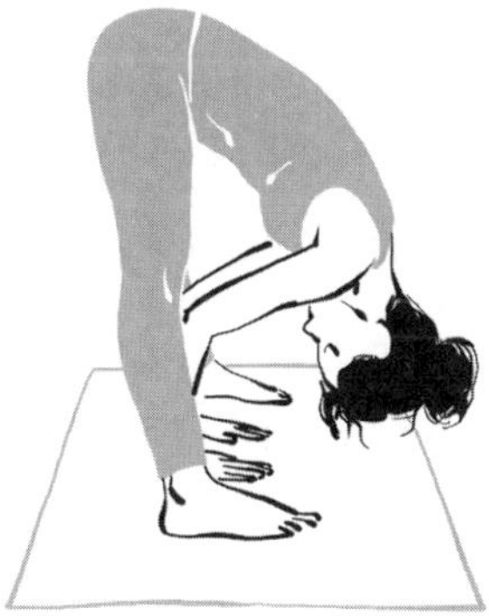

- Répétez le mouvement plusieurs fois de suite.

DIMANCHE

Move your body ! Cardio

Faites une sortie à vélo de 1 heure (ou plus) à une cadence légère. L'important est de maintenir l'activité le plus longtemps possible à un rythme cardiaque bas. Choisissez un parcours légèrement vallonné pour enchaîner des montées et des descentes afin de faire varier votre rythme cardiaque.

Petit-déjeuner

- 1 grand verre de jus de fruits 100 % pur jus
- 2 tranches de pain
- 10 g de beurre demi-sel
- 1 cuillère à soupe de confiture d'abricots
- 1 orange

Déjeuner

- Buddha bowl au houmous et à la viande des Grisons
- 1 pêche ou 1 poire

LA RECETTE : BUDDHA BOWL AU HOUMOUS ET À LA VIANDE DES GRISONS*

POUR 1 PERSONNE • PRÉPARATION : 5 MINUTES

Ingrédients : 4 c. à s. de lentilles cuites, 6 radis, 4 tomates cerises, 1 carotte, quelques bouquets de mâche, 2 c. à s. de houmous, 3 à 4 tranches de viande des Grisons.

Pour la sauce : 4 c. à s. de crème d'avoine ou de riz, 1 c. à s. d'huile olive, 1 c. à s. de vinaigre de framboise, 1 c. à c. de ciboulette ciselée, quelques tours de moulin à poivre, 1 généreuse pincée de sel.

1. Détaillez les radis en rondelles, coupez les tomates cerises en deux, épluchez et râpez la carotte.
2. Préparez la sauce en mélangeant tous les ingrédients.
3. Répartissez harmonieusement les lentilles, les légumes, le houmous et les tranches de viande des Grisons dans un grand bol. Versez la sauce au moment de servir.

➔ *Suggestion MyBuBelly :* parsemez la salade avec 1 cuillère à café de feuilles de coriandre ciselées.

Collation

- 1 grand verre de jus de fruits 100 % pur jus
- 1 compote de pomme

* Recette de S'Cuiz in.

Dîner

- Salade composée au thon : 100 g de thon au naturel, 100 g de fenouil, 200 g de pommes de terre cuites, 100 g de tomates
- 1 kiwi
- 1 grand verre de jus de fruits 100 % pur jus

Keep Cool... Soirée détente

Ce soir faites un break et reposez-vous. Éteignez les écrans (télévision, ordinateur, console de jeux...), installez-vous dans votre canapé ou votre lit, prenez un bon bouquin et lisez. Dès que vous sentez monter la fatigue, éteignez la lumière. Ce sera votre soirée récupération de la semaine.

15 jours de régime en + ?

Flashez ici

http://blog.editionsleduc.com/avoirungarcon avoirunefille.html

Annexes

ANNEXE 1. LES FICHES PRATIQUES DE VÉRONIQUE

1. La fertilité féminine, comment ça marche ?

Pour mettre toutes les chances de votre côté au cours de la pratique, rien de tel qu'un peu de théorie ! Voyons ce que vous avez retenu de vos cours de sciences naturelles... Une femme est fertile quelques jours par mois, durant la période d'ovulation. Le cycle d'ovulation est généralement de 28 jours.

Au cours de chaque cycle, une femme en âge de procréer libère ainsi un ovule, prêt à être fécondé par un spermatozoïde au cours des rapports sexuels. Avoir des rapports sexuels durant cette période augmente les chances d'aboutir à une fécondation : la période propice à la fécondation commence environ 2 à 3 jours avant l'ovulation, et se termine environ 1 jour après. Le cycle d'ovulation pouvant varier de quelques jours d'une femme à l'autre, il convient de bien connaître son propre cycle afin d'optimiser ses chances de tomber enceinte.

Comment calculer mon cycle d'ovulation ?

Rassurez-vous, pas besoin d'avoir fait Math Sup pour y parvenir ! Un peu d'observation et quelques calculs simples vous permettront d'établir votre calendrier d'ovulation.

- Le 1er jour des règles annonce le 1er jour du cycle.
- Le cycle dure en moyenne entre 25 et 35 jours.
- L'ovulation intervient généralement le 14e jour avant la fin du cycle.
- Jour de l'ovulation = durée du cycle - 14 jours.

Et si mon cycle est de 35 jours ?

- Si votre cycle est de 35 jours, il vous suffit de déduire 14 de 35.
- 35 - 14 = 21 : le 21e jour du cycle sera le plus propice à une fécondation.
- Il convient alors d'avoir des rapports sexuels les 19e, 20e et 21e jours.

Jusqu'à quel âge est-il possible de tomber enceinte ?

L'âge de la future mère est un facteur déterminant pour sa capacité à procréer.

- *Entre 19 ans et 26 ans :* la fertilité est à son apogée. Elle diminue lentement entre 20 ans et 30 ans. À 25 ans, à chaque cycle menstruel, une femme a 25 % de chances de tomber enceinte.
- *Entre 30 ans et 40 ans :* les chances par cycle d'aboutir à une grossesse chutent à 15 % pour une femme de 30 ans. Puis de 10 à 12 % à 35 ans.
- *Entre 40 et 45 ans :* les probabilités d'une grossesse à 40 ans passent à 5 %. À partir de 45 ans, les possibilités d'une grossesse naturelle ne vont guère au-delà de 0,5 % par cycle menstruel.

Je n'arrive pas à tomber enceinte : suis-je infertile ?

On parle d'infertilité du couple lorsqu'au bout d'une année d'essais infructueux, la femme n'arrive pas à tomber enceinte. Si c'est votre cas, c'est le moment de consulter votre médecin qui prescrira un bilan de fertilité pour vous et votre conjoint. Selon les résultats de l'examen, diverses solutions peuvent être envisagées : traitements, soins hygiéno-diététiques, déblocage psychologique, stimulation ovarienne, aide médicale à la procréation (PMA), etc. Dans tous les cas, rassurez-vous, si parfois Bébé se fait un peu désirer, rares sont les cas de stérilité.

2. L'infertilité féminine

Lorsque vous désirez un bébé, déstresser est la première chose à faire ! Ce n'est pas parce que vous ne tombez pas enceinte du premier coup qu'il faut en conclure que votre couple est infertile. On parle d'infertilité lorsque la femme a une probabilité de tomber enceinte inférieure à 20 % par cycle d'ovulation (la moyenne étant de 25 % par cycle). L'infertilité peut être due à des anomalies médicales comme à des blocages psychologiques.

Quelles peuvent être les causes de mon infertilité ?

Si les causes pouvant induire une infertilité féminine sont nombreuses, en voici les 5 principales.

- *Insuffisance ovarienne.* Elle correspond à la baisse de la production d'ovocytes par l'ovaire. Généralement, elle apparaît une dizaine d'années avant la ménopause. Mais dans certains cas, l'insuffisance ovarienne peut démarrer plus tôt, il s'agit alors d'une insuffisance ovarienne dite précoce ou prématurée. L'ovulation devient très aléatoire et surtout la qualité des ovocytes est diminuée, avec baisse de la fécondation et augmentation du risque de fausses couches.
- *Ovaires micro-polykystiques (OMPK).* Ils représentent l'une des causes les plus fréquentes des troubles de l'ovulation. Cette anomalie se traduit par un ovaire qui sécrète trop d'androgènes altérant l'ovulation. Les petits follicules s'accumulent dans l'ovaire.
- *Endométriose.* Complexe et douloureuse, cette affection correspond au développement de l'endomètre (tissu qui tapisse l'intérieur de l'utérus) en dehors de l'utérus. Ainsi, elle peut toucher les ovaires, le péritoine, l'intestin et la vessie. Réagissant aux modifications hormonales, l'endométriose, lorsqu'elle atteint les ovaires, est responsable de douleurs intenses durant les règles, et parfois d'infertilité.

- *Cause tubaire.* Lorsque les trompes sont altérées ou bouchées (souvent à cause d'un trouble d'origine infectieuse), la rencontre du spermatozoïde et de l'ovocyte devant aboutir à la fécondation, est compromise.
- *Causes sexologiques et vaginiques.* Chez l'homme, les troubles de l'érection ou de l'éjaculation, le plus souvent psychogènes mais parfois secondaires à une maladie chronique comme le diabète, entraînent une infertilité. De même, le vaginisme primaire et le vaginisme secondaire, qui rendent la pénétration impossible. On parle de vaginisme primaire lorsqu'aucune pénétration n'a jamais été possible, et secondaire lorsqu'il survient après une période de sexualité normale. Qu'il soit primaire ou secondaire, le vaginisme doit faire l'objet de recherches d'antécédents traumatiques tels que les agressions sexuelles, viols, le non-dit ou la culpabilité.

Comprendre son infertilité

Lorsqu'un couple ne parvient pas à concevoir d'enfant, le doute et la culpabilité s'installent. Faire le tour des troubles physiques pour comprendre son infertilité peut parfois se révéler insuffisant. Ainsi, il est conseillé de consulter un psychologue, afin de lever les blocages inconscients et ainsi saisir tout ce qui se joue derrière son infertilité, surtout si cette dernière est inexpliquée.

Infertilité versus stérilité

L'infertilité devient stérilité lorsque la probabilité d'une grossesse est égale à zéro. La stérilité de couple est un état immuable qui ne laisse aucune chance à une grossesse spontanée. Les principales causes de stérilité sont :

- *l'azoospermie :* absence de spermatozoïdes dans le sperme ;
- l'absence de trompe ;
- la ménopause précoce : absence de production d'ovocyte.

Pas de panique, les cas de stérilité sont très rares tandis que le stress, quant à lui, peut aboutir à votre infertilité. Alors on reste optimiste et on y croit !

3. La détermination du sexe

Si vous lisez ces mots, c'est que le choix du sexe de votre futur bébé vous titille au point d'espérer pouvoir l'influencer. Suivez le guide ! Le sexe du futur bébé est déterminé par une paire de chromosomes XX ou XY. L'ovocyte donne forcément un chromosome X, et le spermatozoïde est soit X soit Y. C'est donc au spermatozoïde fécondant que revient le choix du sexe. Il existe donc des spermatozoïdes X et Y : X pour les filles (XX), Y pour les garçons (XY). Les spermatozoïdes X sont les plus résistants, tandis que les Y sont les plus rapides. Le sperme étant alcalin, c'est le pH de la glaire cervicale féminine, acide ou alcalin, qui favorisera le passage et le stockage (survie) des spermatozoïdes X ou Y, fille ou garçon.

Ma glaire est alcaline : la rapidité = Y

Lorsque la glaire est alcaline, cela signifie une bonne survie pour Y et X. Dans ce cas, c'est Y, le plus rapide, qui sera favorisé et conduira à la conception d'un garçon. La vitesse étant le paramètre prédominant, c'est le plus rapide qui arrivera en premier pour féconder l'ovocyte : les spermatozoïdes Y seront favorisés surtout si le rapport sexuel est le plus proche possible de l'ovulation.

Ma glaire est acide : la survie = X

Si la glaire est plus acide que le sperme, il n'est plus question de rapidité mais de résistance ou survie. Les spermatozoïdes Y ont une survie plus courte surtout en milieu « acide », ils seront détruits les premiers. Ce sont donc les spermatozoïdes X qui auront le plus de chances de survivre et ainsi aboutir à la venue d'une petite fille. Si les rapports sexuels ont lieu 2 à 3 jours avant l'ovulation, cela favorise d'autant plus la survie des spermatozoïdes X.

Que signifie l'absence de glaire ?

L'absence de glaire est un signe indicateur d'infertilité féminine, dont la présence sert d'échelle aux spermatozoïdes pour se hisser dans l'utérus. Il est préférable de consulter votre médecin ou votre gynécologue afin de procéder à un bilan de fertilité et, le cas échéant, prendre les mesures adaptées, telles que par exemple, l'insémination intra-utérine.

Puis-je influencer la sélection de spermatozoïdes X ou Y ?

Tel que l'enseigne la méthode *MyBuBelly*, il y a plusieurs facteurs susceptibles de modifier le pH de la glaire. Parmi eux, l'alimentation joue un rôle prépondérant. Les aliments ingérés sont en effet métabolisés en ions plus ou moins acides ou basiques (pas de corrélation avec le pH de l'aliment lui-même). La composition en ions varie d'un aliment à l'autre. Ainsi, le pouvoir acidifiant ou alcalinisant des aliments varie selon leur composition en certains ions minéraux :

- potassium, calcium et magnésium (fruits, légumes, fromages etc.) seront alcalins ;
- soufre, chlore et phosphore (poisson, viande) seront acides.

Au-delà de l'alimentation, il est possible de renforcer la modulation du pH sanguin et des sécrétions par l'application vaginale de solutions alcalines (exemple : bicarbonate) ou acides (exemple : savon pH acide). Alors, quel régime allez-vous adopter : acide ou alcalin ?

4. Tout savoir sur cycle

Pas très glamour d'être dans le calcul pour concevoir un bébé, on vous l'accorde. Pourtant, comprendre votre cycle peut vous aider à repérer les moments propices à la fécondation.

Une femme est fertile quelques jours par mois, durant la période d'ovulation :

- le 1er jour des règles de sang rouge annonce le 1er jour du cycle ;
- le cycle dure entre 25 et 35 jours, en moyenne 28 jours ;
- l'ovulation intervient généralement le 14e jour avant la fin du cycle.

À chaque cycle, une femme en âge de procréer libère ainsi un ovule, prêt à être fécondé par un spermatozoïde au cours des rapports sexuels.

Comprendre le cycle et la fécondation

Le 1er jour des règles annonce le 1er jour d'un cycle. Sous l'influence de l'hormone FSH, 5 à 10 follicules jusqu'alors au repos dans l'ovaire, vont démarrer leur croissance. Seul un voire deux sont sélectionnés pour arriver à l'ovulation. Lorsque le follicule est mûr, il produit assez d'estradiol pour provoquer un pic de LH. 36 heures après le pic de LH, le follicule se rompt et libère l'ovo cyte : c'est l'ovulation. Tandis que la fenêtre de fécondation de l'ovocyte se situe 2 à 3 jours avant l'ovulation, jusqu'à 24 heures après, les spermatozoïdes peuvent survivre 2 à 3 jours dans la glaire cervicale et sont « relargués » dans la cavité utérine. En cas de rencontre de l'ovocyte avec des spermatozoïdes, deux possibilités : fécondation ou absence de fécondation.

- *Fécondation.* Les spermatozoïdes éjaculés au fond du vagin vont migrer par vagues successives dans les trompes (fécondables 16 à 20 heures) pour y rejoindre l'ovocyte afin que l'un d'entre eux le pénètre : c'est la fécondation. L'embryon formé continue sa migration de la trompe vers l'utérus pour s'y implanter : c'est le début de la grossesse. L'embryon qui sécrète l'hormone bêta-HCG va maintenir la production de progestérone afin d'empêcher les règles de venir.

- *Absence de fécondation.* La production d'hormones par le corps jaune (follicule) va s'épuiser en 12 à 14 jours après l'ovulation. La chute hormonale (estradiol et progestérone) entraîne alors les règles, un nouveau cycle démarre.

C'est quoi les règles ?

Les règles, ou menstruations, correspondent à l'évacuation de la couche superficielle de la muqueuse de l'utérus, l'endomètre, qui se forme lors de chaque cycle afin d'accueillir un éventuel œuf fécondé. En l'absence de fécondation, l'endomètre richement vascularisé est alors évacué par le vagin sous forme de saignement : ce sont les règles. Cette période de menstruations dure entre 3 et 10 jours, au cours de chaque cycle.

J'ai des cycles irréguliers : est-ce irréversible ?

Nombreuses sont les femmes ayant des cycles irréguliers, pouvant avoir des origines différentes, selon les étapes de leur vie génitale, sans que ce soit pour autant lié à une anomalie pathologique.

- *À la puberté et souvent pendant l'adolescence :* il faut laisser le temps au processus de s'installer, généralement cela peut atteindre l'âge de 18 à 20 ans.
- *À l'arrêt récent d'un contraceptif :* lorsque vous envisagez une grossesse, cet arrêt brutal provoque parfois un cycle irrégulier durant quelque temps, avant de retrouver un rythme régulier (inertie possible après le blocage par la pilule).
- *À la préménopause :* les cycles se raccourcissent puis deviennent très irréguliers du fait d'une ovulation médiocre et intermittente avant de disparaître.

Comment calculer ma période d'ovulation si mon cycle est irrégulier ?

Si votre cycle est irrégulier, il existe des moyens pour calculer votre période d'ovulation.

- *Les sécrétions vaginales (glaire).* Lors de votre période d'ovulation, votre glaire devient plus abondante, claire et filante (comme du blanc d'œuf).
- *La température de votre corps se modifie.* Généralement la température d'une femme est inférieure à 36,7 °C. Juste avant l'ovulation, puis sous l'influence de la progestérone, la température peut osciller entre 37 °C et 37,3 °C. Prenez votre température tous les jours avant le lever.
- *Les tests d'ovulation :* ils permettent de mesurer le pic de l'hormone lutéinisante ou LH, sécrétée dans votre urine 24 à 36 heures avant l'ovulation.

Pourquoi mon cycle est perturbé ?

Le cycle est parfois perturbé, modifiant de fait la période d'ovulation. Les causes peuvent être nombreuses et variées. Les plus fréquentes sont les suivantes.

- *Un dérèglement hormonal :* élévation FSH (ménopause précoce) ou de la LH (ovaires micropolykystiques), élévation de la prolactine, de la TSH ou des androgènes ETC.
- *La prise de certains médicaments* comme les anxiolytiques, les neuroleptiques ou encore les antidépresseurs qui élèvent le taux de prolactine.
- *Le stress et la fatigue psychique* qui augmentent la prolactine, le cortisol et les androgènes interférant sur l'ovulation.
- *Les voyages ou la modification du rythme de vie* bouleversent la production de mélatonine et de notre horloge interne.
- *Les troubles du comportement alimentaire :* une variation trop rapide du poids, en particulier l'anorexie ou un amaigrissement

trop rapide. De même, l'excès pondéral s'accompagne souvent de troubles ovulatoires. IMC idéal entre 20 et 30.

Peut-on ovuler deux fois dans un cycle ?

A priori l'ovulation a lieu une seule fois dans le cycle, c'est-à-dire 36 heures après le pic de LH. Toutefois, après un pic de LH, il est possible que plusieurs follicules ovulent à quelques heures d'intervalle s'ils ont atteint leur maturité. L'ovulation de plusieurs follicules au cours d'un même cycle est donc possible, surtout dans le cadre d'une stimulation ovarienne, mais généralement de façon synchrone.

Nos conseils et astuces pour tomber enceinte

Pour tomber enceinte rapidement, il vous faut connaître votre cycle et votre jour d'ovulation, puis favoriser les rapports sexuels autour de votre période de fécondité. Cette période peut s'étaler sur environ 4 jours : le jour de l'ovulation, 2 à 3 jours avant et 1 jour après. Mais bien connaître son cycle et tenir à jour son calendrier ne suffit pas à optimiser ses chances de tomber enceinte. D'autres facteurs jouent un rôle essentiel pour booster la fertilité :

- *une hygiène de vie saine et équilibrée* (exemple : l'alimentation, l'activité physique) ;
- *savoir s'aimer, aimer l'autre* et se laisser porter par le sentiment de partage ;
- *avoir des rapports réguliers et dépourvus de stress* (dû souvent à la rigueur imposée par le calendrier d'ovulation).

Et avant tout, évitez de stresser ! Adoptez la zen attitude, mettez-vous au yoga ou à la sylvothérapie, privilégiez la pensée positive mais de grâce, évitez le stress, ennemi de votre fertilité.

5. L'ovulation

Vous êtes dans les starting-blocks, prête à dégainer votre calendrier de grossesse ? Mais êtes-vous certaine de bien connaître la question de l'ovulation ? L'ovulation est la période du cycle au cours de laquelle l'ovaire libère l'ovocyte. C'est lors de cette phase clé, qui ne dure que quelques heures, qu'en cas de rencontre avec un spermatozoïde, la fécondation peut se produire et donner la vie à une première division de l'ovocyte fécondé : l'embryon.

Que se passe-t-il lorsque j'ovule ?

Au tout début du cycle, après le 1er jour des règles, 5 à 8 follicules jusqu'alors au repos dans l'ovaire vont démarrer leur croissance sous l'influence de l'hormone FSH. 2 à 3 follicules maximum sont sélectionnés pour arriver à 1 ou 2 follicules dits « dominants pré-ovulatoires ». Lorsque le follicule est mûr, il produit assez d'estradiol pour provoquer un pic de LH, afin que 36 heures après se produise l'ovulation : le follicule se rompt et libère l'ovocyte.

Comment bien repérer mon ovulation ?

Quelques calculs très simples suffiront à cibler votre jour d'ovulation. Les cycles ovulatoires sont compris entre 25 et 35 jours, 28 jours en moyenne. Au-delà de cette fourchette (25 et 35 jours), on peut considérer que le cycle est rarement ovulatoire. Pour calculer le jour de l'ovulation : Il suffit de retirer 14 à la durée totale du cycle, le résultat correspond à votre jour d'ovulation.

Formule : durée totale du cycle - 14 = jour de l'ovulation.

Exemple : si votre cycle est de 32 jours : 32 - 14 = 18, votre jour d'ovulation sera le 18e jour suivant le 1er jour de votre cycle, c'est-à-dire le premier jour des règles.

Puis-je ovuler plusieurs fois par cycle ?

Si l'ovulation se produit généralement une seule fois au cours du cycle, il est toutefois possible, après un pic de LH, que plusieurs follicules ovulent, s'ils ont atteint leur maturité. L'ovulation de plusieurs follicules au cours d'un même cycle est donc possible, surtout dans le cadre d'une stimulation ovarienne.

Et si je n'ovule pas ?

Certaines femmes n'ont pas de règles, donc pas d'ovulation. Les cycles longs, au-delà de 35 jours, ou courts, en dessous de 24 jours, témoignent également d'une mauvaise qualité de l'ovulation, qui est incertaine. Une prise en charge médicale est alors nécessaire afin de stimuler l'ovaire. La stimulation ovarienne consiste à donner des hormones qui boostent la croissance des follicules. Quand les critères de maturité du follicule sont atteints, une injection d'Ovitrelle permet l'ovulation environ 36 heures après.

Pourquoi certaines femmes ovulent régulièrement et d'autres non ?

La régularité de l'ovulation dépend du réglage hormonal entre l'hypophyse, l'hypothalamus, la thyroïde et, bien entendu, les ovaires. Il existe différents dérèglements hormonaux engendrant une dysovulation ou anovulation.

Un bilan hormonal permet la recherche de certains troubles :

- augmentation de la prolactine ;
- troubles thyroïdiens ;
- ovaires micropolykystiques (LH > FSH) ;
- insuffisance ovarienne (élévation FSH et baisse AMH) ;
- ovulation centrale avec baisse de la FSH, LH et estradiol.

Jour d'ovulation vs période de fécondité

L'ovulation correspond à la rupture du follicule qui s'opère 36 heures après le pic de LH, entraînant la libération de l'ovocyte. La période de fécondité, quant à elle, correspond à la période durant laquelle une fécondation est possible. Elle tient compte de la survie de l'ovocyte et de la survie des spermatozoïdes dans la glaire : on parle alors de fenêtre de fécondité. Pour booster vos chances de tomber enceinte, il est recommandé de favoriser les rapports sexuels durant une période pouvant s'étaler sur environ 4 jours : le jour de l'ovulation, 2 à 3 jours avant, et 1 jour après.

Ovulation et grossesse multiple

Il est possible d'avoir des jumeaux de deux façons différentes.

- *Les vrais jumeaux,* c'est-à-dire deux enfants du même sexe qui se ressemblent. Ils proviennent d'un unique ovocyte avec au départ un seul embryon, qui se divise pour donner deux embryons génétiquement identiques.
- *Les faux jumeaux* sont issus d'une double ovulation : chaque ovocyte est fécondé par un spermatozoïde différent, donnant naissance à deux enfants jumeaux pouvant être très différents.

Dans tous les cas, si vous doutez du bon fonctionnement de vos ovaires, ne baissez pas les bras ! Rendez-vous plutôt chez votre médecin (ou votre gynécologue) qui vous prescrira, le cas échéant, les examens et traitements adaptés.

6. Pollution, perturbateurs endocriniens et infertilité

Vous protéger des agressions extérieures, un bon moyen de mettre toutes les chances de votre côté ! La pollution est présente partout et tout le temps, à l'extérieur comme à la maison. Elle a envahi notre quotidien impactant *de facto* notre santé. En fait, la pollution se présente sous forme de molécules, ou particules et nanoparticules (particules fines) en suspension ou présentes dans nos produits d'usage courant. Leurs molécules interfèrent notre réponse hormonale, et impactent la fertilité : c'est ce que l'on nomme les perturbateurs endocriniens.

En quoi ces perturbateurs endocriniens fragilisent-ils ma fertilité ?

Du fait de leur bio-accumulation et de leur interaction avec nos hormones, les perturbateurs endocriniens ont un impact considérable sur la fertilité humaine. Ils ont souvent un effet œstrogénique perturbant l'axe gonadotrope (reproductif) aussi bien chez la femme que chez l'homme. De plus, ils ont un effet direct sur la spermatogenèse (la production de spermatozoïdes) et la production de testostérone, et pourraient être associés à des troubles de la reproduction chez la femme tels que la puberté précoce, les fibromes, l'endométriose, le syndrome des ovaires micropolykystiques, etc. Ces perturbateurs endocriniens interfèrent avec notre réponse hormonale par effet stimulant, inhibiteur ou dysrégulateur de l'axe reproducteur et de la thyroïde.

Leur ubiquité se présente sous 3 formes.

- *Alimentaire :* BPA et phtalates constituant les emballages plastiques, pesticides, métaux lourds (plomb, mercure), les colorants et additifs alimentaires et insecticides présents dans nos fruits et légumes, etc.
- *Cutanée :* parabènes, phénoxyéthanol, triclosan, retardateurs de flamme bromés et autres substances contenues dans les produits cosmétiques, nos vêtements, etc.

- *Aérienne et par inhalation :* aérosols, sprays d'intérieur, bougies parfumées, ou présents dans l'air (tabac, gaz d'échappement, chauffage, désherbants et pesticides, etc.).

Comment m'en protéger pour augmenter mes chances de tomber enceinte ?

Lorsque vous envisagez de faire un bébé, des gestes simples peuvent améliorer votre potentiel de conception.

- Un mois avant la conception et durant le premier mois de grossesse (période critique de la vie intra-utérine) éloignez-vous dès que possible de la pollution des grandes villes et des domaines agricoles.
- Arrêtez le tabac et/ou le cannabis.
- Lavez tous vos fruits et légumes et consommez des aliments bio, locaux autant que faire se peut. Évitez les plats cuisinés pleins de conservateurs. Ne réchauffez pas au micro-ondes les barquettes en plastique.
- Évitez la consommation de poissons gras (thon, espadon, saumon) et fruits de mer surchargés en métaux lourds comme le mercure.
- Optez pour des cosmétiques bio ou naturels. Pour votre toilette, privilégiez un savon de Marseille ou un savon bio.
- Oubliez vos aérosols, sprays et autres produits d'entretien toxiques. Il existe sur le marché de nombreuses alternatives naturelles à nos produits d'entretien avec un écolabel.
- Aérez votre intérieur régulièrement pendant 10 minutes.
- Lavez vos vêtements et sous-vêtements avec une lessive naturelle, et ne les portez pas neufs. N'oubliez pas, les perturbateurs endocriniens pénètrent notre peau.
- Consommez de l'acide folique, iode et vitamines E, C contenus dans des compléments alimentaires spécifiques qui diminueront l'impact négatif des différents polluants sur votre organisme.

ANNEXE 2. FICHE TÉMOIGNAGE

Témoignez à votre tour !
Des questions ?
Envoyez-nous un mail à eve@mybubelly.com

Votre situation familiale, lieu de vie, profession ?

....

....

Quelques mots pour décrire votre personnalité, vos envies, les moteurs de votre vie.

....

....

Voyez-vous une différence entre les relations mère/fils et mère/fille (dans le cas où vous avez les 2 chez vous, ou alors de ce que vous voyez dans votre entourage) ?

....

....

Même question du point de vue du papa (relations père/fils et père fille) ?

....

....

Est-ce que cette éventuelle différence de relations a motivé un jour un souhait d'avoir une petite fille ou un petit garçon de préférence ?

....

....

Quelle est votre vision de la famille équilibrée, harmonieuse ?

....

....

Ou alors ce souhait a été motivé par un traumatisme, un conflit (avec mère, père...) ou au contraire par quelque chose d'heureux.

....

....

L'influence de vos coutumes et traditions (familiales, religieuses...) dans ce souhait d'avoir une petite fille ou un petit garçon ?

....

....

Connaissez-vous la méthode *MyBuBelly* ?

....

....

Aviez-vous déjà entendu parler de ce genre de méthode (autre que *MyBuBelly*) ?

....

....

Les choses les plus bizarres que vous ayez lues ou entendues sur ce genre de méthode ou sur *MyBuBelly* en particulier ?

....

....

Remerciements

Merci au Docteur JJB de m'avoir accompagnée pour réaliser mon rêve et m'avoir permis, grâce à son expérience, de donner naissance à mes deux enfants : un garçon et une fille.

Merci à Franck Dana de m'avoir suivie dans cette si belle aventure MyBuBelly.

Merci à la communauté MyBuBelly pour sa confiance et cette belle relation entre nous.

Sandra

Index des recettes

Table des matières

Deuxième partie
La méthode MyBuBelly

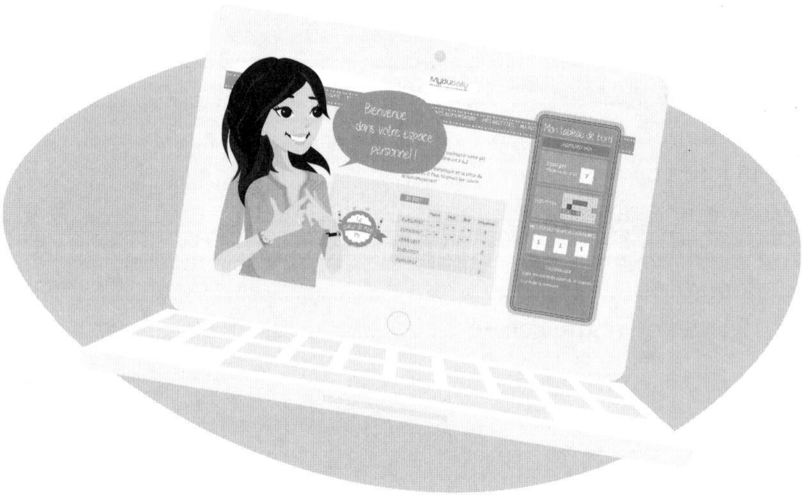

Retrouvez *MyBuBelly* sur le site
www.mybubelly.com

Achevé d'imprimer en mai 2018
sur les presses de la Nouvelle Imprimerie Laballery - 58500 Clamecy
Dépôt légal : juin 2018 - N° d'impression : 805035

Imprimé en France

La Nouvelle Imprimerie Laballery est titulaire de la marque Imprim'Vert®